LE GUIDE
FAMILIAL DES
ALIMENTS
SOIGNEURS

Édition du Club France Loisirs,
avec l'autorisation des Éditions Albin Michel

Éditions France Loisirs,
123, boulevard de Grenelle, Paris.
www.franceloisirs.com

ISBN : 2-7441-8794-1

Dr JEAN-PAUL CURTAY - Dr ROSE RAZAFIMBELO

LE GUIDE FAMILIAL DES ALIMENTS SOIGNEURS

ÉDITIONS FRANCE LOISIRS

Ouvrage publié sous la direction de Laure Paoli

Avertissement

Cet ouvrage a pour ambition de vous aider :
– à mieux gérer une prévention nutritionnelle ou un adjuvant (auxiliaire) aux thérapeutiques classiques ;
– à mieux comprendre les conseils diététiques et nutritionnels ou les prescriptions de votre nutritionniste ou de votre médecin.
Ce texte ne peut en aucun cas être considéré comme un substitut de consultation médicale ou comme une prescription, même nutritionnelle. Toute personne réalisant qu'elle est susceptible de présenter un risque anormal, ou une symptomatologie personnelle, est donc invitée à consulter son médecin qui, seul, est habilité à lui délivrer des prescriptions et des conseils nutritionnels adaptés à son cas particulier.
Nous rappelons que la consommation d'alcool est interdite aux femmes enceintes.
Les auteurs et l'éditeur déclinent donc à l'avance toute responsabilité dépendant d'un usage de ces textes à des fins autres que celles énumérées ci-dessus.

Afin d'être suffisamment précis,
il était nécessaire de citer certaines marques
commerciales, certains laboratoires et certains sites Internet.
Ces citations sont faites
à titre gratuit et ne constituent pas une appréciation
sur les marques mentionnées.

Liste des abréviations utilisées
g : gramme
mg : milligramme
μg : microgramme

Sommaire

Introduction

Pourquoi des aliments et des nutriments soigneurs ? Nous n'avons jamais connu dans l'histoire – ni dans la préhistoire comme certains le fantasment – de « paradis nutritionnel ». Famines et carences sévères n'ont cessé d'affliger la majeure partie des populations. Aujourd'hui, au moins dans les pays développés, nous avons efficacement éloigné les risques de famine et de nombreuses carences.

Néanmoins, les habitants de ces pays présentent des déséquilibres nutritionnels majeurs. D'abord parce que les progrès technologiques fulgurants ont réduit considérablement l'obligation de mobiliser nos muscles : plus besoin de descendre au puits pour pomper l'eau, de monter le seau dans les étages, de remplir la bassine, de faire la lessive à la main, de ressortir étendre le linge, etc. Que ce soit à la maison ou au travail, les équipements et outillages nous permettent d'épargner notre sueur. Mais du coup, nous n'avons plus besoin de manger autant qu'avant.

En 1890, l'homme consommait près de 4 000 calories, la femme près de 3 000 ; aujourd'hui, il n'en consomme plus qu'environ 2 200 et elle 1 700 ! Et quel bénéfice, car à cette époque, l'homme ne vivait en moyenne que 46 ans et la femme 49 ! Le fait de moins manger réduit une corrosion inévitable liée à la combustion imparfaite des calories. Mais évidemment, en ingurgitant de moindres quantités de calories, nous avons rétréci aussi des sources de bonnes choses, de nutriments essentiels à notre bon fonctionnement et à notre maintien en bonne santé : les vitamines et les minéraux. Nous avons même découvert beaucoup plus tard[1] que, sans que l'on puisse parler de carences, de simples manques sont les causes les plus fréquentes de troubles quotidiens comme la fatigue, la vulnérabilité au stress, l'irritabilité, la fragilité face aux infections, les troubles de la sexualité et de la fertilité, les baisses de mémoire. Et encore plus surprenant, que ces simples manques, ou déficits, jouent un rôle fondamental

1. L'importance des vitamines et des minéraux pour la survie et l'évitement de grandes pathologies de carences a été établie au début du XXe siècle.

dans l'apparition des maladies dégénératives ou dites « de civilisation » qui affectent aujourd'hui la plupart des Occidentaux après un certain âge : pathologies cardio-vasculaires, cancers, maladies auto-immunes, arthrose, ostéoporose, surdité, cataracte, dégénérescence maculaire (première cause de cécité chez la personne âgée), altérations de la mémoire, maladies d'Alzheimer et de Parkinson...

Les progrès technologiques ont donc apporté un bénéfice extraordinaire : environ trente ans de durée de vie en plus. Mais maintenant, nous avons le temps de développer des pathologies d'usure liées à l'âge, et le manque d'apports minéraux et vitaminiques automatiquement entraîné par la baisse des quantités consommées augmente encore les risques d'apparition de ces pathologies ! Parallèlement, les progrès technologiques, avec l'industrialisation des productions alimentaires, ont poussé hors de nos assiettes les fruits et les légumes du jardin ou du maraîcher, les pommes de terre du champ d'à côté, le poulet de la basse-cour, au profit de desserts tout faits avec une confiture bien sucrée au fond du pot, d'une purée pré-cuite, d'un poulet qui ne tenait pas debout dans sa batterie, de nourritures étiolées dont les teneurs en minéraux et en vitamines sont écrasées... Sans compter que l'urbanisation et l'industrialisation nous supplémentent abondamment en polluants (plus de 100 000 nouvelles molécules retrouvées dans l'air respiré, l'eau bue, les aliments consommés) et en stress... Or, stress et pollution accélèrent par eux-mêmes l'apparition d'un grand nombre de pathologies : par exemple, le bruit peut être à l'origine de la surdité, et les polluants atmosphériques à celle de l'asthme. Ils contribuent fortement à surutiliser les minéraux et les vitamines protecteurs, comme le magnésium pour l'oreille, les antioxydants pour les bronches. Ces doubles effets redoutables expliquent que, malgré les « grands » progrès de la médecine, on est bien loin de l'éradication annoncée des cancers et des maladies cardio-vasculaires, tandis que le surpoids et le diabète deviennent épidémiques, que la fréquence de l'asthme a doublé, etc., et que le budget des assurances maladies donne des cauchemars.

La quasi-totalité du système médical actuel est orientée vers la guerre contre les maladies. Au point que la plupart des médecins ne considèrent pas la prévention comme de la médecine. Un médecin n'a pas poursuivi ses études sept ans, parfois dix ou plus après le baccalauréat pour s'occuper de la fatigue, du stress, de la pollution, de la nutrition ou de la sédentarité de ses patients. Et encore moins pour perdre son temps à rechercher des déficits en vitamines ou en minéraux, ou pire, à prescrire des compléments que l'on peut obtenir sans ordonnance !

Le bilan de cette médecine de « guerre » à la maladie, encore fascinante pour beaucoup, est pourtant parlant : la moitié des fumeurs qui ont fait un infarctus continuent à fumer parce qu'ils pensent que l'on peut faire confiance à la médecine pour « redéboucher » leurs tuyaux si nécessaire. La technologie a bien progressé, mais les maladies aussi dans presque tous les domaines. Leurs coûts humains et économiques sont de moins en moins supportables.

Au total, la prévention est revenue à l'ordre du jour : arrêt du tabac, réduction de la pollution, meilleurs choix alimentaires, correction des déficits en minéraux et en vitamines, intégration d'exercice dans la vie quotidienne, gestion du stress, développement personnel, « nourritures affectives »... Mais cette prévention pourrait être mieux ciblée si chaque personne faisait l'objet d'un bilan : ses antécédents familiaux et personnels, ses facteurs de risque, son alimentation, quelques tests psychologiques, des examens de dépistage et les analyses biologiques appropriées. On peut espérer que les médecins de ville soient un jour outillés pour répondre aux demandes de ceux qui veulent rester en bonne santé ou même mieux être, avant d'être obligés de consulter pour essayer de sortir de la maladie. Pour le moment, seuls quelques centaines de médecins particulièrement motivés ont entamé cette démarche, en suivant de leur propre chef une formation comme celle que j'ai créée en 1989 à Paris, appelée « Le séminaire de nutrithérapie » (aujourd'hui centralisée à Bruxelles).

Jean-Paul Curtay

Comment utiliser ce guide

Fatigue, stress, troubles du sommeil ? Tendance à attraper ce qui passe, vulnérabilité aux infections urinaires ? Difficulté à arrêter de fumer ? La concentration, la mémoire ou l'humeur pourraient être meilleures ? Troubles digestifs, problèmes de circulation veineuse, de peau, de cheveux, d'ongles ? Envie de vieillir moins vite, de maintenir tonus et beauté le plus longtemps possible ? Désir de réduire les risques de ces maladies dont la fréquence augmente avec l'âge : maladies cardio-vasculaires, cancers, arthrose, ostéoporose, maladies de Parkinson ou d'Alzheimer ?

La première partie de ce guide, consacrée à des troubles ou des affections, vous permet d'accéder de la manière la plus claire possible à une explication de ce qui vous ennuie ou de ce qui pourrait plus tard vous ennuyer d'après les dernières découvertes scientifiques. Aujourd'hui, presque tous les troubles du fonctionnement de notre corps peuvent être décrits au niveau le plus fin, au niveau même des molécules qui nous composent. L'intérêt ? C'est que ce nouvel accès va vous permettre d'intervenir vous-même à ce niveau. Quand vous mangez, chaque aliment vous apporte de 500 à 1 000 molécules différentes que vous découpez (digestion), puis que vous recomposez pour fabriquer vos molécules à vous. Certaines d'entre elles, comme les vitamines et les minéraux, interviennent aussi pour modifier votre fonctionnement. Suite à cette description, nous verrons quels sont les aliments ou parfois les compléments alimentaires qui conviennent le mieux à vos besoins et demandes. Ces demandes sont classées par ordre alphabétique.

Vous souhaitez des informations complémentaires sur les aliments et les compléments concernés ? Ils sont listés à la fin de la rubrique et vous pouvez les trouver dans la seconde partie de ce livre, organisée comme un dictionnaire pour découvrir les principes actifs qu'ils contiennent, les bénéfices santé qu'ils peuvent apporter et les conseils pratiques et astuces pour leur utilisation optimale.

Bon voyage !

1

Les aliments médicaments : la nutrithérapie

La nutrithérapie ou les aliments médicaments

Définition

La nutrithérapie est une discipline médicale destinée à optimiser les fonctions de la personne bien portante (énergie, mémoire, fertilité...), à renforcer sa résistance aux agressions (virus, bactéries, pollution, stress...), à prolonger sa durée de vie en bonne santé et à prévenir les maladies aiguës et chroniques ; de même qu'à augmenter les capacités d'une personne malade à guérir ou à compenser les effets de sa pathologie. Pour ce faire, le médecin nutrithérapeute combine trois techniques de diagnostic des déséquilibres et déficits nutritionnels (interrogatoire, bilan alimentaire et analyses biologiques) et corrige ceux-ci par des conseils alimentaires et l'administration de vitamines, minéraux, acides gras, acides aminés et autres principes actifs extraits d'aliments. Enfin, le médecin nutrithérapeute utilise certains aliments et nutriments comme des médicaments, pour leurs effets pharmacologiques, indépendamment de tout déficit.

Une longue histoire

Dans la Chine antique, il y a plus de 5 000 ans, on avait déjà observé que les porteurs de goitre pouvaient bénéficier de la consommation d'algues (que l'on sait maintenant contenir l'iode manquant aux goitreux). Les Romains, eux, avaient remarqué que boire l'eau dans laquelle les armures des soldats étaient maintenues au frais dans les pays chauds donnait plus d'énergie (en France, on appelle toujours le manque de fer carence « martiale », du nom du dieu romain de la guerre). Les Grecs préconisaient comme médicaments l'ail, l'oignon, la pomme... Il y a 2 800 ans, Hippocrate édictait son fameux « Que ton aliment soit ton médicament » (une priorité que l'on aurait bien aimé entendre formulée dans le « serment » prêté par les médecins à côté du « D'abord ne pas nuire » avec lequel elle s'accorde, sauf dans les situations graves ou urgentes).

C'est au XIXe siècle que l'on a commencé à reconnaître les différentes catégories de molécules qui nous composent : protéines, acides gras et sucres. Puis, à la fin du XIXe siècle et au début du XXe, la biochimie s'est affinée et l'on a découvert l'importance d'éléments en plus petites quantités dans le corps, les minéraux (appelés oligoéléments quand ils sont en très faible quantité) et les vitamines, dont on a enfin compris que le manque pouvait être mortel et générateur de maladies comme le scorbut, le béribéri, la pellagre, le rachitisme, l'anémie...

Objectifs

Avec l'enthousiasme quelque peu excessif engendré par la découverte de puissants médicaments comme les antibiotiques, les anti-inflammatoires ou les antidépresseurs, le médecin a fini par se réduire à un... prescripteur de médicaments et à oublier qu'il avait devant lui un patient, un organisme dont la santé et les capacités de guérison dépendent aussi de son alimentation, de son mode de vie et de sa psychologie. Le résultat : une consommation de médicaments excessive et largement inappropriée, source non seulement de coûts devenus plus que pesants, mais d'un nombre vertigineux d'effets secondaires, qui sont en général l'occasion de faire consommer d'autres médicaments... Et pour couronner le tout, la négligence du conseil alimentaire, de l'exercice physique et de la prévention a contribué à une augmentation considérable du surpoids, du diabète, des pathologies cardio-vasculaires, des cancers, des allergies, des pathologies inflammatoires, autant d'occasions de consommer encore plus de médicaments...

Il est urgent de remettre à sa place le médicament, pourtant essentiel quand il est prescrit de manière appropriée. Dans tous les cas, les composantes nutritionnelles, comportementales, psychologiques et environnementales de la personne en bonne santé ou du malade ne peuvent plus rester l'objet de quelques « bonnes paroles » accessoires. Il est indispensable qu'elles constituent le thème d'une formation approfondie des responsables de la santé publique, des médecins et des professionnels de la santé. Il est indispensable que leur optimisation prenne une place centrale.

Le diététicien, le nutritionniste et le nutrithérapeute

Le diététicien, non médecin, a suivi une formation essentiellement centrée sur le bilan alimentaire concernant les calories, les lipides (graisses), les glucides (sucres) et les protéines et a eu tendance jusqu'à présent à négliger les vitamines, les minéraux et les autres composants de l'alimentation. Il agit le plus souvent dans le cadre d'un hôpital ou d'une institution.

Le médecin nutritionniste a suivi une formation plus approfondie, mais sa pratique est presque entièrement limitée au surpoids et au diabète. Par ailleurs, il manie plus facilement les médicaments contre ces pathologies que le conseil alimentaire qu'il délègue souvent au diététicien. Il semble évident que dans le futur, sa formation et sa pratique vont s'élargir et inclure le diagnostic et la correction des déficits nutritionnels et l'utilisation pharmacologique du conseil alimentaire et des nutriments. De même que ces outils sont amenés à être intégrés dans la pratique des médecins généralistes et spécialistes : par exemple les acides gras oméga 3, que certains cardiologues n'utilisent toujours pas, ce qui n'est pas « éthique », comme l'ont fait remarquer les docteurs Michel de Lorgeril et Serge Renaud, étant donné les preuves accumulées de leur efficacité dans la prévention de l'infarctus.

Le médecin nutrithérapeute est un médecin généraliste ou spécialiste titulaire d'un diplôme universitaire de nutrithérapie. Il aborde les plaintes du patient (fatigue, anxiété, dépression, infections à répétition…) et ses maladies d'un point de vue biochimique, afin d'intervenir au niveau le plus fin, le niveau moléculaire. Chaque personne ayant des gènes, une alimentation et un environnement différents, il est amené à prendre plus de temps pour les identifier et à recourir à des analyses spécialisées si nécessaire. Par ailleurs, avec l'âge, la pollution et les maladies, les molécules peuvent s'altérer – en particulier les gènes, les protéines, les lipides. Il est aujourd'hui possible de mesurer ces altérations. À partir d'un tel tour d'horizon, le médecin nutrithérapeute peut voir quelles modifications alimentaires sont prioritaires, quelles prises de compléments sont nécessaires et quelles réductions de surcharges doivent être entreprises. Il a pour priorité de résoudre chaque fois que possible les déficits, les symptômes et les signes dont se plaint le patient par des conseils alimentaires. Il sera amené à utiliser des compléments alimentaires quand l'alimentation seule ne peut pas fournir les quantités suffisantes, ou lorsqu'il recherche un effet pharmacologique (un effet médicament indépendant de la présence d'un déficit).

Qu'est-ce qu'un aliment ?

Un aliment est une « substance nutritive susceptible d'être digérée, de servir à la nutrition d'un être vivant » (dictionnaire *Le Robert*). Un aliment ou une boisson contient de 500 à 1 000 molécules, dont seulement certaines sont des nutriments.

Qu'est-ce qu'un nutriment ?

Les nutriments jouent un rôle dans la biochimie des cellules qui nous composent. Il s'agit :

– d'éléments de structure comme les acides aminés, qui nous permettent de reconstituer nos protéines (celles des muscles par exemple), ou comme le calcium qui va se fixer sur l'os ;

– ou de sources d'énergie comme les graisses, les sucres ;

– ou enfin de signaux modulateurs des opérations qui nous permettent de fonctionner, comme les vitamines et les minéraux.

Un bon nombre des constituants des aliments et boissons ne sont pas des nutriments : les fibres (dont la plupart ne sont pas absorbées), des pigments (comme les caroténoïdes ou les flavonoïdes), des hormones, des neurotransmetteurs, des substances volatiles, etc. Néanmoins, nombre de ces « non-nutriments » interfèrent avec notre fonctionnement de façon négative ou positive et il est essentiel de connaître leurs effets et d'en tenir compte – par exemple ceux des phytœstrogènes, hormones que l'on trouve dans le soja et d'autres aliments (voir p. 118).

Les aliments soigneurs

Les aliments et les nutriments qu'ils contiennent ont des effets pharmacologiques. Ils peuvent augmenter l'effet de certains médicaments (comme le jus de pamplemousse) ou le diminuer (comme les crucifères). Ils peuvent contenir :

– des principes actifs immunodépresseurs, comme les sucres rapides, ou immunostimulants comme les yaourts au bifidus ;

– des principes actifs pro-inflammatoires, comme les graisses saturées, ou anti-inflammatoires, comme les antioxydants, les acides gras oméga 3 et la bromélaïne de l'ananas ;

– de puissants toxiques qui accélèrent le vieillissement, les risques de pathologies cardio-vasculaires ou de cancers, comme le carbonisé des viandes et des poissons, d'où la nécessité d'éviter de consommer cette partie brûlée ;

– de tout aussi puissants ralentisseurs du vieillissement (protecteurs contre ces risques de maladies qui augmentent avec l'âge) comme la vitamine E, la vitamine C, les caroténoïdes, le sélénium, les catéchines du thé vert, le sulforaphane des crucifères, l'hydroxytyrosol de l'huile d'olive ou le resvératrol du vin rouge ;

– des éléments qui abaissent le taux de lipides dans le sang, comme les phytostérols ;

– des fluidifiants du sang comme dans l'ail ;

– des antihypertenseurs comme le magnésium ;

– des antimigraineux comme la caféine ;

– des antidépresseurs comme la phényléthylamine du chocolat ;

– des hormones comme les isoflavones de soja ou phytœstrogènes, ou des antihormones comme les indoles des crucifères, etc.

Ces connaissances, souvent issues d'observations empiriques anciennes, ont été précisées et élargies par une floraison d'études scientifiques récentes qui permettent actuellement de proposer au jour le jour des solutions pour mieux vivre, en optimisant son énergie, ses défenses anti-infectieuses, la qualité de sa peau, de son sommeil et même… de son humeur. Et des solutions pour mieux vieillir, en maintenant le potentiel de toutes ses fonctions et en réduisant considérablement les risques de maladies catastrophes.

Grâce à ces connaissances, des conseils alimentaires plus précis et l'utilisation de compléments nutritionnels – permettant d'apporter des quantités précises de vitamines, de minéraux, d'autres biofacteurs ou de phytonutriments – accèdent à une nouvelle place dans l'arsenal des mesures basiques que l'on peut prendre face à de nombreux problèmes courants : fatigue, stress, troubles du sommeil, perturbations touchant les différents organes (peau, cheveux, ongles, yeux, oreilles), l'appareil locomoteur, les veines, la sexualité, etc.

Lorsque existent des antécédents familiaux ou des facteurs de risque ou *a fortiori* en cas de maladie, les aliments et les nutriments soigneurs peuvent prendre une place importante et permettre d'éviter des médications plus lourdes, ou de réduire leurs doses et donc leurs effets secondaires et d'accroître leur efficacité, ne serait-ce qu'en donnant au patient plus de moyens de guérir.

La médecine d'intervention purement technique (médicaments, chirurgie) commence à réaliser que si un patient mange mal, s'il n'a pas assez d'énergie, s'il manque de nutriments, il n'aura pas les outils indispensables pour bien répondre à quelque traitement que ce soit : chirurgie, médicaments, chimiothérapie, radiothérapie ou même psychothérapie. Par exemple :

– un opéré qui manque de zinc risque davantage de mal cicatriser et de faire des complications infectieuses, trop souvent mortelles ;

– un opéré qui manque de protéines, et en particulier d'un acide aminé appelé glutamine, va perdre plus de muscle après son opération, ce qui va au minimum le fatiguer et prolonger sa convalescence, au maximum le prédisposer à une infection ;

– un opéré qui manque de vitamine E et d'autres antioxydants fera plus facilement de la fibrose ou des brides[1] postchirurgicales – ce qui peut entraîner par exemple une occlusion intestinale ou la formation d'une cicatrice hypertrophiée (dite « chéloïde ») ;

– un hypertendu qui manque de magnésium – minéral qui améliore la fonction de la pompe à sodium (voir p. 341), réduit la rétention d'eau, exerce des effets bêtabloquant et inhibiteur calcique (deux effets vasodilatateurs) – répondra moins bien à un traitement plus dosé qu'un hypertendu supplémenté en magnésium avec un traitement moins dosé ;

– un patient dépressif, qu'on lui prescrive un antidépresseur ou une

1. Formation d'un tissu rigide réactionnel dans la région de l'intervention.

psychothérapie, peut s'installer dans la dépression ou dans une dépendance à son traitement si ses neurones ne disposent plus suffisamment des nutriments nécessaires pour envoyer des messages stimulants.

En utilisant les moyens basiques fournis par les aliments et nutriments, la nutrithérapie devient aujourd'hui une dimension fondamentale du développement personnel et de la médecine, un axe central du mieux-vivre, de la santé et de la guérison.

Les manques les plus fréquents

De nombreuses enquêtes sur l'alimentation quotidienne montrent des déficiences, voire des carences en vitamines et en minéraux qui peuvent considérablement aggraver les effets des altérations moléculaires liées au vieillissement ou aux maladies. On peut considérer que l'ensemble de la population est touchée par cinq manques majeurs. Ils concernent :

– l'oxygène (nous vivons dans des atmosphères souvent polluées et nous ne respirons pas à fond) ;

– le mouvement, qui dilate les vaisseaux capillaires et les aide à délivrer oxygène et nutriments solides aux muscles et aux organes ;

– le magnésium, indispensable à l'énergie et à la résistance aux stress de tous ordres ;

– les acides gras oméga 3, qui dynamisent notre énergie et la communication entre cellules et tissus ;

– les antioxydants, en particulier la vitamine E et les caroténoïdes (comme le bêta-carotène et le lycopène) qui protègent nos molécules de la corrosion qui les endommage avec l'âge.

Or, tous ces nutriments jouent un rôle essentiel dans la prévention des maladies dégénératives ou dites « de civilisation ». Une grande partie de la population manque aussi de vitamine D, d'iode, de vitamines B6, B1, B9, de zinc et de sélénium.

Les surcharges les plus fréquentes

Par ailleurs, nous consommons trop de graisses saturées et de sucres rapides, ce qui favorise le surpoids ; trop de sel, ce qui contribue à la rétention d'eau et à l'hypertension ; trop de phosphore (en particulier à partir des produits laitiers), ce qui réduit notre absorption du calcium et du magnésium. Sans compter les toxiques et les polluants divers contenus dans l'eau et les aliments, auxquels s'ajoutent le bruni et le noirci par la cuisson, souvent encore plus nocifs.

Les hommes, mais aussi les femmes après la ménopause, accumulent trop de fer, un pro-oxydant qui accélère la vitesse du vieillissement et augmente les risques de pathologies aiguës (infections, inflammations) et de pathologies dégénératives.

Pourquoi vieillissons-nous ?

Lorsque nous respirons, nous brûlons des sucres et des graisses au feu de l'oxygène afin de produire l'énergie qui nous permet de vivre. Mais cette opération imparfaite émet quelques scories corrosives, les radicaux libres, principaux responsables de notre vieillissement car ils détériorent nos gènes. Les gènes endommagés peuvent être réparés par un extraordinaire système de détection, d'ablation et de remplacement des parties abîmées. Mais les gènes programmant ce système étant eux-mêmes irradiés, la réparation est de moins en moins efficace.

C'est la raison principale pour laquelle nous vieillissons : avec l'âge, nous accumulons de plus en plus d'erreurs dues à la non-réparation de dommages infligés par les irradiations multiples que subissent les gènes : celles que nous produisons en brûlant les calories et celles que nous rajoutons : tabac, polluants, excès de soleil, cuisson agressive...

Avec l'accumulation d'erreurs, c'est l'ensemble de nos fonctions qui s'avèrent de moins en moins efficaces avec l'âge, et notamment la fabrication des tissus, cellules, membranes, fibres, etc., leur réparation, leurs capacités, leur énergie. Ce mouvement, maintenant bien compris, ne peut malheureusement pas être stoppé, mais il peut être sérieusement ralenti par toute une série de mesures simples. Ce qu'elles requièrent avant tout : suffisamment de motivation pour être intégrées définitivement dans les habitudes quotidiennes.

2

Quels aliments et nutriments ? Pour qui ? Pour quoi ?

Les allergies et les inflammations

Rhinite, sinusite, conjonctivite, asthme, eczéma, intolérances alimentaires, inflammation aiguë (traumatisme, infection), inflammation chronique ou maladie auto-immune (thyroïdite, polyarthrite, lupus, maladie de Crohn, sclérose en plaques)

Ce qui se passe…

Les allergies et les inflammations partagent des mécanismes communs. C'est pourquoi nous présenterons ces deux types d'affection dans le même chapitre.

Les globules blancs, qui circulent dans notre sang et veillent à l'intérieur de nos muqueuses, prêts à infiltrer tout tissu pour nous défendre contre des attaquants (virus, bactéries, parasites), réagissent aussi à la présence de poussières, de molécules reconnues comme étrangères comme les « allergènes », de cristaux (comme les cristaux de calcium ou d'urates qui peuvent se déposer dans les articulations ou dans les reins), de déchets divers, de corps étrangers, et essayent de les détruire comme si c'étaient des agents infectieux. Pour ce faire, ils se mettent à capter cinquante fois plus d'oxygène qu'en temps normal et à fabriquer à l'aide de cet oxygène des produits corrosifs comme de l'eau oxygénée ou de l'eau de Javel pour les utiliser dans leur guerre contre les envahisseurs. Non seulement ces produits corrosifs ne sont pas utiles contre ces envahisseurs en fait sans danger, mais ce sont eux qui, en cherchant à défendre l'organisme, l'agressent. En effet, les sécrétions irritantes des globules blancs surexcités à mauvais escient, outre la rougeur et la chaleur qu'elles vont entraîner dans les tissus, oxydent les graisses qui constituent la « peau » des cellules voisines. Les graisses oxydées se transforment alors en signaux encore plus agressifs (les prostaglandines) capables d'amener les vaisseaux à se dilater pour laisser passer plus de liquides et de globules blancs. Cet engrenage mène au gonflement des tissus affectés, associé à la « triade » caractéristique de l'inflammation : rougeur, chaleur, douleur. Dans le cas de l'allergie peut se rajouter la libération par les globules blancs d'un autre agent réactif, l'histamine.

Facteurs aggravants

Un excès de perméabilité au niveau du tube digestif

Lorsque le tube digestif s'enflamme lui aussi – par exemple sous l'influence d'une gastro-entérite ou de la prolifération d'un champignon, le *Candida albicans* –, au lieu de ne laisser passer que les aliments bien digérés (c'est-à-dire découpés en toutes petites molécules), il permet, sous l'effet de la dilatation, le passage d'éléments plus gros. S'il s'agit de protéines des aliments, ces dernières, insuffisamment découpées, sont identifiées dans le sang comme agresseurs par les globules blancs patrouilleurs. C'est le mécanisme de l'« allergie alimentaire ». On peut réagir ainsi à de nombreux aliments. Ce sont souvent les produits laitiers, le soja, l'arachide... Ces réactions d'origine digestive peuvent contribuer à aggraver une allergie « classique » comme l'eczéma ou l'asthme ou une maladie inflammatoire, par exemple une polyarthrite.

Le stress

Quant au stress psychologique, c'est un facteur qui favorise les réactions allergiques ou inflammatoires, et qui peut même parfois les « mimer » sans qu'il y ait vraiment d'allergie. Là aussi, les mécanismes en jeu sont bien identifiés. Les signaux d'alarme libérés par les glandes surrénales (situées au-dessus des reins) entraînent dans les cellules une forte pénétration de calcium et une sortie tout aussi importante de magnésium. Le rein, voyant arriver plus de magnésium, pense qu'il y en a trop et passe le surplus dans les urines. C'est ainsi que les stress de tous les jours nous coûtent une quantité de magnésium proportionnelle à leur intensité. Or le magnésium joue un rôle de modérateur auprès des globules blancs : ceux qui sécrètent les « désinfectants » corrosifs, comme l'eau oxygénée ou l'eau de Javel, ceux qui libèrent de l'histamine (les mastocytes), et ceux qui répondent aux « allergènes » (les éosinophiles).

Directement *via* les nerfs, le stress est même capable de déclencher chez les mastocytes une libération d'histamine. C'est ce qui explique qu'un simple courant d'air, des poussières ou une odeur irritante puissent faire éternuer et faire couler le nez en l'absence complète d'allergènes comme des acariens ou des pollens.

Aliments et nutriments antiallergiques et anti-inflammatoires

Le magnésium

On s'en doute donc déjà, le magnésium, grand modérateur en chef, peut à lui tout seul calmer le jeu de tous ces globules blancs qui se lâchent. Mais manque de chance, les bruits de la ville, les embouteillages, les tensions au travail, les mauvaises nouvelles à la télé... tous les stress le font fuir dans les toilettes. Tout un chacun perd aujourd'hui via les urines une quantité importante de magnésium. Les conditions de vie actuelles, l'augmentation d'un certain nombre de tensions, sont donc des facteurs qui expliquent le considérable accroissement de la fréquence des allergies, en particulier de l'asthme.

Les antioxydants

À cela s'ajoute l'intensification de la pollution qui contribue à l'irritation des bronches. Les polluants non seulement agressent directement la muqueuse des bronches, mais font chuter la quantité d'antioxydants qui la protègent. Or ces antixoxydants, comme la vitamine C et le glutathion, qui se trouvent très concentrés dans le fluide protecteur de la muqueuse, sont aussi de puissants anti-inflammatoires qui empêchent les graisses de s'oxyder pour devenir des prostaglandines. Rappelons que les prostaglandines sont des molécules fabriquées par l'organisme à partir d'acides gras polyinsaturés et qu'elles sont actives à de très petites doses. Elles sont un des médiateurs de l'inflammation. Si les conditions de vie actuelles amènent à un déficit en magnésium qui affecte plus ou moins intensément tout le monde, c'est davantage le manque d'apports en vitamines, en particulier en vitamine E, qui est responsable des faiblesses des défenses antioxydantes que les surutilisations liées à la pollution. Avec une exception majeure, celle du tabac.

Les acides gras oméga 3

Le déséquilibre considérable dans la qualité des graisses que nous consommons contribue à expliquer l'impressionnante augmentation des allergies – et dans une moindre mesure des pathologies inflammatoires : beaucoup trop de graisses saturées (viandes, produits laitiers), de graisses trans (margarines et plats préparés qui les utilisent), de graisses oméga 6 (huiles de tournesol, de maïs) et pas assez de graisses oméga 3 (huiles de colza, de lin ou de caméline, poissons gras).

Les aliments fermentés

Enfin, pour réduire les phénomènes d'allergie alimentaire, il faut renforcer le système immunitaire (qui permet aussi d'éviter d'avoir recours à des antibiotiques qui altèrent la flore du côlon) et l'optimisation de cette flore en consommant davantage d'aliments fermentés comme le yaourt au bifidus et/ou au *Lactobacillus acidophilus*.

L'éviction des allergènes alimentaires n'est obligatoire que pour des monosensibilisations (intolérance au gluten ou à des allergènes provoquant des œdèmes de Quincke comme l'œuf ou l'arachide). En ce qui concerne les polysensibilisations qui entraînent des troubles plus bénins (troubles digestifs, migraine, urticaire, etc.) ou des aggravations d'allergies ou de pathologies inflammatoires, il est plus important de restaurer la qualité de la barrière digestive pour que les molécules trop grosses qui déclenchent les réactions ne passent plus (voir « Intolérances alimentaires », p. 31).

EN PRATIQUE

En général

Que ce soit en prévention chez une personne qui présente des facteurs de risque (terrain allergique, profession exposée ou antécédents familiaux de pathologies inflammatoires) ou chez une personne qui est déjà affectée, les conseils de base sont les mêmes :

• utilisez de l'eau minéralisée (environ 100 mg de magnésium par litre) pour les boissons froides, les boissons chaudes et les soupes à raison de 1 à 1,5 litre par jour (voir *Eau* p. 261) ;

• remplacez le lait de vache par des « laits » de soja (sauf en cas de réaction au soja), de riz ou d'amandes ;

• prenez un petit déjeuner composé de céréales complètes (seulement du riz et du sarrasin en cas d'intolérance au gluten) aromatisées aux purées d'oléagineux (sauf celles pour lesquelles il peut y avoir intolérance : le plus souvent arachide), riche en magnésium, avec des fruits et du thé (si possible vert, car plus riche en antioxydants) ;

• mangez au moins une crudité et une salade par jour (pour leurs antioxydants) assaisonnées avec une huile de colza ou une huile d'olive enrichie en caméline ou en lin (pour leurs oméga 3) à raison de 3 cuillerées à soupe par jour ;

• consommez au moins trois poissons gras par semaine (hareng, maquereau, sardine, saumon, truite de mer, bar, turbot, dorade royale, rouget barbet, anguille, saumonette...), marinés, vapeur ou pochés (riches en oméga 3) ; et au moins trois fruits par jour (pour leurs antioxydants) ;

• préférez les yaourts biologiques au bifidus et/ou au *Lactobacillus acidophilus* (pour la flore) plutôt que les fromages (graisses saturées et trans) ;

• remplacez le tabac par d'autres moyens d'équilibration (voir *Tabagisme*) ;

• réduisez votre exposition aux polluants dans le milieu professionnel (par exemple en améliorant l'aération), dans les transports (par exemple en renouvelant régulièrement le filtre de la cabine de la voiture), dans l'habitation (par exemple en remplaçant les désodorisants de synthèse par des huiles essentielles) ;

• réduisez votre exposition aux allergènes ;

• essayez de mieux gérer votre stress (voir p. 167).

Intolérances alimentaires

• mâchez bien, pour préparer l'aliment à la digestion ;

• évitez les épices et l'alcool (qui irritent le tube digestif et favorisent le passage dans le sang de molécules capables de déclencher des réactions), de même que le café et les produits contenant de la caféine (celle-ci stimule la libération d'histamine vasodilatatrice et pro-inflammatoire par l'estomac) ;

• prenez des ferments (bifidus et *Lactobacillus acidophilus*) en grande quantité (sous forme de sachets ou de gélules) pendant au moins un mois pour restaurer la flore du côlon (il serait judicieux de le faire systématiquement en cas de gastro-entérite ou après une antibiothérapie) ;

• faites rechercher et traiter, le cas échéant, des agents infectieux comme le *Candida* (sous surveillance médicale).

Allergie ou pathologie inflammatoire

• intensifiez la consommation des poissons gras à – si possible – une fois par jour ;

• l'huile d'assaisonnement peut être enrichie en oméga 3 (avec de 1/2 à 2/3 d'huile de caméline ou de lin dans l'huile d'olive ou de colza à l'exclusion de toute autre huile), et peut être aussi utilisée sur les féculents, les légumes, dans les soupes (ajoutée froide au moment de servir) à raison de 3 à 4 cuillerées à soupe par jour. Rappel : l'huile d'assaisonnement doit être conservée au réfrigérateur, dans une bouteille en verre, et ne doit jamais être utilisée pour la cuisson ;

• si cela ne suffisait pas, on peut être amené à prendre des capsules d'huile de poisson : en fonction de l'intensité du problème, de 3 à 9 capsules de 1 g par jour. En cas d'eczéma, il faut systématiquement ajouter de l'huile d'onagre soit dans l'huile d'assaisonnement, soit en capsules : 1,5 g à 3 g par jour. Contre-indications : dernier trimestre de la grossesse, situation préopératoire, tendance aux saignements. Attention : l'augmentation de la prise d'acides gras oméga 3 implique l'augmentation proportionnelle de la prise d'antioxydants pour les protéger d'une altération oxydative. Il est préférable que la capsule contienne des quantités équilibrées des trois acides gras oméga 3 principaux : alpha-linolénique, EPA et DHA. Enfin, en cas d'usage prolongé de fortes doses d'oméga 3, il est nécessaire d'ajouter une source d'acide gamma-linolénique (ou GLA) contenu dans de l'huile d'onagre que l'on peut mélanger à l'huile d'assaisonnement ou prendre sous forme de capsules ;

• des compléments antioxydants contenant des quantités supérieures aux doses nutritionnelles recommandées de vitamine E naturelle (de 200 à 800 mg), de vitamine C (de 500 à 1 000 mg), de bêta-carotène (de 6 à 18 mg), de lycopène (de 6 à 18 mg) et de sélénium (de 50 à 200 µg) doivent être ajoutés, à la fois comme antiprostaglandines pro-inflammatoires et proallergiques, mais aussi pour protéger les acides gras oméga 3 de l'oxydation ; lorsque cela ne suffit pas, on associe à ces antioxydants « classiques » un complexe de flavonoïdes comprenant en général des extraits de thé vert (sans théine), de vin rouge (sans alcool), de pépins de raisin, d'agrumes (citroflavonoïdes), de myrtille, parfois de plantes comme le *Ginkgo biloba* (cette addition est particulièrement importante en cas de surcharge en fer) ;

• dans tous les cas (et cela peut suffire pour une rhinite), prenez des compléments en magnésium (choisir un sel liposoluble non laxatif comme le glycérophosphate de magnésium) associés à des magnésiofixateurs (comme la taurine, mais les antioxydants peuvent aussi jouer ce rôle), 100 mg à 250 mg de magnésium-élément à chaque repas (trois fois par jour). Plus le facteur stress est important, plus la dose de magnésium à prendre sera élevée ;

• une fois que le traitement dit « d'attaque », à dose élevée, que nous venons de voir, a atteint son objectif, il est progressivement réduit jusqu'à des doses « d'entretien », indispensables en cas de terrain héréditaire.

→ Voir aussi : Vitamines, Minéraux, Huiles, Lait, Poissons, Fruits, Légumes, Yaourts, Tabagisme, Probiotiques et prébiotiques.

L'appareil locomoteur
(Os, Articulations et tendons, Muscles)

Les os

Croissance/rachitisme, fracture, ostéoporose, algodystrophie, ménopause, andropause

La croissance

Les os sont constitués de cristaux de calcium associé à du phosphore, mais on y trouve aussi d'autres minéraux, en particulier des quantités importantes de magnésium, de zinc et de silicium. Ces cristaux sont accrochés à un réseau de fibres de collagène (des protéines qui forment des tissus de soutien aussi appelés tissus conjonctifs). Les fibres de collagène et d'autres protéines qui constituent la « trame osseuse » ont été fabriquées par les ostéoblastes, des cellules qui refont sans cesse l'os qui est défait en permanence par d'autres cellules, les ostéoclastes. Cette déconstruction-reconstruction continuelle est essentielle pour que les points les plus sollicités du squelette ne se cassent pas spontanément. En effet, lorsqu'on est debout ou assis ou lorsque l'on soulève quelque chose, les points soumis à des surpressions sont toujours les mêmes. Si cette « maintenance » n'existait pas, on risquerait des fractures en l'absence de tout choc, que l'on appelle « fractures de fatigue ».

La croissance (particulièrement rapide dans les premières années de la vie, puis de nouveau à l'adolescence) et la réparation des fractures requièrent, pour bien se dérouler, que tous les nutriments nécessaires à la production des ostéoblastes soient présents en quantité suffisante (zinc, vitamine C, vitamine B6). Les enquêtes montrent que c'est rarement le cas.

Par ailleurs, l'alimentation apporte très peu de vitamine D, élément déterminant pour bien absorber le calcium. La peau peut en produire sous les effets de l'exposition au soleil, mais cette production est insuffisante, surtout l'hiver. Pour éviter le rachitisme, caractérisé par un manque de dépôts calciques sur la trame osseuse, il est donc recommandé de faire prendre aux enfants, puis aux adolescents, de la vitamine D en gouttes.

La déminéralisation

Avec l'âge, la peau s'affine et plus la personne est âgée, moins elle conserve la capacité de produire de la vitamine D dans la peau exposée au soleil. Chez elle aussi une supplémentation en vitamine D redevient nécessaire pour éviter la déminéralisation, un équivalent du rachitisme que l'on appelle alors « ostéomalacie ». Mais le problème qui touche les os de la personne âgée est plus compliqué. Pour de nombreuses raisons, dont le stress oxydatif (responsable du vieillissement de l'ensemble des tissus de l'organisme) et le manque de zinc (essentiel pour la multiplication des cellules qui refont la trame osseuse), ce sont les fibres mêmes sur lesquelles le calcium est censé se fixer qui manquent de plus en plus.

L'ostéoporose

Chez la femme, cette perte de trame osseuse s'accélère à la ménopause avec la baisse des œstrogènes, des hormones sexuelles qui ont un effet stimulant, surtout sur les vertèbres. Cette maladie, qui affecte aussi les hommes, touche l'ensemble des os, mais certains points sont plus fragilisés que d'autres : la hanche avec le col du fémur, et les poignets. La baisse de la densité osseuse qui en résulte est appelée ostéoporose ; elle entraîne la vulnérabilisation du sujet aux fractures (tassement des vertèbres avec perte de taille, fractures du col du fémur et des poignets).

L'algodystrophie

Quel que soit l'âge, lorsque survient une fracture, celle-ci peut mal se consolider. Le plus souvent chez des personnes stressées (l'accident entraîne un stress supplémentaire), le défaut de consolidation est associé à des douleurs. Les vaisseaux censés apporter les nutriments nécessaires à la réparation de la fracture sont spasmés et on constate fréquemment une inflammation : c'est l'algodystrophie, qui requiert une approche particulière.

Aliments et nutriments pour l'os

Le calcium

Des apports suffisants en calcium sont indispensables. Étant donné que l'on fixe trois fois plus de calcium sur l'os pendant les périodes de croissance, cela est d'autant plus important pendant la petite enfance et pendant l'adolescence. Or les enquêtes alimentaires montrent que les apports sont insuffisants, notamment chez les adolescentes : en France, plus de 90 % d'entre elles ne trouvent pas dans leur alimentation les quantités de calcium nécessaires pour aboutir à la fin de leur croissance à un capital osseux optimal. À la fin de la croissance, le squelette doit contenir autour d'un kilo de calcium. Après la croissance, la tendance est à une très lente perte, qui va s'accélérer en ce qui concerne les vertèbres des femmes après la ménopause. Il est évident que si elles perdent à partir d'une quantité plus faible au départ, elles présenteront d'autant plus de risque d'ostéoporose.

Il est donc essentiel de veiller à ce que les enfants et les adolescents trouvent suffisamment de calcium dans leur alimentation quotidienne et à ce qu'ils prennent, au moins l'hiver, **mais jusqu'à la fin de la croissance**, de la vitamine D pour bien l'absorber. Par ailleurs, il est important de prendre de la distance par rapport au dogme selon lequel seuls les produits laitiers sont aptes à apporter du calcium. De nombreux autres aliments en contiennent aussi, à commencer par les eaux minérales (jusqu'à 600 mg par litre). La rumeur accusant ce calcium d'être mal absorbé est fausse. L'élément déterminant de l'absorption reste la vitamine D. On trouve aussi du calcium dans les « laits » de soja à condition qu'ils soient enrichis à la même hauteur que le lait de vache (1 200 mg par litre), dans les « laits » d'amandes et dans tous les produits à base d'amandes, dans les sardines entières, dans les crucifères et dans les agrumes.

Pourquoi ne pas se fier uniquement aux produits laitiers pour les apports calciques ? D'abord parce que les protéines du lait de vache sont les plus souvent incriminées dans les intolérances alimentaires de la petite enfance, qui restent assez fréquentes par la suite. Ensuite parce que ces protéines sont conçues pour favoriser une absorption rapide des graisses afin de permettre une prise de poids accélérée chez le nourrisson (facteur qui augmente à cet âge les chances de survie, mais qui a l'effet inverse ensuite, en augmentant les risques de surpoids et de pathologies cardio-vasculaires). D'autant plus que les graisses des produits laitiers sont des « mauvaises graisses », surtout saturées. Réduire la teneur en graisses des laits n'est pas vraiment utile car les protéines du lait augmentent l'assimilation des graisses des autres aliments du repas ; par ailleurs, les graisses du lait sont hyperconcentrées dans les fromages, ce qui en plus d'un apport calorique peu désirable, d'un effet négatif sur le système cardio-vasculaire et sur les médiateurs de l'allergie et de l'inflammation (les prostaglandines), a pour fâcheuse conséquence de réduire l'absorption du calcium ! En effet, les graisses saturées forment des « savons » insolubles avec le calcium (avec le magnésium aussi d'ailleurs, ce qui n'est pas non plus bon pour les os).

S'il fallait recommander des fromages pour la santé du squelette, ce seraient donc plutôt des fromages secs, pauvres en graisses et riches en protéines et en calcium. Le meilleur exemple en est le parmesan, suivi des fromages à pâte cuite comme le comté, le beaufort, l'emmental. Malheureusement, on peut encore reprocher au glucide du lait, le lactose, d'être mal digéré chez un grand nombre de personnes (donnant à l'extrême « l'intolérance » au lactose), et, pire, à long terme, de s'accumuler après transformation en lactitol dans le cristallin, où il accélère l'apparition de la cataracte (voir p. 204).

Les produits laitiers les plus recommandables sont les yaourts (faits de préférence avec du lait de vaches qui ont vu l'air et l'herbe et avec du bifidus et/ou du *Lactobacillus acidophilus*). Un des avantages des yaourts (outre qu'ils apportent des ferments utiles pour la flore intestinale), est que la fermentation transforme le lactose en acide lactique, qui n'a pas ses inconvénients. D'où l'intérêt de diversifier les sources de calcium.

Et le phosphore ?

Les cristaux de calcium se fixent sur la trame osseuse en même temps que du phosphore. Faut-il aussi veiller à apporter suffisamment de phosphore ? Non, car on estime qu'il y en a déjà trop dans l'alimentation. En effet, dans le tube digestif, le calcium en présence de phosphore se précipite prématurément, ce qui le rend insoluble et inabsorbable. Un bon rapport entre calcium et phosphore serait deux fois plus de calcium que de phosphore. Or le lait apporte autant de phosphore que de calcium. Il est en réalité la cause de l'excès de phosphore que nous recevons. C'est le lactose qui compense l'excès de phosphore dans le lait pour permettre tout de même une absorption correcte. Mais le lactose favorise la cataracte en attirant de l'eau dans le cristallin qu'il fait « craquer ». Il est temps de remettre à une place plus raisonnable les produits laitiers.

À savoir : les sodas industriels, qui sont additionnés d'acide phosphorique, sont aussi une source indésirable de phosphore.

Le magnésium

Une autre idée fausse : on a cru à une certaine époque que dans le tube digestif, calcium et magnésium se gênaient mutuellement au niveau de l'absorption. Des recherches montrent que ce n'est pas le cas. En revanche, le magnésium joue dans les tissus non osseux un rôle de régulateur de l'entrée du calcium dans les cellules, ce qui est à la fois très important pour réduire les effets du stress (c'est le calcium qui entraîne les tensions des muscles et la constriction des vaisseaux) et pour éviter que le calcium, au lieu d'aller dans les os, n'aille ailleurs. Il s'avère donc qu'à l'intérieur de l'organisme, le magnésium épargne du calcium au profit des os. Il est aussi capable d'empêcher le dépôt de cristaux de calcium en dehors des cellules, par exemple dans les reins où il peut former des calculs, ou dans les articulations où il peut entraîner des douleurs. Des expériences montrent même que donner du magnésium sans calcium à des personnes atteintes d'ostéoporose augmente la densité osseuse et réduit le risque de fracture. Or, par leur excès de phosphore et de graisses saturées, les produits laitiers ont un effet globalement négatif sur l'absorption du magnésium ! Lorsque l'on pense lutter contre l'ostéoporose en prescrivant à des personnes âgées du calcium associé à de la vitamine D, se rend-on compte où va tout ce calcium ?

La carence en magnésium est la carence la plus fréquente dans la population. Elle est due à un manque d'apport qui touche déjà plus de 75 % des personnes mais encore plus à une fuite urinaire provoquée par le stress, un effet qui s'amplifie avec l'âge. Autrement dit, les personnes âgées sont particulièrement vulnérables à la calcification des tissus non osseux : artères, articulations et même certaines régions du cerveau. Et on va leur donner pour renforcer leurs os de fortes doses de calcium sans remonter leur magnésium ? Aïe. D'autant plus que l'ostéoporose résulte d'un manque de trame osseuse, la grille sur laquelle le calcium doit se fixer. Et on va leur donner, pour renforcer leurs os, de fortes doses de calcium sans aider à reconstruire d'abord la grille sur laquelle il doit se fixer ? Aïe aïe aïe !

Le zinc

Que faut-il pour faciliter une reconstruction de la trame osseuse ? Les cellules dont le rôle est de la construire doivent être en nombre suffisant. Et pour que les cellules puissent se multiplier comme il le faut, la présence d'un autre minéral est indispensable : le zinc. Une de ses fonctions est de permettre aux ostéoblastes (les cellules qui construisent les os) de se dupliquer, et aussi de fabriquer des protéines comme le collagène, qui constitue les fibres de la trame. D'après les enquêtes alimentaires, les apports en zinc sont insuffisants chez près de 80 % de la population et chez la presque totalité des personnes âgées. Le zinc n'est bien absorbé qu'à partir des aliments d'origine animale : coquillages, crustacés, poissons, œufs et viandes. Or plus les personnes avancent en âge, plus elles sont attirées par les glucides et moins elles mangent de protéines, surtout d'origine animale.

Les vitamines et les autres minéraux

La fabrication du collagène nécessite aussi de la vitamine C. Ce sont les fumeurs et les personnes âgées qui en manquent le plus. Et pour que les brins de collagène soient accrochés les uns aux autres et forment une grille, il faut qu'intervienne un « outil » biochimique qui travaille en collaboration avec la vitamine B6. La solidité de la trame conjonctive dépend de la richesse de l'alimentation en silicium, présent surtout dans les céréales complètes. Et pour que le calcium puisse s'accrocher aux protéines de la trame, la vitamine K doit aussi intervenir.

Les œstrogènes ou leurs alternatives comme la DHEA et les phytœstrogènes jouent chez la femme un rôle important à partir de la ménopause, surtout pour les vertèbres. Mais en réalité, la conservation d'une bonne masse musculaire est un facteur primordial de la solidité du squelette, beaucoup plus important que les hormones.

Le progrès technologique, en apportant l'eau courante, le chauffage, les équipements ménagers, la voiture et la mécanisation de beaucoup de tâches a considérablement réduit nos dépenses physiques. La télévision et maintenant Internet encouragent encore plus notre sédentarité. Résultat : notre développement musculaire a tendance à être très faible. Avec l'âge, cette petite masse musculaire continue à fondre, lentement mais sûrement. Et si nous sommes alités à cause d'un accident ou d'une maladie, la fonte musculaire est fortement accélérée. Or, c'est la pression qu'exercent les muscles sur l'os qui, en stimulant la circulation sanguine, est le principal régulateur de la nutrition du squelette. Pas de mouvement, pas d'approvisionnement. Que ce soit en prévention ou en traitement d'une ostéoporose, pour aider à la consolidation d'une fracture, le premier mot d'ordre est : bouger. Pour que le mouvement soit un médicament efficace, les contractions doivent être assez intenses pour entraîner un renforcement des muscles et les nutriments nécessaires à la construction de l'os être présents en quantités suffisantes (calcium, vitamine D, magnésium, zinc, silicium, vitamines C, B6 et K).

EN PRATIQUE

En général

• petit déjeuner type : céréales semi-complètes ou complètes (semoule de riz, de blé ; flocons de sarrasin...) au « lait » de soja ou de riz enrichi en calcium, mélangées à de la purée d'amandes complètes, un yaourt biologique au bifidus, un thé vert, blanc ou noir préparé avec une eau minérale (contenant environ 500 mg de calcium et 100 mg de magnésium par litre que l'on utilisera toute la journée), un kiwi ou une orange pressée ;

• déjeuner type : crudités à l'huile de colza, sardines entières à l'huile d'olive avec du riz semi-complet, une banane ;

• goûter type pour l'enfant ou l'adolescent : yaourt liquide et/ou fruit pressé et/ou eau minérale, amandes à croquer ou tartine/crêpe/gaufre à la purée d'amandes ou biscuit/barre aux amandes ;

• dîner type : soupe de légumes ou salade verte à l'huile de colza, viande blanche ou deux œufs avec des légumes verts, un yaourt biologique au bifidus, un fruit ;

• vitamine D : en gouttes au dîner (1 600 UI par jour[1]) sur ordonnance et sous surveillance médicale six mois par an (de la rentrée d'automne au printemps), toute l'année en période de croissance rapide (petite enfance et adolescence) et chez la personne de plus de 60 ans (attention : en surdosage, la vitamine D peut être toxique et favoriser des dépôts indésirables de calcium dans d'autres tissus que le tissu osseux) ;

• un complément minéro-vitaminique généraliste comprenant zinc, magnésium, vitamines C et B6 mais sans fer ni cuivre ;

• un maximum d'exercice renforçant la musculature : montez les escaliers, faites les courses à pied, portez chez vous des bracelets lestés de 500 g à 1 kg aux poignets et de 1 à 3 kg aux chevilles, promenez-vous ou promenez le chien avec ces bracelets, etc.

Fracture, ostéoporose

• intensifiez toutes les mesures générales (exercice et apports alimentaires, en particulier en calcium, magnésium et antioxydants) ;

• prenez le matin du silicium colloïdal (4 à 6 pipettes) ;

• au dîner : 500 mg à 1 g de calcium associé à 200 à 400 mg de magnésium, 2 000 UI de vitamine D, 1 mg de vitamine K, un complexe généraliste (contenant magnésium, zinc, vitamines C et B6 mais sans fer ni cuivre) et un complexe antioxydant doublement dosé (tout cela sur ordonnance et sous surveillance médicale) ;

• si l'ostéoporose est importante, le médecin peut avoir à ajouter un médicament de type biphosphonate.

Algodystrophie

• intensifiez les apports alimentaires en magnésium et prenez des compléments de glycérophosphate de magnésium (400 à 600 mg de magnésium-élément) ;

• intensifiez les apports alimentaires en flavonoïdes (thé vert, vin rouge, fruits et légumes) et prenez-en sous forme de complexes (citroflavonoïdes, extraits

1. UI : unité internationale.

de thé vert et de vin rouge, extraits de pépins de raisin et de myrtilles…) associés ou non à des doses plus importantes soit de *Ginkgo biloba*, soit de rutine micronisée, soit d'oligomères procyanidoliques (extraits de pépins de raisin aussi appelés pycnogénol) ;

• intensifiez les apports alimentaires en antioxydants et, sous surveillance médicale, doublez ou triplez la dose de complexes antioxydants ;

• utilisez pour l'assaisonnement une huile d'olive ou de colza enrichie d'huile de caméline (au moins 1/3 d'huile de caméline) et mangez le plus souvent possible des poissons gras vapeur, pochés ou marinés (les acides gras oméga 3 qu'ils contiennent sont à la fois vasodilatateurs, fluidifiants sanguins et anti-inflammatoires).

À partir de la ménopause chez la femme

• préférez au traitement hormonal substitutif (THS, non dénué de risques : phlébites et embolies à court terme et augmentation des risques de cancer du sein à long terme) les phytœstrogènes (compléments nutritionnels dosés à 50 mg par jour) et la compensation de la baisse de la DHEA (après dosage, sur ordonnance et sous surveillance médicale) ;

• ajoutez un complexe antioxydant (200 mg de vitamine E naturelle, 6 mg de bêta-carotène, 6 mg de lycopène, 6 mg de lutéine, 200 mg de vitamine C et 50 µg de sélénium).

À partir de la cinquantaine chez l'homme

• on peut aussi envisager l'administration de DHEA pour compenser la baisse associée à l'âge qui contribue à réduire les taux circulants de testostérone, la masse musculaire et la densité osseuse.

→ Voir aussi : Minéraux, Vitamines, Soja, Lait, Céréales, Fruits, Légumes, Antioxydants.

Les articulations et les tendons

Gestes répétitifs ou sport intense, arthrose, tendinites

Tous les tissus sont entourés d'enveloppes particulièrement résistantes qui leur servent à la fois de soutien et de frontières avec les tissus voisins. On les appelle « tissus conjonctifs ». Les os, comme tous les tissus, sont entourés de tissus conjonctifs (le périoste). Aux extrémités des os, ces tissus conjonctifs sont épaissis pour permettre la formation d'articulations et pour relier les muscles aux os par des câbles organiques, les tendons, essentiels aux mouvements. Les tissus conjonctifs sont fabriqués par des cellules, les fibroblastes, qui produisent soit une forme de gel, soit des fibres de collagène ou des fibres élastiques.

Aliments et nutriments pour les articulations et les tendons

La chondroïtine et la glucosamine

Lorsque l'on mange de la gélatine ou que l'on croque du cartilage (par exemple du cartilage de poulet), on ingère des nutriments qui nous permettent de constituer du tissu conjonctif. Ils contiennent du sulfate de chondroïtine et de la glucosamine que l'on pourra retrouver dans nos articulations. On peut aussi avaler des gélules contenant chondroïtine ou glucosamine.

L'hydroxyproline

Le collagène est composé d'acides aminés, comme toutes les protéines, mais il se caractérise par la transformation d'un acide aminé qu'on ne trouve qu'en son sein sous cette forme, l'hydroxyproline. L'hydroxyproline existe aussi en gélules, mais présente beaucoup moins d'intérêt que la chondroïtine et la glucosamine, puisqu'il est très facile de trouver la proline dans les protéines consommées tous les jours (céréales, légumes secs, poissons, œufs, viandes) et que cette proline est facilement transformée en hydroxyproline par nos outils biochimiques avec l'aide de la vitamine C. Encore faut-il ne pas en manquer, ce qui est fréquent surtout chez la personne âgée, le fumeur, la personne exposée à beaucoup de pollution, la personne qui prend régulièrement de l'aspirine, etc.

Le silicium

La solidité du tissu conjonctif est fortement dépendante de la présence d'un métalloïde, le silicium, qui forme une sorte de silicone naturelle. On trouve du silicium surtout dans les céréales complètes, la bière et certaines eaux minérales. Son apport peut être accru sous forme de compléments, en général liquides, de silice colloïdale. Les extraits de certaines plantes comme la prêle ou le bambou en contiennent aussi, mais leur forme cristallisée pourrait favoriser des réactions inflammatoires.

Le zinc

Pour permettre la multiplication en nombre suffisant des fibroblastes et pour qu'ils soient capables de sécréter les protéines et autres substances composant tendons et articulations, il ne faut pas oublier l'indispensable présence du zinc. Le zinc est apporté avec les protéines animales (fruits de mer, poissons, viandes et œufs), mais son besoin augmente beaucoup lors de la grossesse, de la croissance rapide, et il est de moins en moins bien absorbé avec l'âge. Il s'avère que la moitié de la population jeune et adulte en manque et que ce déficit devient de plus en plus fréquent et prononcé avec l'âge.

Les flavonoïdes

Ils jouent un rôle protecteur indispensable. En effet, les tendons et articulations sont des tissus particulièrement exposés à des tensions et à des traumatismes. Les chocs (sauts, percussion de la plante des pieds lors de la course sur terrain dur, etc.), le surpoids qui augmente les pressions sur les articulations, les contractions brutales des muscles intensifient l'usure que connaissent tous les tissus soumis à la corrosion liée au stress oxydatif. Ainsi certains sports entraînent des risques de tendinites et favorisent, comme le surpoids, l'apparition d'arthrose précoce, une usure des cartilages des articulations qui peut devenir très invalidante. Cela est d'autant plus ennuyeux que les articulations sont déjà, à cause des stress qu'elles subissent, l'un des tissus qui vieillissent le plus vite.

Il est donc important d'éviter les chocs, les microtraumatismes et les surpressions, et d'apporter à ces tissus exposés non seulement les nutriments qui vont les aider à se réparer et à se reconstituer (sulfate de chondroïtine, glucosamine, silicium, vitamine C et zinc), mais aussi les nutriments qui vont les aider à se protéger. Les flavonoïdes présents dans le thé (en particulier dans le thé vert), dans le vin rouge et dans les fruits et légumes se fixent sur les tissus conjonctifs et les protègent à la fois par un puissant effet antioxydant et en neutralisant le fer, qui, à l'inverse, accélère leur destruction (soit parce qu'il est en excès, soit parce qu'il est mal contrôlé). Les autres antioxydants (vitamines C et E, caroténoïdes et sélénium) contribuent aussi à les protéger en réduisant le stress oxydatif (en ayant un effet anti-inflammatoire dans l'arthrose évoluée).

Le magnésium

Enfin, le magnésium joue un rôle essentiel dans la protection des tendons et des articulations, en réduisant les tensions musculaires qui s'exercent sur eux, en s'opposant à certains déplacements du fer, et en calmant, dans l'arthrose inflammatoire, l'activité des globules blancs.

EN PRATIQUE

En général

- consommez tous les jours des céréales complètes ;
- préférez le thé au café, en particulier le thé vert préparé avec de l'eau minéralisée (à utiliser toute la journée) ;
- buvez modérément du vin rouge, et de temps en temps de la bière (plutôt blonde que brune), sauf en cas de grossesse et d'allaitement ;
- consommez au moins trois fruits, une crudité et une salade chaque jour ;
- n'hésitez pas à consommer la gélatine des poissons et à croquer le cartilage des poulets ;
- évitez les chocs sur les articulations (par exemple, ne courez pas sur des sols durs mais sur de la terre, veillez à ce que les chaussures de course comprennent une semelle absorbant au maximum l'énergie des percussions...) ;
- surveillez votre poids.

Gestes répétitifs ou sport intense

- ajoutez de la silice colloïdale (4 à 6 pipettes le matin) ;
- prenez du glycérophosphate de magnésium en complément (contenant de 250 à 500 mg de magnésium-élément).

Tendinite

Ajoutez des complexes de flavonoïdes (d'agrumes, de thé vert, de vin rouge, de pépins de raisin, de myrtille, de plantes comme le *Ginkgo biloba*...) à raison de 1 à 3 g par jour.

Arthrose

À l'ensemble des mesures générales décrites, ajoutez des gélules de chondroïtine-sulfate ou de glucosamine en traitement d'attaque à raison de 2,4 g par jour (en général 6 gélules) et après 3 à 6 mois en traitement d'entretien à raison de 1,2 g par jour.

→ Voir aussi : Minéraux (magnésium, zinc, silicium), Antioxydants (flavonoïdes), Thé, Fruits, Légumes, Poissons.

Les muscles

Alitement prolongé, intervention chirurgicale,
perte musculaire, tensions, fourmillements, crampes, douleurs,
fatigue sévère, syndrome de fatigue chronique (fibromyalgie),
réduction de la masse musculaire liée à l'âge, myopathie

Les muscles sont surtout composés de protéines dans lesquelles dominent trois acides aminés, la leucine, l'isoleucine et la valine que leur forme a fait appeler acides aminés « branchés » ou « ramifiés ». Ils requièrent de l'énergie pour se développer, être toniques et efficaces ou pour ne pas souffrir du stress. Cette énergie dépend d'une bonne respiration, d'une bonne circulation et d'une bonne nutrition.

Aliments et nutriments des muscles

Les acides aminés

L'approvisionnement en acides aminés qui permet la fabrication des tissus musculaires pose rarement des problèmes dans nos sociétés qui ont tendance à consommer plus de protéines qu'il n'en faut, surtout des protéines animales : viandes, poissons, œufs, alors que les protéines végétales mériteraient plus d'importance sur la scène de l'assiette. En revanche, peu d'aliments contiennent tous les acides aminés « essentiels » (que l'on ne peut créer soi-même et que l'on doit donc obtenir obligatoirement par la nourriture). La règle d'or est d'associer deux protéines végétales, en général légumes secs et céréales, comme le couscous et le pois chiche d'Afrique du Nord, le riz et le soja d'Asie ou la tortilla de maïs et les haricots rouges d'Amérique.

Le zinc

Pour que ces acides aminés soient transformés en protéines de muscle, l'élément-clé est le zinc, sollicité à la fois pour multiplier les cellules et pour synthétiser les fibres contractiles. On le trouve par bonheur dans les mêmes aliments que des acides aminés branchés, mais là, ce sont les protéines animales qui ont l'avantage sur les végétales car, dans ces dernières, seule une maigre proportion du zinc présent passe dans le sang. La majeure partie reste dans le tube digestif et se retrouve évacuée sans avoir pu servir. Si nous avons tous à bénéficier d'une orientation plus végétarienne, basculer dans le végétarisme exclusif est loin d'être dépourvu d'inconvénients et implique une prise de compléments nutritionnels quotidienne plus attentive.

Le magnésium

L'énergie musculaire dépend d'une bonne respiration (cela s'apprend et s'entretient, voir p. 183), d'une bonne circulation (favorisée par l'activité physique qui entraîne une dilatation des vaisseaux irriguant les muscles, et dépendante de l'équilibre des graisses et d'apports optimisés en antioxydants et en magnésium), et de la nutrition. En général, les calories ne manquent pas et ce sont les micronutriments nécessaires pour transformer ces calories en énergie qui posent le plus souvent problème : avec au hit-parade, le magnésium. Le magnésium est essentiel à l'activation du récepteur à l'insuline qui fait entrer le sucre dans le muscle (et les autres cellules). Ensuite, il intervient à toutes les étapes de transformation des glucides et des lipides en piles moléculaires d'énergie utilisables à tout moment. Or, le stress amène ce magnésium à sortir des muscles (et des autres cellules), à monter dans le sang et à être épuré par les reins qui envoient le surplus apparent dans les urines. D'où, sous les effets des bruits et des tensions journalières, une déperdition en magnésium... et donc en énergie musculaire. Et cela d'autant plus que le même stress, automatiquement interprété par des vieux circuits de notre cerveau comme un risque, stimule nos muscles qui se tendent, d'où des tensions dans le bas du dos, dans le cou et les épaules, et des crampes, qui sont les indicateurs d'une déperdition en magnésium qui a déjà atteint un niveau important.

Les vitamines B1, B2 et B3 (ou PP)

Avec le magnésium, les vitamines B1, B2 et B3 (ou PP) œuvrent à faire de nos calories de l'énergie. Attention, les apports quotidiens en vitamine B1 sont insuffisants chez près de 60 % des personnes étudiées. Certaines personnes (sportifs intenses, diabétiques, gros consommateurs de glucides, buveurs excessifs) présentent plus fréquemment ces manques.

Le stress chronique ou aigu intense peut amener une fatigue chronique dont une forme douloureuse est la fibromyalgie. À force d'être surcontractés, les muscles sont épuisés en magnésium et en vitamine B1 et soumis à un stress oxydatif intense qui les altère. Les muscles et les tendons qui les rattachent aux os deviennent douloureux. Ces cas extrêmes relèvent d'une reconstruction intense et prolongée comprenant des doses importantes de magnésium, de vitamine B1 (en particulier sous sa forme liposoluble), d'antioxydants et de coenzyme Q10, un transporteur d'électrons, fondamental dans la production d'énergie. Certains cas de myopathie sont même améliorés par de tels protocoles incluant la coenzyme Q10.

Autres

Une situation beaucoup plus banale est la perte musculaire entraînée par une infection, un traumatisme, une intervention chirurgicale, un alitement, certaines maladies comme les cancers ou le sida, et de manière plus imperceptible par le vieillissement. La conservation d'une alimentation riche en protéines, en minéraux et en vitamines et d'une activité physique aussi riche que possible devrait être complétée alors par des compléments généralistes minéro-vitaminiques contenant du zinc (mais sans fer ni cuivre), des complexes de magnésium liposoluble et des antioxydants. La glutamine, un acide aminé particulièrement important pour l'énergétique du muscle, est aussi utilisée, en particulier en cas d'intervention chirurgicale ou de traumatisme ; de même que l'arginine ou l'ornithine (capables à forte dose de stimuler la sécrétion d'hormone de croissance, une hormone qui a un effet anabolisant sur le muscle sans avoir les effets indésirables d'anabolisants hormonaux de triste réputation dans les milieux sportifs).

Il reste néanmoins légitime de compenser des manques hormonaux, soit en testostérone chez l'homme, soit en DHEA chez la femme ou chez l'homme, lorsque ceux-ci sont signalés par des dosages et qu'il n'y a pas de contre-indications (sur prescription et sous surveillance médicale). N'oubliez pas, cela dit, que les hormones ne sont que des signaux et que si le muscle ne contient pas suffisamment de nutriments comme le zinc pour se construire, ou de magnésium pour disposer de l'énergie nécessaire à toute opération, ces signaux n'auront pas l'efficacité souhaitée.

EN PRATIQUE

En général

• consommez à chaque repas soit une association de deux protéines végétales (exemple pour le petit déjeuner : flocons de sarrasin au « lait » de soja enrichi en calcium ; pour le déjeuner : salade riz-maïs), soit une protéine animale (de préférence fruits de mer, poissons, œufs ou viande blanche une fois par jour pour l'apport en zinc) ;

• consommez des glucides lents au moins à deux repas par jour : pain au levain, céréales, riz, pâtes, pommes de terre, lentilles, pois, semoule de blé dans le taboulé et le couscous... ;

• optimisez vos apports en magnésium : eau minérale en contenant autour de 100 mg par litre (à raison de 1 à 1,5 litre par jour), légumes verts, soja, céréales complètes, légumes secs, oléagineux ;

• prenez un complément nutritionnel généraliste contenant les vitamines B, du magnésium et du zinc (mais sans fer ni cuivre) ; la dose de ce complément pourra être augmentée en cas de croissance rapide, de développement musculaire, de sport intense, d'infection, de traumatisme (elle peut alors apporter deux à trois fois les apports journaliers recommandés) ;

• conservez une activité physique quotidienne sollicitant le plus de muscles possible ; par exemple, montez les escaliers au lieu de prendre l'ascenseur, portez chez vous des bracelets lestés aux poignets et aux chevilles, etc. (voir *Os* et *Muscles*).

Alitement prolongé, intervention chirurgicale, perte musculaire

• on peut réduire la perte musculaire en utilisant des compléments de glutamine (qui existent en perfusion pour les patients qui ne peuvent pas s'alimenter normalement). La glutamine peut être remplacée par l'alpha-cétoglutarate d'ornithine (contre-indication : cancer). Glutamine et alpha-cétoglutarate d'ornithine se trouvent en pharmacie (la surveillance d'un médecin nutrithérapeute est souhaitable) ;

• on peut accélérer le regain de masse musculaire en stimulant la sécrétion d'hormone de croissance par 10 à 15 g d'ornithine, soit une heure trente avant une séance de sport, soit deux heures après la fin d'un dîner (sur prescription médicale ; contre-indication : cancer).

Tensions musculaires, fourmillements, crampes, douleurs

• intensifiez les apports en magnésium alimentaire et complémentaire (de 400 à 600 mg par jour de magnésium-élément sous forme de sel liposoluble) ;

• prenez un complément antioxydant (vitamine E naturelle, caroténoïdes, vitamine C, sélénium) qui réduit les sorties cellulaires du magnésium.

Fatigue sévère, syndrome de fatigue chronique ou fibromyalgie

Augmentez le magnésium et les antioxydants, ajoutez du silicium, de la vitamine B1 liposoluble et si possible de la coenzyme Q10 (ce traitement intense et difficile requiert un suivi rigoureux par un médecin nutrithérapeute et doit inclure du lithium à une dose inférieure aux doses psychiatriques pour tenir compte du terrain de « forte tension pulsionnelle » des patients qui souffrent de cette forme particulière de dépression).

Réduction de la masse musculaire liée à l'âge

Après dosage, sur prescription et sous surveillance médicales, il est possible de compenser chez l'homme des baisses de testostérone soit par une crème percutanée, soit par de la DHEA (chez la femme uniquement par de la DHEA), ce qui ne sera vraiment efficace qu'associé à une optimisation et de la nutrition et de l'activité physique.

Myopathie (sous surveillance médicale)

On ne guérit pas les myopathies par la nutrithérapie, mais des améliorations sont observées grâce à la coenzyme Q10.

→ Voir aussi : Viandes, Céréales, Légumes secs, Soja, Minéraux (magnésium, zinc), Vitamines B, Antioxydants (coenzyme Q10), Glucides.

La bouche

Caries, saignements des gencives, parodontopathie, déchaussement dentaire, aphtes

Ce qui se passe

Plusieurs facteurs favorisent l'apparition des caries, notamment la consommation de sucres rapides. Mais les caries proviennent aussi d'une prolifération bactérienne favorisée par le sucre : les défenses immunitaires sont donc déterminantes pour éviter leur apparition.

Avec l'âge, les gencives et leurs vaisseaux subissent des altérations oxydatives et inflammatoires à l'origine de saignements. Ces inflammations peuvent entraîner des rétractions des gencives, une fragilisation des os de la mâchoire et accélèrent le risque de déchaussement et de perte des dents. Fumer accélère considérablement ces processus et entraîne un vieillissement très prématuré des gencives, associé à une perte des dents à un âge peu avancé.

Quant aux douloureux aphtes, ils restent mystérieux, attribués soit à des virus, soit à des réactions à des aliments.

Aliments et nutriments de la bouche

Les modulateurs de la sérotonine

Il s'agit du magnésium, des vitamines B et du lithium. L'attirance pour le sucré est un des signes d'un profil très banal associant impatience, intolérance aux frustrations, difficultés à contrôler ses pulsions et ses émotions, forte oralité dirigée non seulement vers le sucré, mais vers la « bouffe » en général, le chocolat, l'alcool et le tabac, sur un fond d'anxiété. Ce profil est un trait de caractère héréditaire retrouvé chez une personne sur quatre environ. La tension pulsionnelle dépend d'un accélérateur, la noradrénaline, et d'un frein, la sérotonine : si l'accélérateur est plus efficace que le frein, cela donne le profil décrit précédemment. Or, il est possible de le moduler par un ensemble de mesures nutritionnelles et comportementales :

– consommez plus de glucides lents pour maintenir un meilleur taux de sérotonine sans avoir à recourir aux sucres rapides, à l'alcool ou au tabac ;

– corrigez les déficits en vitamines B (B9, B12, B6) nécessaires à la synthèse de la sérotonine ;

– prenez du magnésium à dose élevée (pour modérer les variations de l'accélérateur) et souvent du lithium, à doses intermédiaires entre les doses utilisées en oligothérapie et en psychiatrie.

Par ailleurs, une meilleure gestion du stress et l'investissement de l'énergie dans des disciplines sportives, artistiques ou d'autres activités créatives permettent de donner à chacun une meilleure maîtrise de ses choix, en particulier en ce qui concerne l'oralité, quant au sucré et au tabac.

Les soutiens des défenses immunitaires

Les caries sont le résultat de proliférations bactériennes sur des plaques, proliférations favorisées par les sucres. Tous les éléments qui soutiennent l'immunité réduisent donc les risques d'apparition : l'énergie (qui dépend surtout du magnésium), le zinc, les antioxydants, les vitamines D et B6 en particulier.

La vitamine C et les flavonoïdes

Le tabac, l'insuffisance du brossage et du détartrage et le stress oxydatif lié au vieillissement mènent progressivement à l'altération des gencives et des capillaires qui les nourrissent. D'abord, les gencives se mettent à saigner lors du brossage des dents, puis elles peuvent saigner spontanément ; au stade suivant, elles subissent une inflammation, se rétractent et les dents se déchaussent. En dehors de l'arrêt du tabac et de l'amélioration de l'hygiène dentaire, le principal protecteur contre cette dégradation des gencives est la vitamine C, à la fois antioxydante, anti-inflammatoire et protectrice des vaisseaux. Les flavonoïdes, pigments que l'on trouve dans les fruits et légumes, le thé, le vin rouge et le chocolat, ont les mêmes propriétés tout en agissant par des mécanismes complémentaires de la vitamine C.

EN PRATIQUE

Pour la prévention des caries

En cas de tendance à la dépendance au sucré et au tabac

• consommez un glucide lent à chaque repas : par exemple des céréales complètes au « lait » de soja avec une purée d'oléagineux au petit déjeuner, une salade de lentilles ou de riz-maïs à midi, et des pâtes le soir ;

• buvez une eau minérale riche en magnésium (100 mg par litre) ;

• optimisez les autres sources de magnésium (céréales complètes, oléagineux, légumes verts, légumes secs) ;

• prenez un complexe associant glycérophosphate de magnésium (de 600 à 900 mg par jour de magnésium-élément), de la taurine et des antioxydants ;

• corrigez vos déficits en vitamines B9, B12, B6 (ce qui requiert en général une cure d'un mois) ;

• faites-vous prescrire par votre médecin traitant une préparation de carbonate de lithium (de 140 à 180 mg) à prendre au coucher (contre-indications : grossesse, allaitement, infection HIV) ;

• si vous fumez, ajoutez au début une préparation de L-tyrosine à 300 mg à prendre 20 minutes avant le petit déjeuner (contre-indications : grossesse, allaitement, psychose ; précautions d'emploi : arythmie cardiaque, IMAO[1]).

Et :

• habituez les enfants à réserver la consommation de confiseries à un moment codifié (le dimanche par exemple) et aux circonstances exceptionnelles (fêtes, anniversaires) et à la faire toujours suivre d'un brossage de dents approfondi. **Attention :** l'utilisation des confiseries contenant des sucres non cario-

1. Antidépresseurs.

gènes comme le xylitol ne dispense pas de cette éducation ; par ailleurs, les confiseries les plus souhaitables sont le chocolat noir et les pâtes de fruits avec un minimum de sucre ajouté ;

• utilisez des dentifrices au fluor (plutôt que le fluor en compléments), faites faire par le dentiste l'éducation au brossage dentaire et un détartrage annuel ou semestriel ;

• soutenez les défenses immunitaires avec un complexe minéro-vitaminique généraliste (comprenant de 15 à 30 mg de zinc-élément sous forme de citrate de zinc, mais sans fer ni cuivre), un complexe antioxydant et 1 200 à 2 000 UI par jour de vitamine D.

Des compléments oraux de fluor sont souvent prescrits à la femme enceinte et au petit enfant pour la prévention des caries. C'est une pratique extrêmement discutable car le fluor fragilise les enveloppes osseuses (l'os dit cortical). Il est aussi efficace, et sans danger, d'utiliser un dentifrice au fluor dès que les bourgeons dentaires sortent.

Saignement des gencives, parodontopathies, déchaussement dentaire

• optimisez vos apports en vitamine C et en flavonoïdes : fruits et légumes frais (en particulier baies, kiwis, agrumes, papayes, goyaves), fruits et légumes cuits (ils contiennent toujours des flavonoïdes, mais moins de vitamine C, sensible à la chaleur), thé (si possible vert) sans lait, chocolat noir, vin rouge à dose modérée (interdit aux femmes enceintes) ;

• à partir de 35-40 ans, et plus tôt si vous fumez ou avez fumé et/ou si vous souffrez d'une mauvaise hygiène dentaire, prenez un complexe antioxydant comprenant 300 à 500 mg de vitamine C, 200 à 400 mg de vitamine E naturelle, 6 à 12 mg de bêta-carotène, 6 à 12 mg de lycopène et 50 à 100 µg de sélénium – il faudra parfois augmenter cette dernière dose avec l'âge et surtout avec l'intensité de l'inflammation gingivale (parodontopathie) ;

• complétez, en particulier en cas de saignement gingival, par un complexe de flavonoïdes comprenant des extraits de vin rouge sans alcool, de thé vert sans théine, de myrtille, de pépins de raisin (oligomères procyanidoliques ou pycnogenol) et de flavonoïdes d'agrumes (à ne pas prendre le soir car il est dynamisant) ;

• certaines études montrent une amélioration complémentaire en cas de parodontopathie évoluée avec de la coenzyme Q10 (150 à 300 mg par jour à prendre à un repas où figurent des graisses, nécessaires pour son absorption).

Aphtes

• évitez les aliments déclencheurs (le plus souvent les noix) ;

• optimisez les apports nutritionnels qui soutiennent les défenses immunitaires : complexe généraliste contenant du citrate de zinc (mais sans fer ni cuivre), complexe antioxydant et vitamine D ;

• augmentez les apports en nutriments anti-inflammatoires : oméga 3 (huiles de colza, de lin ou de caméline) et poissons gras ;

• augmentez les apports en antioxydants et en magnésium.

→ Voir aussi : Fruits (baies, agrumes), Légumes, Thé, Chocolat, Glucides, Vitamines (C, B6, B9, B12), Minéraux (zinc, fluor), Antioxydants, Système immunitaire, Allergies et inflammations, Tabagisme.

Les cancers
(prévention)

Le traitement du cancer ne dépend pas de l'alimentation, qui n'y joue qu'un rôle auxiliaire. Néanmoins, certains aliments et certains des nutriments qu'elle apporte peuvent aider à le prévenir.

Le scénario moléculaire de la formation de cellules cancéreuses et du développement de tumeurs malignes se déroule en quatre phases : l'initiation, la promotion, l'invasion et la colonisation (ou métastases).

L'initiation

Premier décor : nous sommes au centre de la cellule, le noyau, dans la salle de contrôle où sont détenues toutes les informations sur les rubans en double hélice de l'ADN. Particulièrement cruciales sont les informations permettant aux cellules de se multiplier. Alerte ! Une égratignure vient de se produire sur un doigt : c'est une porte ouverte à une attaque par des agents infectieux. Des messagers arrivent dans la salle de contrôle de cellules qui se trouvent dans une couche profonde de la peau et activent un programme de copie de l'ensemble des rubans. Autour de chaque copie une nouvelle cellule se fabrique. Ces nouvelles cellules se dirigent vers la brèche. Une fois celle-ci comblée, de nouveaux messagers sont dépêchés dans les salles de contrôle pour faire cesser les duplications grâce au déclenchement d'interrupteurs, les anti-oncogènes. Ouf ! tout s'est bien passé. Mais un virus s'infiltre dans la salle de contrôle d'une cellule du dos de la main et parvient à introduire un morceau « alien » d'information près des anti-oncogènes. Cette insertion bloque l'interrupteur et déclenche une prolifération de cellules en l'absence complète d'égratignure. Elles s'empilent les unes sur les autres : une verrue, une forme de microtumeur, fait son apparition.

D'autres agents capables de s'infiltrer dans les salles de contrôle et de modifier les programmes en se collant sur les rubans d'ADN ou en les endommageant altèrent plusieurs milliers de fois par jour les informations de chacune des cent mille milliards de cellules qui nous composent. D'où viennent-ils ? De l'extérieur : des rayons du soleil, de polluants présents dans l'air, dans l'eau, dans les aliments, dans les médicaments. Et de l'intérieur aussi. Au cours de la combustion par l'oxygène des carburants glucidiques et lipidiques à partir desquels est produite notre énergie, des électrons libres s'échappent et s'accrochent aux molécules flottantes d'oxygène. Mais une molécule d'oxygène porteuse d'un électron de plus devient instable et corrosive. Devenue « radical libre », elle peut endommager tout ce qu'elle rencontre, y compris les rubans de notre informatique cellulaire. Autres émetteurs de radicaux libres : les globules blancs lorsqu'ils sont mis en alerte, que ce soit de manière justifiée comme lors d'une attaque infectieuse, ou de manière injustifiée comme dans les maladies inflammatoires ou les allergies. Un drame quotidien se déroule ainsi dans la salle de contrôle de chacune de nos cellules. Les rubans d'ADN, dépositaires des programmes informatiques moléculaires qui représentent notre bien le plus précieux, sont irradiés intensément et en permanence par des agresseurs venus de l'extérieur comme de l'intérieur.

Heureusement, les rubans sont détenteurs de nombreux programmes de défense pour éliminer des agresseurs toxiques (que ce soient des polluants venus de l'extérieur ou des oxydants venus de l'intérieur), et de programmes de réparation. Ces programmes peuvent être fortement renforcés grâce à des alliances contractées en particulier avec des nutriments protecteurs. Ainsi, nombre d'« aliens » seront tout simplement bloqués dans le tube digestif, par exemple par des fibres. D'autres seront alpagués par des patrouilleurs comme la vitamine C ou le sélénium dans le sang, ou les liquides extra-cellulaires, et dirigés vers l'excrétion urinaire. Même arrivés à l'intérieur des cellules, ils peuvent encore être interceptés par le glutathion, un tripeptide (composé des trois acides aminés glutamate-cystéine-glycine) qui, s'il ne parvient pas à les reconduire hors de la cellule, les neutralise. Les agresseurs qui empruntent la circulation sanguine seront arrêtés par des barrages dans le foie et soumis à des traitements destinés à leur retirer leur caractère agressif. Parmi ces traitements détoxifiants, les plus puissants peuvent encore voir leur puissance boostée par des nutriments comme le fameux sulforaphane des crucifères. Face aux radicaux libres et autres agents oxydants, les salles de contrôle sont défendues par des antioxydants fabriqués sur place (noms de code : SOD ou superoxyde-dismutase, GPX ou glutathion-peroxydase) ou recrutés dans les aliments ou les compléments nutritionnels : l'agent anti-brunissement connu sous le nom de code vitamine C, l'agent anti-rancissement vitamine E, l'agent orange bêta-carotène, l'agent rouge lycopène, l'agent jaune lutéine, et une armée de centaines d'agents regroupés sous la bannière des flavonoïdes. Ils emploient plusieurs techniques de combat. La plus utilisée consiste à se placer face aux agresseurs et à se laisser oxyder, ce qui réduit l'agressivité de l'intrus à néant.

Malheureusement, tous ces dispositifs sont fatalement débordés par le surnombre considérable des assaillants. La combustion oxydative des calories dans les centrales énergétiques des cellules peut entraîner un mitraillage résultant en près de dix mille impacts par jour sur les rubans d'ADN de chaque cellule. Une seule bouffée de cigarette contient jusqu'à un million de milliards de radicaux libres escortés de plusieurs centaines d'autres espèces de toxiques. Ce qui aboutit à rajouter jusqu'à quatre mille coups par jour et par cellule pour un paquet de cigarettes. Les molécules déformées par l'agression thermique des viandes et des poissons (le roussi et le noirci) peuvent entraîner des traumatismes encore plus graves sur notre informatique cellulaire.

Heureusement, l'évolution a prévu des équipes de réparateurs spécialisés qui survolent les rubans d'ADN, découpent les parties endommagées, refabriquent des pièces neuves et les raccrochent au ruban. Mais les programmes indispensables pour créer ces réparateurs se trouvent aussi sur les rubans. Les attaquants, qu'ils soient des aliens toxiques ou des déséquilibrés corrosifs échappés des centrales énergétiques, sont des illettrés. Ils ne savent pas lire l'ADN et endommagent à l'aveugle n'importe quel gène, y compris ceux qui contiennent les plans de fabrication des réparateurs. Résultat : avec l'âge, de plus en plus de réparateurs présentent des défauts de fabrication et leur efficacité diminue dans un nombre croissant de cellules. Les dégradations non réparées, les « mutations », s'accumulent. Cette érosion de l'exactitude de notre mode d'emploi est comprise aujourd'hui comme le phénomène principal expliquant le vieillissement. Lorsque l'information nécessaire pour produire des fibres musculaires est altérée, la masse et la force des muscles déclinent. Lorsque les plans de fabrication des neurotransmetteurs sont faussés, la mémoire est moins fiable. Lorsque ce sont les systèmes oncogènes/anti-oncogènes qui sont affectés, c'est le contrôle de la prolifération des cellules qui défaille, et s'ensuit l'apparition ou « initiation » de cellules cancéreuses.

On l'aura compris : avec l'âge, il est fatal que des cellules deviennent capables de proliférations mal contrôlées. Les cancers ne sont qu'un aspect du vieillissement (les cancers qui touchent les enfants sont heureusement beaucoup plus rares et reposent sur des mécanismes en général un peu différents comme des ruptures accidentelles entre les oncogènes et anti-oncogènes lors du mixage entre gènes venant du père et de la mère ; les cancers qui touchent les adultes jeunes peuvent être liés à des prédispositions génétiques associées à des agressions plus intenses, comme le tabac, ou une infection chronique, comme l'hépatite ou une virose du col de l'utérus). Tout le monde, à partir d'un certain âge, est porteur de cellules tumorales.

La promotion

Deuxième tableau. Dans la profondeur d'un sein, quelques cellules tumorales ont fait leur apparition. On peut tout de suite voir qu'elles ne sont pas comme les autres car leurs membranes arborent des antennes inhabituelles. Le service d'ordre immunitaire s'approche pour une vérification d'identité. Les patrouilleurs, dont le rôle est de repérer toute incursion de non-soi dans l'organisme, sont vite édifiés. Appel à tous les *natural killers* et cellules cytotoxiques : clones de cellules atypiques identifiés dans la partie inférieure du sein gauche. Pour guider les forces de défense, les patrouilleurs répandent des molécules attirantes en grande quantité près des cellules visées qui seront plus vite atteintes grâce à ce repérage. Mais le très complexe système des défenses immunitaires est facilement victime de défaillances. Les causes les plus fréquentes en sont la fatigue de l'organisme ou le manque de micronutriments importants pour son bon fonctionnement. Que l'énergie disponible, un minéral ou une vitamine manquent, et ces cellules qui auraient dû être éliminées subsistent.

Heureusement, un autre dispositif peut entrer en scène. Il s'agit de la P53, une protéine dont le rôle est de pousser au suicide les cellules aberrantes. Ayant reconnu les anomalies présentes à la surface des cellules, elle se colle à elles pour mettre en route une opération d'autodestruction préprogrammée dans toute cellule en prévision d'une telle éventualité (il s'agit de l'apoptose). Une fois déclenchée, cette opération oblige la cellule anormale à fabriquer elle-même les enzymes qui vont l'autodigérer !

Malheureusement, dans la moitié des cas de cancers, les gènes qui contiennent l'information nécessaire à l'efficacité de la P53 ont subi une mutation (soit elle a été transmise par les générations précédentes, soit elle est apparue dans les tissus concernés). Et dans les autres cas (même en l'absence de mutation), des déficits nutritionnels ou des toxiques peuvent rendre la P53 impuissante. Sa forme et sa puissance dépendent de la présence en elle d'un atome de zinc. Soit le manque général de zinc (50 % des adultes jeunes et un pourcentage encore croissant quand on avance en âge), soit des concurrents du zinc comme le cuivre en excès ou des métaux lourds comme le mercure, le plomb, le cadmium, soit le plus souvent un peu des deux, l'amènent à des déformations invalidantes. Et les cellules déjantées, au lieu de dégager la scène en s'immolant sur l'autel de la santé – *happy end* –, non seulement y restent, mais se mettent à y prendre une place de plus en plus envahissante, jusqu'à l'occuper entièrement, déborder dans les coulisses, la salle, le hall d'entrée, la rue, la ville... Car leur redoutable particularité est qu'elles peuvent se multiplier sans contrôle.

Dans la plupart des organismes, cette multiplication reste lente. Elle peut prendre de la vitesse si d'autres acteurs entrent dans le jeu : les promoteurs. Les plus connus d'entre eux sont des hormones sexuelles : les œstrogènes (surtout dans les cancers du sein) et la testostérone (surtout dans les cancers de la prostate). En réalité, de très nombreuses hormones peuvent stimuler la prolifération des cellules initiées. Il suffit qu'elles y soient sensibilisées par la présence de récepteurs. Ainsi la progestérone, que l'on pensait réduire le danger des œstrogènes, fait plus souvent le contraire. Dans d'autres cancers, des hormones très banales comme l'insuline peuvent aussi jouer les promoteurs. Or, non seulement l'élévation excessive de ces hormones est très courante, comme l'élévation des œstrogènes qui accompagne le syndrome prémenstruel ou celle de l'insuline avec le surpoids, mais l'administration d'œstrogènes et de progestérone a été massivement banalisée chez la femme après la ménopause.

Moins connus mais encore plus fréquemment présents, d'autres facteurs encouragent la prolifération des cellules en situation illégale. Parmi eux, le fer est directement utilisé comme stimulant de leur duplication sauvage. Par ailleurs, le fer augmente le stress oxydatif. Or, le stress oxydatif, que l'on a déjà vu intervenir comme « initiateur », se révèle aussi être un signal promoteur. Excès alimentaires (plus de calories brûlées implique automatiquement plus de scories radicalaires), excès de viande rouge (aussi riche en fer), excès de stress jouent donc sur les deux tableaux : ils favorisent l'initiation de ces acteurs indésirables de notre « fin de partie » et les encouragent à prendre une place aberrante. Ils se permettent même de déprimer en plus les agents de défense immunitaire ou de rajouter des promoteurs hormonaux (le surpoids autorise le tissu adipeux à convertir des hormones des glandes surrénales en œstrogènes). Certains jouent double ou triple jeu : le stress augmente la combustion des calories, donc l'oxydation (initiation et promotion), mais aussi la pénétration de fer dans les cellules (initiation et promotion), et encore la perte urinaire de magnésium, ce qui réduit l'énergie disponible pour les défenses antioxydantes et immunitaires et pour les interventions de réparation. Et quand on apprend que se joue en nous une pièce à la connotation tragique appelée cancer, on a de quoi stresser...

L'invasion

Troisième épisode. Quel que soit le tissu dans lequel apparaissent et se mettent à croître et embellir les cellules intruses, celui-ci est défendu par de solides frontières : l'os est entouré de périoste, les muscles de fascia, le foie, les reins et tous les organes d'une capsule, le cerveau de méninges. Ces barrages frontaliers appartiennent à la famille des tissus conjonctifs. Donc, lorsqu'un tissu ou un organe devient la scène d'une intrusion proliférative, celle-ci est stoppée aux frontières. Pour qu'une tumeur soit capable d'envahir d'autres tissus, il lui faut acquérir des instruments capables de s'attaquer aux barrières et d'y créer des passages (nom de code : protéases). Or, toutes les cellules contiennent l'ensemble des informations pour réaliser n'importe quel instrument biochimique (nom de code : enzyme), puisqu'elles viennent d'une seule cellule dont les rubans informatiques sont le résultat du mixage d'une cellule maternelle (l'ovule) et d'une cellule paternelle (le spermatozoïde). Pour qu'une cellule de foie soit différente d'une cellule de muscle, il lui suffit de rendre silencieux tous les programmes qui ne la concernent pas : dans la cellule de foie, les programmes permettant de fabriquer des fibres musculaires seront silencieux ; dans la cellule de muscle, les programmes permettant de fabriquer les enzymes hépatiques de synthèse ou de détoxification seront silencieux. Ils ont été rendus silencieux *in utero* pendant la gestation par l'accrochage de molécules méthyles obtenues grâce à l'intervention d'acides aminés soufrés et de vitamines B9 et B12. Cette opération essentielle de différenciation par la méthylation rend normalement impossibles des effractions à travers les barrières conjonctives. Mais avec l'âge et le stress oxydatif (encore lui), avec les manques en acides aminés soufrés, en vitamines B9 et B12, les programmes se déméthylent progressivement. Résultat : les cellules se dédifférencient et peuvent réacquérir des propriétés interdites comme la fabrication de protéases. C'est l'un des phénomènes qui permettent à des bandes de cellules tumorales d'effectuer des raids dans des tissus ou des organes voisins et de menacer d'autres fonctions que celles des tissus dans lesquels elles ont d'abord fait leur apparition. L'un des dangers des tumeurs est que leur expansion peut devenir invasive.

La colonisation

Quatrième partie : la colonisation et la formation de métastases ou « cancers secondaires ». Les cellules de l'embryon humain possèdent de nombreuses propriétés qui sont interdites après la naissance. Parmi celles-ci, la possibilité de migrer (en passant par exemple par la circulation sanguine) et de se fixer à un endroit pour développer un nouveau tissu. Cette opération est fondamentale pour le développement *in utero* d'un organisme. Or, la déméthylation peut déréprimer ce vieux programme embryonnaire dans une cellule tumorale. Du coup, cette cellule peut se jeter dans le courant sanguin ou se laisser dériver dans les réseaux lymphatiques. Elle se retrouve bloquée, en général, dans des ganglions, le foie, le rein, les poumons, les os ou le péritoine (le sac conjonctif qui enveloppe nos intestins). Elle s'y installe et s'y multiplie, fondant une colonie qui deviendra un cancer secondaire.

Facteurs aggravants

Le tabac

L'une des premières causes de cancers est une sorte d'« automédication », car fumer une cigarette a des effets sur le cerveau comparables à ceux des médicaments psychotropes : réduction de l'anxiété, augmentation du dynamisme et diminution de l'appétit. Mais il existe d'autres façons non toxiques d'obtenir les mêmes résultats qui sont décrites au chapitre *Tabagisme*.

L'exposition au soleil

Elle aussi est agréable. Son effet antidépresseur est indéniable, et à dose modérée elle se trouve même associée à une baisse des risques de certains cancers, très probablement *via* l'augmentation de la synthèse de vitamine D. Mais en excès (et les coups de soleil sont encore plus dangereux que l'exposition progressive), elle entraîne un stress comparable au stress oxydatif qui déprime l'immunité (facilitant par exemple les poussées d'herpès), accélère le vieillissement cutané et augmente les risques de cancers. En dehors des précautions de bon sens qui visent à ne pas laisser la peau se faire agresser par des rayonnements trop intenses ou prolongés, il est possible de réduire la vulnérabilité du tissu cutané par des antioxydants (en particulier le lycopène, pigment rouge extrait des tomates) et de donner aux cellules de la peau plus de moyens pour se réparer : des acides gras oméga 3 et du GLA, ou acide gamma-linolénique que l'on trouve dans les huiles d'onagre ou de bourrache pour remplacer les acides gras abîmés ; du zinc et du magnésium pour renforcer la stabilité des gènes irradiés ; de la vitamine PP ou nicotinamide pour aider à la réparation de l'ADN. Les personnes qui souffrent de lucite, aussi improprement appelée « allergie au soleil », devraient être informées qu'elles sont particulièrement « à risque » de cancer cutané, et peut-être aussi d'autres cancers. En effet, cette réaction s'explique par une capacité moindre de réparation de l'ADN. Elles ont donc aussi besoin de doses beaucoup plus importantes d'antioxydants et de nicotinamide en prévision d'une exposition solaire.

La cuisson au barbecue

Beaucoup d'entre nous savent que la cuisson au barbecue produit des « carcinogènes » (substances capables d'initier des cancers), mais très peu que c'est aussi le cas de tout mode de cuisson qui produit un noircissement et même seulement un brunissement des viandes et des poissons. Ce qui différencie le barbecue des autres modes de cuisson est la production de substances toxiques : les graisses, en fondant, tombent sur les braises, fument, et cette fumée qui s'apparente aux gaz d'échappement d'un véhicule à moteur diesel contient un puissant carcinogène, le benzopyrène. Mais en dehors de cet hydrocarbure que l'on pourrait éviter en plaçant les braises sur le côté (barbecue vertical) plutôt qu'au-dessous (barbecue horizontal), tous les modes de cuisson qui rendent l'extérieur des viandes et des poissons bronzé ou noir (four, poêle, gril) apportent des molécules déformées qui ne peuvent plus rentrer dans les opérations normales. Par exemple, un acide aminé déformé par la chaleur ne pourra plus entrer dans la formation d'une protéine. Que devient-il ? Un pigment, la lipofuscine. Certains se déposent dans la peau et forment des taches de vieillesse, d'autres dans les neurones qu'ils encombrent. Et d'autres encore se collent aux rubans de l'ADN où ils provoquent une mutation. Le bruni et le noirci des viandes et des poissons apportent chez chacun une masse de toxiques accélérateurs du vieillissement et augmentateurs des risques de cancers en général encore plus importante et plus dévastatrice que la cigarette.

Les polluants

De nombreux autres polluants apportés par l'air, l'eau, les aliments et parfois à travers la peau par des produits présents dans les vêtements, apportent d'autres agresseurs assez insidieux pour atteindre le cœur informatique de nos cellules. Par exemple, les nitrates de l'eau et des légumes cultivés avec des engrais ou les nitrites que l'on ajoute aux saucisses et autres charcuteries (pour les conserver) peuvent se transformer dans l'estomac en nitrosamines et s'insinuer jusqu'aux rubans d'ADN des cellules qui le tapissent, cellules qui vont muter à une vitesse accélérée. Lorsque les mutations auront affecté l'équilibre des interrupteurs oncogènes/anti-oncogènes, les plans de fabrication des réparateurs, le gène de la P53... apparaîtra un cancer de l'estomac auquel auront en général contribué aussi des protéines animales trop cuites, le tabac et des déficits en vitamine C (celle-ci, comme d'autres antioxydants, a le pouvoir d'empêcher que nitrates et nitrites se transforment en nitrosamines).

Les excès

L'excès de calories, l'excès de graisses saturées, l'excès de sucre et l'excès d'alcool peuvent tous être considérés, comme l'excès de fer, comme des toxiques carcinogènes. D'abord parce que plus de calories sont brûlées dans les centrales énergétiques des cellules, plus s'échappent de scories radicalaires capables d'endommager les gènes et donc d'initier des cancers, et, plus tard, de promouvoir la multiplication des cellules déréglées. Ensuite, parce que d'autres effets s'ajoutent : l'augmentation de la formation de promoteurs comme les œstrogènes à partir des graisses saturées ; l'accrochage spontané de sucre sur les protéines ou « glycation », qui réduit l'activité des outils biochimiques antioxydants, réparateurs, de défense immunitaire ; la surutilisation de vitamines B par l'alcool qui accélère la déméthylation et permet aux cellules de retrouver des capacités interdites depuis la fin du développement fœtal.

La plupart de ces tendances aux excès, comme l'attirance pour le tabac, sont plus marquées chez les personnes qui naissent avec un caractère intense sur le plan pulsionnel. L'identification très facile de ce profil (impatience, intolérance aux frustrations, forte « oralité », attirance et tendance à la dépendance pour l'alimentation en général, le sucré, le chocolat, l'alcool, mauvais contrôle pulsionnel et émotionnel, anxiété, tendances aux phobies, etc.), expliqué par un frein des pulsions (la sérotonine) plus faible que l'accélérateur (la noradrénaline), permettrait d'aider par des mesures simples (décrites dans ce livre à propos du tabac) les nombreuses personnes concernées[1] à ne pas se laisser phagocyter par ces

1. Probablement au moins un quart de la population européenne.

conduites à risque (auxquelles s'ajoutent l'excès de vitesse, la difficulté du contrôle émotionnel, le passage facile à l'agressivité et à la violence...).

Le stress

Les stress de tous ordres rendent plus faciles le court-circuit des contrôles rationnels et le basculement dans des comportements plus ou moins autodestructeurs, non seulement chez ces personnes impulsives, mais, s'ils sont assez intenses ou prolongés – ce qui est malheureusement devenu très banal – chez les autres aussi. Plus on est stressé, plus on est cérébralement « accéléré », et plus on a besoin d'utiliser le frein des pulsions, la sérotonine, qui s'use. Ce phénomène est fortement facilité par le manque de magnésium, un modérateur naturel de nos accélérations de tous ordres. Or tous les stress, même un simple bruit, entraînent une perte de magnésium dans les urines. Des apports riches en magnésium (eaux minérales, céréales complètes, oléagineux, légumes verts, produits de la mer et compléments pour les plus exposés), rendent moins vulnérable au stress, réduisent les passages à des conduites à risque, et apportent les très nombreux autres avantages de cet « équilibrateur en chef » : réduction de l'absorption des graisses saturées, freinage du passage de fer et de métaux lourds dans les cellules, renforcement de la stabilité des rubans d'ADN, augmentation de la disponibilité d'énergie pour tous les systèmes de défense et de réparation, apaisement des globules blancs.

Les infections chroniques

Ce dernier point revêt une immense importance. Car l'activation des globules blancs, qui les amène à déverser de nombreux agents corrosifs (eau oxygénée, eau de « Javel », radicaux libres de tous poils utilisés pour attaquer des agents infectieux), est à l'origine d'une agression hautement carcinogène dans les tissus où elle se prolonge. Lorsqu'une infection devient chronique, comme celle d'*Helicobacter pylori* dans l'estomac, de certains virus dans le foie (hépatites) ou du *Papillomavirus* dans le col de l'utérus, l'irradiation qu'elle entraîne de la part des cellules chargées de lutter contre elle augmente considérablement les risques de cancers. Tous les aliments et les nutriments qui contribuent à renforcer les défenses immunitaires (magnésium pour l'énergie et pour calmer les globules blancs, zinc, vitamines B6, B9 et D, antioxydants pour neutraliser les bavures corrosives) contribuent à renforcer ce front de la prévention.

Aliments et nutriments de la prévention du cancer

Les antipolluants anticarcinogènes

Il s'agit des fibres, des minéraux et des autres chélateurs[1] et détoxifiants. Une alimentation riche en végétaux (fruits, légumes, céréales complètes, oléagineux) apporte des fibres. Ces fibres accrochent les polluants et réduisent leur contact avec les parois digestives. Comme elles attirent aussi l'eau, elles accélèrent le transit et diminuent le temps de contact des toxiques qui frottent les parois. Le calcium, le magnésium, le sélénium, la vitamine C, la taurine (un acide aminé soufré que l'on trouve en abondance dans les huîtres et tous les produits de la mer), le glutathion et d'autres agents interviennent en se collant à des polluants pour les neutraliser, déjà dans le tube digestif, ou plus tard dans le sang, et même pour certains d'entre eux à l'intérieur des cellules. D'autres, comme le fameux sulforaphane du brocoli et des autres crucifères (voir p. 322) opèrent en activant des programmes de détoxification qui interceptent les polluants dès leur passage à travers les parois digestives ou plus tard, lorsqu'ils arrivent par la circulation sanguine dans le foie.

Un autre avantage d'une alimentation riche en produits d'origine végétale et d'origine marine et pauvre en viandes est qu'elle apporte peu de fer (le fer végétal est très mal absorbé, et les poissons et les crustacés contiennent beaucoup moins de fer que les viandes rouges). Or le fer est à la fois un agent initiateur *via* ses pouvoirs oxydants, et promoteur des cancers. Les flavonoïdes assemblés en longues chaînes comme les tanins du thé bloquent efficacement l'absorption du fer. Les flavonoïdes de petite taille, eux, passent dans le sang et diffusent dans certains tissus qu'ils protègent du fer. On les trouve aussi dans le thé, le vin rouge et les fruits et légumes. Le magnésium, lui, veille à empêcher que trop d'atomes de fer ne rentrent dans les cellules.

---

1. La chélation consiste à former avec le métal toxique un complexe non toxique, éliminé dans les selles, les urines ou la bile.

Les antioxydants

Les antioxydants se retrouvent de fait sur tous les fronts de la lutte contre l'initiation, qu'elle soit le fait des fuites radicalaires dues à la combustion des calories dans les centrales énergétiques, de l'activation des globules blancs, de certains systèmes de détoxification (cytochromes P450), du tabac, des polluants ou de l'excès de fer. Les antioxydants « classiques » sont :

– la vitamine C ;

– la vitamine E ;

– les caroténoïdes (bêta-carotène, lycopène en particulier) ;

– le sélénium ;

– l'acide alpha-lipoïque ;

– la coenzyme Q10, qui transporte les électrons dans les centrales énergétiques et qui, en les amenant à se condenser dans les piles moléculaires (l'ATP), diminue le nombre de ceux qui fuient sous la forme d'électrons libres ;

– les très nombreux flavonoïdes, parfois seuls efficaces face au fer.

L'évitement des toxiques, des excès de soleil, des excès caloriques, des excès de graisses saturées, de sucre et de fer, et les antioxydants, aidés du magnésium contre les flambées oxydatives dues au stress ou aux infections, ont donc pour mission de protéger nos rubans informatiques des agressions et de réduire les risques d'initiation de cellules cancéreuses. L'intégrité des gènes présents dans les rubans est aussi maintenue grâce à des aliments et à des nutriments essentiels aux réparateurs et autres chirurgiens du génome (comme le nicotinamide ou vitamine PP), ainsi qu'à la restauration de la méthylation différenciatrice des cellules, comme les folates ou vitamine B9, la vitamine B12. Les vitamines B, épaulées par le magnésium sans lequel elles ne sont pas actives, jouent donc un rôle fondamental dans la prévention des cancers, de même que le zinc. On comprend donc la protection marquée apportée par des habitudes alimentaires « méditerranéennes », particulièrement en Crète ou au sud du Japon, plus encore sur l'île d'Okinawa, caractérisées par une place majeure donnée aux fruits (fruits secs), aux légumes verts, aux légumes secs, aux poissons, au vin ou au thé et une place mineure aux produits tout faits (sucrés, salés, gras), aux viandes, aux charcuteries, aux produits laitiers, à la bière ou au café. Par ailleurs, la plupart des produits sont consommés frais ou cuits de manière non agressive.

Ces produits, sous le même volume d'aliments et de boissons, apportent beaucoup moins de toxiques, de calories, de graisses saturées, de sucre et de fer et beaucoup plus d'antioxydants, de magnésium et de vitamines B. Les rubans informatiques sont chaque jour moins irradiés, ce qui non seulement réduit les cancers, mais ralentit aussi le vieillissement : Okinawa compte 1 centenaire pour 2 000 habitants alors qu'on n'en compte en France que 1 pour 6 000.

Par ailleurs, la promotion des cancers est elle aussi fortement réduite du fait d'une stimulation bien moindre des sécrétions d'insuline, d'un apport bien plus faible en fer, et de la présence accrue de nombreux nutriments anti-œstrogéniques, comme les acides gras oméga 3, la vitamine B6 et les phytœstrogènes du soja ou des légumes secs.

EN PRATIQUE

En général

• si l'on utilise un barbecue, les braises doivent être sur le côté (barbecue vertical) et non au-dessous (barbecue horizontal) de l'aliment à cuire ;

• ne carbonisez pas les viandes et les poissons, ôtez le noirci et même le roussi ;

• privilégiez le cru, les marinades, les cuissons vapeur et les pochades plutôt que les grillades, les fritures et les cuissons au four ;

• assainissez l'air que vous respirez, privilégiez les eaux minérales et les aliments bio ;

• maîtrisez les prises excessives de calories grâce aux mêmes mesures qui réduisent les dépendances au tabac, à l'alcool et l'attirance pour les glucides (rééquilibration des neurotransmetteurs responsables du contrôle pulsionnel, en particulier la sérotonine : voir *Tabagisme*) ;

• consommez les aliments riches en graisses saturées comme « aliments plaisirs » à déguster en petites quantités ou lors de repas d'exception (beurre, fromages gras, charcuteries grasses, côtes et entrecôtes, fritures...) et utilisez pour la cuisson l'huile d'olive ;

• privilégiez les graisses de type mono-insaturé (huiles d'olive, de colza, avocat, amandes...) et de type oméga 3 (huiles de colza, de lin, de caméline et poissons gras) ;

• évitez les graisses de type saturé et oméga 6 (huiles de tournesol, de maïs, de pépins de raisin) ; utilisez donc de préférence l'huile d'olive pour la cuisson (sans la faire fumer) et l'huile de colza pour l'assaisonnement ;

• préférez les glucides lents (pain au levain, céréales, pâtes, légumes secs...) aux glucides rapides (qui se trouvent surtout dans les aliments au goût sucré à l'exception principale des fruits) ;

• limitez les apports en fer en consommant des protéines d'origine marine (poissons, fruits de mer) et d'origine végétale (association céréales/légumineuses) et en privilégiant les viandes blanches par rapport aux viandes rouges (un enfant en forte croissance, une femme enceinte, ou toute personne manquant de fer peut relever d'un conseil inverse) ;

• une consommation élevée de fruits, de légumes et de thé, en particulier vert, à la fin des déjeuners et dîners, réduit aussi fortement l'absorption du fer : au moins trois fruits, une salade, une crudité et un légume vert et deux à trois tasses de thé par jour (si possible fait avec une eau riche en magnésium et en calcium : voir p. 262) ;

• optimisez vos apports en magnésium (eaux minéralisées, céréales complètes, légumes secs et légumes verts), prenez des compléments en sels liposolubles de magnésium en cas de stress et gérez les tensions au mieux (voir *Stress*) ; 1 à 1,5 litre d'eau minéralisée par jour et, en fonction de l'intensité du stress, de 250 mg à 600 mg de magnésium-élément par jour ;

• assurez des apports satisfaisants des autres nutriments importants pour la conservation de l'intégrité des gènes et pour les défenses contre les cellules initiées, en particulier en zinc (poissons, fruits de mer, foie, viandes blanches) et en vitamines B (crudités, fruits, céréales complètes, foie). Pour cela, associez aux choix alimentaires judicieux un complément minéro-vitaminique quotidien (sans fer, sans cuivre, comportant une forme naturelle de vitamine E, du bêta-carotène à la place de la vitamine A et des sels minéraux bien absorbés : citrate de zinc, glycérophosphate de magnésium) ;

• la consommation d'un maximum de fruits et légumes, d'aromates, de thé, en particulier vert, et, à doses modérées, de chocolat et de vin rouge, constitue une bonne base d'apports en antioxydants : chaque jour, au minimum trois fruits, une salade, une crudité, un légume vert, deux tasses de thé[1] ; à

1. La dose d'antioxydants est à moduler en fonction de l'exposition aux toxiques et aux polluants, de l'âge et sera idéalement calibrée par le médecin nutrithérapeute à partir de dosages biologiques – ces dosages mesurant le stress oxydatif sur les graisses et sur les gènes peuvent être refaits six mois après le début du traitement afin de vérifier son efficacité.

compléter par un complexe contenant des doses de vitamine E naturelle inatteignables par l'alimentation (environ 100 mg pour une personne sans facteurs de risque particuliers), associée à de la vitamine C, du bêta-carotène, du lycopène, du sélénium et dans certains cas des flavonoïdes ;

• les crucifères (choux, notamment chou de Bruxelles, brocoli, romanesco, choucroute) sont particulièrement intéressants dans la prévention des cancers ; mais en cas de facteurs de risque ou de dosages biologiques montrant des gènes soumis à un fort stress oxydatif (8OHdG élevé), il est nécessaire de prendre des extraits de brocoli dosés en sulforaphane, de même que des stimulants de la réparation des gènes en compléments, comme le nicotinamide (vitamine PP) ;

• on ajoutera dans certains cas des compléments de resvératrol, de silymarine (dans les cas de risque de cancer du foie, par exemple hépatite chronique), de phytœstrogènes (en particulier dans les cas de risque de cancers du sein ou de la prostate), de vitamines B9, B12 et B6 (en particulier lors de risques de cancers du col de l'utérus ou des bronches, mais aussi lorsque est présent un défaut de méthylation montré par un taux sanguin d'homocystéine élevé) ;

• jusqu'à la fin de la croissance des enfants et des adolescents et chez la femme à partir de la ménopause, une complémentation en vitamine D (de 1 200 à 2 000 UI par jour) doit être systématique les six mois d'automne et d'hiver, et toute l'année pour hommes et femmes à partir de la soixantaine (sous contrôle médical) ; en cas de risque de cancer du sein ou de cancer de la prostate déclaré, en plus d'apports massifs en oméga 3, l'administration de vitamine D s'impose ;

• des apports de calcium autour de 1 g par jour peuvent aussi contribuer à la réduction du risque de certains cancers, comme le cancer du côlon (préférez les sources non laitières ; voir *Appareil locomoteur/Os*) ;

• remplacez le tabac par un ensemble d'habitudes qui apportent les mêmes effets positifs (anxiolytiques, antidépresseurs et réducteurs de la prise de poids) sans les effets négatifs (voir *Tabagisme*) ;

• évitez l'excès de soleil (voir *Peau*) ;

• le don régulier du sang permet de réduire les accumulations excessives de fer constatées chez les hommes et les femmes à partir de la ménopause.

En cas de cancer déclaré

Au moins deux conseils nutritionnels paraissent essentiels : consommez un maximum de sources d'acides gras oméga 3 (huiles de caméline ou de lin si possible pures, poissons gras marinés, vapeur ou pochés, capsules d'huiles de poisson), car ces graisses vulnérabilisent les membranes des cellules cancéreuses aux traitements de chimiothérapie ou de radiothérapie. **Attention** : à prendre plutôt après qu'avant une intervention chirurgicale, car elles augmentent le temps de saignement.

Par ailleurs, évitez toute présence de fer ou de cuivre dans les compléments, même si le nombre des globules rouges baisse, car le fer favorise la prolifération des cellules cancéreuses. Optimisez vos apports alimentaires en fer si nécessaire seulement (boudin noir, foie, viande rouge...).

→ Voir aussi : Cuisson, Tabagisme, Crucifères, Fruits, Légumes, Minéraux, Huiles, Poissons, Glucides, Vitamines, Thé, Fibres.

Les cheveux et les ongles

Ce qui se passe

Les cheveux et les ongles sont constitués d'une protéine, la kératine. Des ongles cassants ou dédoublés, une pousse lente des ongles et des cheveux, peuvent être le signe d'un manque en nutriments nécessaires à la fabrication de cette protéine : le zinc et la cystéine, un acide aminé soufré particulièrement abondant dans la kératine et facilement manquant parce que vulnérable au soleil, aux polluants, aux radicaux libres, etc.

Les causes de perte de cheveux sont très nombreuses : la plus fréquente est le stress, qui resserre les vaisseaux chargés de délivrer les nutriments au cuir chevelu. Chez les hommes, mais aussi dans certains cas chez les femmes, un excès d'hormones sexuelles, les androgènes, entraîne une perte de cheveux caractérisée par sa localisation « en golfes » au-dessus des tempes.

Aliments et nutriments pour les cheveux et les ongles

Le zinc et les acides aminés

Le fait que les ongles et les cheveux ne poussent pas vite ou présentent des anomalies (ongles cassants ou dédoublés, cheveux fins et cassants) devrait attirer l'attention sur un manque de zinc et d'acides aminés soufrés qui touche aussi les autres tissus. Répondre à ces signes par de simples traitements externes, comme des renforçateurs d'ongles ou des soins capillaires, entraîne donc la persistance de déficits internes aux conséquences particulièrement négatives. Leur apparition peut être au contraire l'occasion de redonner à nos cellules ces outils qui leur manquent en consommant plus d'aliments riches en zinc et en acides aminés soufrés, et en faisant une cure de compléments capables de remonter le passif accumulé.

La cystéine est un acide aminé porteur de soufre : c'est pour cela qu'un cheveu ou un ongle brûlé sentent fort. La cystéine représente 12 % de la kératine, la protéine qui constitue les cheveux et les ongles. Ce n'est pas un hasard, car la cystéine est toujours très présente dans les tissus exposés à l'extérieur (dans la peau, dans le mucus qui protège nos bronches, par exemple) car sa terminaison soufrée lui donne un puissant pouvoir de protection contre les agressions des rayons solaires, des polluants et des oxydants. Seul problème : en nous protégeant, la cystéine s'endommage par oxydation. L'excès de soleil, les polluants et les radicaux libres épuisent la cystéine (ce qui fragilise le cheveu, la peau, les bronches).

Le zinc est un partenaire indispensable de la cystéine, puisque sans lui la kératine ne peut pas être fabriquée (comme toute protéine, elle dépend du zinc comme facteur de croissance), et parce qu'il protège la terminaison soufrée de la cystéine.

Le magnésium

C'est le nutriment le plus important pour éviter les conséquences du stress : une tendance au resserrement des vaisseaux du cuir chevelu, qui peut toucher la plupart des autres vaisseaux, de même qu'une tendance à des tensions dans les muscles et les organes internes (par exemple le tube digestif). Si près de 80 % de la population manque d'apports alimentaires en zinc et en magnésium, on constate une forte différence quant à la fréquence des déficits à l'intérieur de l'organisme entre ces deux minéraux. En effet, lorsque l'on manque de zinc, l'organisme cherche à compenser ce manque en l'absorbant mieux à partir des aliments. Ce qui explique que seulement à peu près la moitié des adultes jeunes présentent effectivement un déficit repérable par des analyses. En revanche, plus on avance en âge, plus ce mécanisme d'adaptation perd de son efficacité et le déficit en zinc touche la quasi-totalité des seniors. Au contraire, lorsqu'une personne manque de magnésium, elle est de plus en plus sensible au stress, et plus elle est stressée, plus elle perd de magnésium (il sort des cellules, passe dans le sang puis est éliminé dans les urines). Cela entraîne un « cercle vicieux » qui explique que le déficit en magnésium soit le plus répandu dans la population et le plus susceptible d'atteindre l'intensité de la carence profonde.

Les oméga 3

La poussée d'hormones sexuelles masculines à la puberté, chez les hommes comme chez les femmes, s'accompagne d'une mise en circulation plus intense de graisses dans le sang à partir du tissu adipeux. En effet, ces hormones augmentent la combativité, ce qui nécessite plus d'énergie. La majeure partie de ce surplus d'énergie n'étant pas utilisée, les graisses en excès dans le sang traversent la peau. Cela donne une peau grasse, en particulier au niveau du visage et du cuir chevelu (séborrhée). Ce phénomène contribue à une perte de cheveux de type androgénique (perte au sommet du crâne et apparition de golfes temporaux). Le stress, en surmobilisant aussi de l'énergie, peut aggraver la séborrhée et ses conséquences (perte de cheveux, acné). Chez la femme, le stress joue souvent un rôle important en contribuant à l'apparition de kystes des ovaires qui sécrètent plus d'hormones de type masculin (androgènes). Une trop grande consommation de graisses saturées, qui sont rigides et qui bloquent les orifices des glandes sébacées, rend la séborrhée plus redoutable. C'est pourquoi il faut privilégier les graisses oméga 3, plus flexibles, afin de retrouver une peau et des cheveux moins gras.

EN PRATIQUE

En général

• la consommation quotidienne d'au moins une portion (de 100 à 250 g) de fruits de mer, de poisson, de viande blanche ou d'œufs donne une bonne base aux apports en zinc (l'aliment le plus riche est l'huître). À savoir : le zinc d'origine végétale est en général mal absorbé ;

• l'œuf contient aussi des acides aminés soufrés, il est donc l'un des aliments les plus recommandables, mais à condition de provenir de poules qui ont vu l'air et l'herbe ; idéalement, choisir des œufs riches en acides gras oméga 3 (comme les œufs Columbus®, en vente dans certaines grandes surfaces et sur Internet) ;

• autres aliments riches en acides aminés soufrés : tous les crucifères (choux, chou-fleur, choux de Bruxelles…), les asperges, le foie (d'animaux élevés non industriellement).

Poussées de croissance, grossesse, post-partum, végétarisme, à partir de 40 ans chez l'homme et de 50 ans chez la femme

Il serait judicieux d'assurer un apport par un complément minéro-vitaminique contenant du zinc. Le zinc étant très mal absorbé, il est important de choisir du citrate de zinc. Et comme le fer annule l'absorption du zinc, il ne doit pas figurer de toute façon dans les compléments, pas plus que le cuivre. Et aucune supplémentation ne peut être envisagée sans déficit constaté par un examen sanguin.

Défaut de pousse des cheveux ou des ongles, fragilité

On peut ajouter aux premiers conseils d'optimisation des apports quotidiens la prise en cure d'un complément plus dosé en zinc et contenant des acides aminés soufrés (en général cystéine ou N-acétyl-cystéine). Le zinc étant difficile à absorber, il faut compter chez l'enfant et l'adolescent trois mois de cure, chez l'adulte six mois et chez les seniors un an pour corriger le passif accumulé. Il ne sert à rien de prendre des doses supérieures à 30 mg par jour, car plus on augmente les doses, plus l'absorption est freinée. Lors d'une infection bactérienne (bronchite, angine, otite, cystite...), il faut suspendre la prise de zinc, de même que lors d'une infection virale nez-gorge-oreilles qui est facilement suivie d'une infection bactérienne. En effet, le zinc favorise la prolifération des bactéries.

Cheveux gras

Augmentez les apports en acides gras oméga 3 (huiles de colza, de lin ou de caméline, poissons gras) aux dépens des graisses saturées (arachide, huile, palme, charcuteries, fromages), trans (margarines) et oméga 6.

Stress

- supplémentez en magnésium alimentaire (céréales complètes, légumes secs, légumes verts, oléagineux, eaux minéralisées) et complémentaire (glycérophosphate de magnésium associé à des « fixateurs » : antioxydants ou taurine) ;
- chaque jour, buvez de 1 à 1,5 litre d'eau contenant autour de 100 mg de magnésium par litre ;
- prenez en complément de 250 à 600 mg de magnésium-élément.

→ **Voir aussi : Minéraux (zinc, magnésium), Huiles, Eau, Poissons, Légumes, Œuf.**

Le cœur et les vaisseaux

Artères, athérome, athérosclérose, artérite, accident ischémique transitoire (AIT), accident vasculaire cérébral (AVC), infarctus du myocarde, angine de poitrine, angor, embolie, thrombose, cholestérol, dyslipidémie, triglycérides, diabète, insuffisance cardiaque, œdèmes, anévrysme, homocystéine, hypertension artérielle

Les maladies cardio-vasculaires sont, avec les cancers, les premières causes de mortalité. Elles sont favorisées par un certain nombre de facteurs de risque : certains connus et plus ou moins bien combattus (l'excès de graisses circulantes – dont le cholestérol – dans le sang, l'hypertension, le surpoids, le diabète, le tabac) et d'autres encore non intégrés dans la formation et la pratique des médecins : des facteurs génétiques comme une Lp(a) élevée dans le sang[1], ou l'homocystéine (qui peut aussi être élevée pour des raisons nutritionnelles), des apports alimentaires excessifs en acides gras saturés, trans et oméga 6 aux dépends des acides gras oméga 3, un état inflammatoire, une surcharge en fer, un déficit en antioxydants, le stress et le manque de magnésium.

Tous ces facteurs endommagent les parois artérielles dans lesquelles des graisses se déposent. Elles s'épaississent et se rigidifient, laissant passer de moins en moins bien le sang. Les parois modifiées activent les plaquettes, ce qui peut achever de boucher les artères (thrombose), ou le bouchon peut se détacher et aller plus loin obturer une artère, provoquant une embolie. Autre possibilité : le stress, qui peut entraîner le

1. La Lp(a) ou lipoprotéine a est une molécule capable de freiner la fibrinolyse, une opération qui consiste à dégager les caillots qui peuvent se former dans les vaisseaux. Plus le taux sanguin de Lp(a) est élevé, plus les risques de phlébite, d'embolie, d'accident vasculaire cérébral et d'infarctus augmentent.

spasme d'une artère déjà plus ou moins rétrécie par un épaississement et/ou un bouchon plaquettaire. Le résultat est le même : le sang, qui a pour mission de délivrer oxygène, carburants glucidiques et lipidiques et autres nutriments nécessaires au fonctionnement des tissus, ne peut plus le faire. À partir de là, soit il existe une autre voie artérielle qui sauve le tissu, soit ce n'est pas le cas. Dans le cas de deux organes vitaux, le cœur et le cerveau, les circulations finales ne comportent pas de voies alternatives. C'est l'infarctus : la zone qui cesse d'être irriguée meurt de manière irréversible (infarctus du myocarde pour le cœur, accident vasculaire cérébral ou AVC pour le cerveau). Si le rétrécissement n'est pas complet ou dû à un bouchon ou à un spasme qui se lève assez rapidement, le dégât n'est pas irréversible : il s'agit d'une simple douleur pour le cœur (angine de poitrine) ou d'un trouble transitoire du langage, de la vision ou d'une autre fonction cérébrale assumée par le territoire affecté. On appelle cela un « accident ischémique transitoire » (AIT).

Les artères peuvent se rétrécir ainsi et se boucher à des endroits différents : s'il s'agit de la carotide, cela peut donner des perturbations cérébrales importantes, s'il s'agit des artères des jambes, des douleurs à la marche voire une artérite, qui peut mener à l'amputation... On voit davantage ces deux types d'obstruction chez les fumeurs. L'artérite est aussi plus fréquente chez les diabétiques.

Certains facteurs augmentent la capacité des plaquettes à créer des bouchons (risque thrombo-embolique) : c'est le cas de l'élévation de la Lp(a), qui est d'origine purement génétique, ou de l'homocystéine, qui peut avoir une cause génétique et/ou nutritionnelle. Dans ces deux cas, les risques de bouchon sont aussi augmentés pour le réseau veineux. Une personne qui fait des phlébites ou des embolies d'origine veineuse ou dont les membres de la famille ont connu souvent ce genre de problème, de même que des accidents ischémiques transitoires (AIT) ou des accidents vasculaires cérébraux (AVC), devrait systématiquement faire doser ces deux facteurs de risque.

L'hypertension artérielle ne contribue pas seulement à endommager les artères, à favoriser leur rétrécissement et la formation de bouchons plaquettaires. Elle fatigue aussi le cœur, qui doit faire un effort supplémentaire pour envoyer le sang dans les tissus. Avec les années, le cœur devient plus gros et son muscle se fatigue au point de ne plus être capable de lutter contre la surpression du réseau dans lequel il devrait propulser le sang. C'est l'insuffisance cardiaque, caractérisée par une réduction importante des capacités à l'effort et de la rétention d'eau dans les extrémités (œdèmes).

La résistance des artères provient surtout des fibres qui sont insérées dans leur paroi et qui les entourent. Certaines personnes naissent avec des tronçons d'artères à la résistance fibreuse affaiblie. Ces zones peuvent se dilater et se rompre en entraînant brutalement une hémorragie le plus souvent mortelle : c'est la rupture d'anévrysme. Étant donné la présence fréquente d'un facteur génétique dans cet accident, lorsqu'il survient, les autres membres de la famille pourraient faire un bilan afin de prendre des mesures préventives si nécessaire.

Facteurs aggravants

Le cholestérol

Pourquoi les graisses, et en particulier le cholestérol, se déposent-elles dans les artères ? Comme les artères doivent bien se nourrir, elles emmagasinent dans leurs parois le sucre et les graisses du sang qu'elles transportent. Une partie est transformée en énergie, mais que devient l'excédent, car plus il y a de graisse qui circule dans le sang, plus il y a d'excédent ? Tous les tissus sont débarrassés des éléments indésirables (poussières dans le poumon, agents infectieux...) par des globules blancs appelés macrophages, qui les ingèrent. Ce sont aussi eux qui ingèrent les graisses en excès dans les parois artérielles. Pour ce faire, ils les accrochent avec un récepteur, ce qui leur permet ensuite de les absorber.

C'est ce même récepteur qui sert à accrocher les graisses qui circulent dans le sang pour les faire rentrer dans les cellules où elles doivent être transformées (foie) ou brûlées (muscle). Lorsqu'une personne naît avec un récepteur défectueux, elles ne parviennent pas à rentrer dans les cellules. Cette personne se retrouve donc avec trop de graisses circulant dans le sang, en particulier de cholestérol. C'est ce qu'on appelle une dyslipidémie familiale. Et cet excès de graisse qui s'accumule dans les parois artérielles ne peut pas être épuré normalement par les macrophages, puisque le récepteur est défectueux. C'est donc bien évidemment un facteur de risque d'athérome (épaississement des parois artérielles), de pathologies et de mortalité cardio-vasculaires.

Le cholestérol circule dans le sang sous deux formes : une forme de distribution vers les tissus, c'est le LDL-cholestérol ou « mauvais cholestérol », et une forme de retour et d'excrétion *via* les voies biliaires, c'est le HDL-cholestérol ou « bon cholestérol ». La différence ? Ils portent une étiquette postale différente : le LDL contient une protéine qui l'adresse vers le récepteur des tissus, le HDL une protéine qui l'adresse vers l'évacuation biliaire. Ce qui est dangereux, ce n'est donc pas le cholestérol lui-même, c'est le fait qu'il y ait trop de LDL et pas assez de HDL. Comment passe-t-on du LDL au HDL ?

Lorsque le cholestérol en excès est capté dans la paroi artérielle par le récepteur du macrophage (la cellule épuratrice), le macrophage l'absorbe, lui enlève sa première étiquette et lui met à la place une étiquette de retour vers l'excrétion biliaire et fécale avant de le recracher dans la circulation. Donc pas d'accumulation dans la paroi, pas de problème. Si, pour des raisons génétiques, le récepteur est défectueux, le cholestérol ne peut pas rentrer par la voie normale dans la cellule épuratrice, il rentre par une autre voie (dite du « scavenger »). Mais une fois à l'intérieur du macrophage le changement d'étiquette ne peut pas se faire. Les graisses restent bloquées et s'accumulent. Le macrophage se gonfle (cellule spumeuse) et finit par éclater (strie graisseuse). Tous ces débris attirent d'autres globules blancs qui se mettent à sécréter des substances corrosives (inflammation) et la paroi s'épaissit de plus en plus.

On comprend pourquoi les dyslipidémies familiales sont un facteur de risque cardio-vasculaire. Mais leur fréquence est assez faible et la majeure partie des personnes qui meurent de ces pathologies n'est pas porteuse de cette altération génétique. Par ailleurs, la plupart des personnes qui présentent un taux de cholestérol circulant trop élevé reçoivent un traitement. Les médicaments hypocholestérolémiants, où prédominent aujourd'hui les statines (qui inhibent la synthèse du cholestérol), sont parmi les médicaments les plus prescrits dans le monde et l'un des postes les plus lourds des caisses d'assurance maladie. Or, les pathologies cardio-vasculaires restent la première cause de mortalité et de morbidité. Où est l'erreur, docteur ?

Brown et Goldstein, les deux chercheurs qui ont reçu le prix Nobel pour avoir découvert l'altération du récepteur au LDL-cholestérol dans les dyslipidémies familiales, l'avaient suspecté dès le départ : l'accrochage entre le récepteur et le mauvais cholestérol peut être inefficace non seulement si le récepteur est défectueux, mais si l'étiquette constituée par la protéine du LDL-cholestérol est abîmée. Or d'innombrables travaux réalisés depuis l'ont démontré : lorsque les graisses sont endommagées, des résidus (en particulier le malonedialdéhyde ou MDA) se collent à l'étiquette et perturbent l'accrochage au récepteur. Comment les graisses sont-elles endommagées ? Il suffit de les cuire trop agressivement. Les fritures et les graisses cuites, ce n'est pas bon pour le cœur. Le fumeur inhale un million de milliards de radicaux libres par bouffée de cigarette, il brûle les antioxydants et déforme les graisses circulantes. Les plaquettes activées, et surtout les macrophages, sécrètent des radicaux libres capables d'altérer le LDL-cholestérol. L'hypertension, le diabète, l'excès de triglycérides, le tabac, l'élévation de l'homocystéine, etc., activent les plaquettes. L'excès de fer augmente l'émission de radicaux libres. Ce qui explique que même avec un taux de cholestérol normal ou sous traitement hypocholestérolémiant, les modes de cuisson, le tabac et le manque en antioxydants (le déficit en vitamine E touche la quasi-totalité de la population) entretiennent, en collaboration avec de nombreux autres facteurs de risque, la morbidité et la mortalité cardio-vasculaires.

L'erreur est donc d'essayer de résoudre par une réponse technologique réductionniste et coûteuse un problème qui dépend de nombreux facteurs basiques. **L'arrêt du tabac, le choix des graisses ingérées mais aussi leur mode de cuisson, les apports en antioxydants – protecteurs de l'intégrité des graisses et nécessaires à leur retour sous forme de « bon cholestérol », réducteurs de l'activité des plaquettes –, la correction des surcharges en fer ne sont pas remplaçables par des médicaments simplistes.**

Aliments et nutriments du cœur et des vaisseaux

Les antioxydants

Les antioxydants eux-mêmes n'agissent qu'en famille : la vitamine E pour protéger la surface des graisses, la vitamine C pour la recycler en permanence, le bêta-carotène et le lycopène pour protéger les graisses situées en profondeur et le sélénium pour réparer les acides gras endommagés. Et en présence de fer ou de cuivre, ces antioxydants sont non seulement inefficaces, mais ils font le contraire de ce que l'on attend d'eux : ils deviennent pro-oxydants et augmentent les risques cardio-vasculaires. **La réduction des surcharges en fer, la suppression systématique de l'addition de fer et de cuivre dans les aliments comme dans les compléments sont des mesures non remplaçables par l'augmentation des apports alimentaires et complémentaires en antioxydants.** En cas de surcharge en fer, les flavonoïdes deviennent intéressants à la fois sous forme de tanins (de grosses molécules qui restent dans le tube digestif) comme ceux du thé et du vin rouge pour empêcher l'absorption du fer, et sous forme de petites molécules pour neutraliser le fer dans les tissus. Contrairement aux antioxydants classiques, ils restent antioxydants en présence de fer ou de cuivre.

Les vitamines B

L'homocystéine peut être élevée pour des raisons génétiques. Environ 15 % de la population est concernée. C'est une cause majeure de phlébites et d'embolies dont nombre sont mortelles, d'accidents vasculaires cérébraux, et elle est impliquée dans au moins 20 % des infarctus. Les autres raisons banales de son élévation sont les déficits en vitamine B9, accessoirement en vitamines B12 et B6, des déficits très communs. Plus de 50 % de la population ne reçoit pas suffisamment de vitamine B9 par l'alimentation, plus de 80 % de vitamine B6. Et ces vitamines sont par ailleurs surutilisées par de nombreux facteurs : café, alcool en excès, grossesse, stress, médicaments...

La Lp(a), aussi facteur de risque d'accidents thrombo-emboliques, est entièrement dépendante de la génétique. La seule intervention efficace connue sur ce facteur est l'administration à doses pharmacologiques d'une forme particulière de vitamine B3, l'acide nicotinique.

Le magnésium

Le stress et le manque de magnésium sont la cause de troubles cardio-vasculaires multiples : palpitations, extrasystoles, arythmies de types variés, spasmes des artères qui peuvent aller du plus bénin (extrémités froides, acouphènes ou migraine) au plus grave (angor spastique, infarctus, accident vasculaire cérébral). Ils sont responsables d'une forme particulière d'hypertension appelée hypertension labile (qui peut être mise en évidence par un examen par holter de 24 heures et corrigée par le magnésium), mais sont presque toujours un cofacteur des autres formes d'hypertension. Lorsque l'on corrige le manque de magnésium, la quantité nécessaire des médicaments donnés à vie pour contrôler l'hypertension est moins élevée la plupart du temps. **La non-correction du déficit magnésien chez une personne porteuse de facteurs de risque cardiovasculaire est une erreur médicale majeure car elle augmente fortement le risque de mort subite.**

En cas d'insuffisance cardiaque, de mauvaise irrigation des tissus ou d'accident ischémique (infarctus, accident vasculaire cérébral ou artérite), tous les éléments qui optimisent la production énergétique deviennent cruciaux : le magnésium, les vitamines B, les acides gras oméga 3 et la coenzyme Q10.

EN PRATIQUE

Pour diminuer les risques de pathologies cardio-vasculaires

- réduisez les graisses saturées (beurre, fromages, charcuteries et viandes grasses, lard, fritures, huiles d'arachide, de palme, viennoiseries, pâtisseries...), les graisses trans (margarine à base de tournesol, biscuits et nombreux autres produits fabriqués avec des margarines), les graisses riches en acides gras oméga 6 (huiles de tournesol, de maïs, de pépins de raisin, produits fabriqués avec ces huiles) au profit des graisses mono-insaturées (huile d'olive, graisses d'oie et de canard, foie gras, avocat, amandes) et des graisses contenant des acides gras oméga 3 : huiles de colza, de lin, de caméline, poissons gras (saumon, hareng, maquereau, sardines, anchois non salés, flétan, bar, rouget barbet, saumonette, anguille), sans les agresser par une chaleur excessive qui altérerait les graisses insaturées (marinés, vapeur ou pochés) ;
- évitez le thon, la dorade et autres poissons prédateurs comme l'espadon, le requin ou le brochet qui contiennent des teneurs trop élevées en mercure (facteur de risque cardio-vasculaire, mais aussi de dégâts neurologiques).

• évitez les grandes quantités d'oméga 3 en fin de grossesse, en période préopératoire, en cas de risque hémorragique ou d'accident vasculaire cérébral hémorragique. Il est donc conseillé de cuire avec de l'huile d'olive sans la faire fumer, d'assaisonner avec de l'huile de colza à raison de 3 cuillérées à soupe par personne et par jour, de tartiner avec un peu de beurre ou d'une margarine réalisée principalement à base d'huile d'olive, de consommer un poisson gras au moins trois fois par semaine, de préférer les viandes maigres aux viandes grasses, et les fromages de chèvre ou les fromages secs comme le parmesan, l'emmental, le comté, le beaufort, le boudane aux fromages crémeux (à déguster plutôt comme « aliments-plaisir » en petites quantités) ;

• évitez les fritures, réduisez la température et les temps de cuisson dans la poêle et au four, préférez les cuissons à la vapeur, à l'étouffée, au court-bouillon, les marinades, ôtez le noirci et le roussi des viandes et des poissons ;

• optimisez vos apports en antioxydants : au moins trois fruits par jour, une crudité, une salade, un légume vert, deux à trois tasses de thé (si possible vert) et un à deux verres de vin rouge. Ajoutez un complexe antioxydant contenant de 200 mg à 600 mg (en fonction des facteurs de risque) de vitamine E naturelle, de 300 mg à 600 mg de vitamine C, de 6 à 18 mg de bêta-carotène, de 6 à 18 mg de lycopène et de 50 à 150 µg de sélénium (à prendre à un repas comportant des graisses pour permettre l'absorption des vitamines liposolubles) ;

• remplacez le tabac par une alternative non toxique (voir *Tabagisme*) ;

• faites un bilan de votre statut en fer : au-dessus de 200 de ferritine ou de 35 % de coefficient de saturation de la transferrine, réduisez vos apports en fer (viande rouge, foie, boudin noir), buvez du thé vert en fin de repas riche en fer, donnez votre sang régulièrement ou faites faire une saignée de 150 ml de sang par mois jusqu'à régularisation ; refusez tout complément en fer ;

• optimisez vos apports en vitamines B : foie, crudités, céréales complètes, bananes et complément généraliste minéro-vitaminique sans fer ni cuivre ;

• optimisez vos apports en magnésium : eau minéralisée contenant environ 100 mg de magnésium par litre à raison d'un litre et demi par jour (comprenant l'utilisation pour les boissons chaudes et les soupes), oléagineux, légumes secs, légumes verts, céréales complètes ; à compléter en fonction de la sensibilité au stress et du degré de stress par un complément contenant du glycérophosphate de magnésium (de 300 à 600 mg de magnésium-élément par jour)

• il serait judicieux de demander un bilan sanguin pour rechercher les facteurs de risque classiques.

Dyslipidémie familiale

Associez un complexe antioxydant aux statines et compensez la baisse de la coenzyme Q10 (dont la synthèse est inhibée par ces médicaments) par la prise d'une gélule au moins dosée à 50 mg par jour (avec des graisses).

Élévation non génétique du cholestérol

Les conseils généraux de choix des graisses et d'optimisation des apports antioxydants devraient suffire dans la plupart des cas.

Élévation des triglycérides

Contrôlez l'apport des sucres rapides, de l'alcool et le surpoids (en général trois facteurs liés à un caractère héréditaire de tension pulsionnelle élevée – voir *Stress et Anxiété*) et insistez sur l'augmentation des apports en acides gras oméga 3 (1/3 à 2/3 d'huile de lin ou de caméline avec de l'huile d'olive, à garder au frigidaire et à utiliser dans les assaisonnements à raison de 3 à 4 cuillerées à soupe par jour ; et au moins trois poissons gras par semaine). Si cela est insuffisant, ajoutez des capsules d'huiles de poisson, de 3 à 9 par jour. **Attention** : plus on prend d'acides gras oméga 3, plus il faut les protéger par des antioxydants. Contre-indications des oméga 3 : risque hémorragique, comme en fin de grossesse, en période préopératoire, en cas d'accident vasculaire cérébral hémorragique

Diabète

Le premier médicament est l'intensification de l'exercice physique (voir *Muscles* et *Os*). Prenez 400 à 800 mg de magnésium-élément par jour (sous forme de glycérophosphate), un complément contenant 100 à 300 mg de vitamine B1, 10 à 30 mg de vitamine B2, 200 mg à 600 mg de vitamine PP, 50 mg de vitamine B6. Si cela est insuffisant, ajoutez 20 à 60 mg de biotine (vitamine B8).

Hypertension

Si votre hypertension est modérée et épisodique, 400 à 800 mg de magnésium-élément devraient suffire (les bêtabloquants habituellement prescrits peuvent fatiguer et créer une dyslipidémie). Si votre hypertension n'a pas de cause déterminée, ajoutez au magnésium des antioxydants (400 mg à 800 mg de vitamine E naturelle et les éléments synergiques habituels) et des oméga 3 (voir « Élévation des triglycérides » p. 89), et réduisez votre consommation de sel (supprimez la salière à table ou remplacez-la par un sel de potassium, supprimez les conserves et les nombreux produits tout faits, consommez du pain et des fromages à teneur réduite en sel, et davantage de fruits et légumes, de céréales complètes et d'oléagineux).

Homocystéine élevée

En cas de cause génétique, il faut envisager une complémentation à vie dont la dose doit être adaptée en fonction du suivi par le dosage. Attention : ne prenez pas plus de 50 mg par jour de vitamine B6 à long terme (risque à doses plus élevées de neuropathie périphérique) et associez du magnésium (le complexe généraliste peut suffire) car les vitamines B nécessitent du magnésium pour leur activation.

En cas de déficit en vitamines B, corrigez-le pendant un mois (1 mg de vitamine B9, 1 mg de vitamine B12 et 100 mg de vitamine B6 par jour), puis revenez à une dose d'entretien par un complexe minéro-vitaminique généraliste sans fer ni cuivre.

Lp(a) élevée

Insistez sur les acides gras oméga 3 et les antioxydants essentiels à la prévention des risques thrombo-emboliques (voir « Élévation des triglycérides », p. 89) ; on réservera l'utilisation de l'acide nicotinique à des cas particuliers car il est de maniement difficile (entraînant souvent des *flushes*, réactions de rougeur-chaleur) ; néanmoins, quand il est bien toléré, il est d'une efficacité remarquable, pour réduire non seulement la Lp(a), mais aussi le cholestérol et les triglycérides, et il s'avère un excellent vasodilatateur.

Angine de poitrine et artérite

Les propriétés vasodilatatrices de l'acide nicotinique peuvent aussi être utilisées dans l'angine de poitrine et l'artérite.

Insuffisance cardiaque

Elle relève, comme lorsque les tissus sont menacés ou ont déjà été touchés par l'ischémie, d'optimisateurs d'énergie cellulaire : magnésium, vitamines B, oméga 3 et coenzyme Q10 (de 300 à 600 mg en cas d'insuffisance cardiaque).

Arythmie cardiaque

Le magnésium devrait être systématiquement utilisé en adjuvant des arythmies cardiaques.

Anévrysmes artériels

Le silicium et les flavonoïdes (renforçateurs des tissus conjonctifs) devraient être systématiquement utilisés en adjuvant dans le traitement des anévrysmes artériels.

→ Voir aussi : Huiles, Poissons, Lait, Cuisson, Antioxydants, Vitamines, Minéraux, Thé, Vin, Fruits, Légumes, Eau, Stress et anxiété.

La fatigue

Ce qui se passe

La baisse d'énergie est l'une des plaintes les plus fréquemment enregistrées par les médecins.

De toutes les causes de fatigue, c'est l'usure liée au stress qui domine largement. L'énergie est le « nerf de la guerre » pour toute activité, pour toute fonction, que ce soit la sexualité, la procréation, la croissance, les défenses anti-infectieuses, la maintenance et la réparation des tissus (ce qui comprend la lutte contre les phénomènes de vieillissement et la prévention des maladies ainsi que la guérison). Il est toujours possible de l'optimiser, un objectif particulièrement important pour le sportif, mais recherché par la plupart d'entre nous.

Équation de base : SANTÉ = ÉNERGIE. Le cerveau est un organe privilégié qui ne pèse que 2 à 3 % du poids du corps et qui utilise pourtant 20 à 30 % de toute l'énergie dépensée. La fatigue générale retentit donc toujours sur lui, ses capacités, sur l'humeur, etc.

Lorsqu'on donne aux cellules les moyens de produire plus d'énergie (oxygène avec une respiration optimale, « bonnes calories », magnésium, vitamines B, etc.), notre vivacité gestuelle, sensorielle et intellectuelle en profite. Mais le surmenage intellectuel peut aussi affecter leur contenu en neurotransmetteurs, porteurs d'information ; lorsque les neurones en sont vidés, apparaissent des difficultés à se lever le matin, des manques de motivation, des problèmes de concentration, une baisse de libido, des tendances à la déprime et à l'indécision, une fatigue à tonalité psychologique. On distingue six grandes causes de fatigue.

1. Le stress et le manque de magnésium

La densification et l'accélération de la vie ont nettement augmenté la quantité de stimuli auxquels nous sommes exposés et la complexité des situations auxquelles nous avons à faire face. Notre quotidien subit l'intrusion de bruits, d'embouteillages, d'informations plus ou moins perturbantes et se trouve soumis à des pressions variées : contraintes et courses contre la montre en tous genres.

Lorsque nous n'avons pas la possibilité de gérer de manière satisfaisante ces situations, de nous détendre et de récupérer, nous ressentons un mal-être. C'est le prix du stress, un mélange de fatigue et d'inconfort qui touche nos muscles, parfois notre tube digestif et d'autres organes. **De toutes les causes de fatigue, le stress est devenu la plus fréquente.**

Le mécanisme du stress

Un stress se traduit par la libération dans le sang d'un signal d'alarme, la noradrénaline, destinée à mobiliser le corps pour faire face. Par exemple, un coup de klaxon qui retentit ou une porte qui claque amènent, *via* ce signal, nos muscles à se contracter, notre cœur à s'accélérer, notre tension artérielle à monter, notre estomac et nos intestins à se resserrer. Cette mobilisation physique est rarement utile, car nous n'avons pas à réagir physiquement à ce coup de klaxon qui n'est généralement même pas émis à notre intention : non seulement elle se traduit par une déperdition d'énergie, mais l'énergie mobilisée se retourne contre nous et résulte en tensions musculaires et en perturbations d'organes qui s'amplifient tout au long de la journée. Et plus ces tensions et ces perturbations s'accumulent, moins il est facile de revenir à l'état de détente et au niveau d'énergie d'où l'on est parti.

Les repas, les loisirs, le sommeil ne parviennent qu'incomplètement à dénouer les tensions et à recharger les batteries, d'autant plus que le manque de magnésium est un facteur fréquent de réveils nocturnes. Le signal d'alarme déclenche la contraction des muscles et des organes ou l'accélération du cœur en faisant entrer plus de calcium dans les cellules dont ils sont composés. Or cette entrée dans les cellules a des conséquences négatives sur le magnésium (ces deux minéraux ont souvent des effets inverses).

Le rôle du magnésium

Le magnésium est un élément indispensable à la production d'énergie dans les cellules. L'augmentation du calcium déplace le magnésium utilisé à cette production jusqu'à le chasser hors de la cellule et réduit la capacité des tissus à renouveler leur énergie disponible. Cela d'autant plus que le magnésium chassé des cellules dans le sang est considéré comme « surplus » lorsqu'il passe par le rein qui s'en débarrasse dans les urines. Donc, les stress successifs d'une journée se traduisent à la fois par une déperdition d'énergie et par celle d'un outil indispensable à la production d'énergie, le magnésium.

EN PRATIQUE

Pour remonter son magnésium

Privilégiez :

– les eaux minérales contenant de 80 à 200 mg de magnésium par litre, qui peuvent être utilisées pour les boissons froides, les boissons chaudes, les soupes et même les aliments qui absorbent l'eau (comme le riz, les pâtes, les légumineuses) ;

– les céréales complètes (pain au levain, semoule de blé, de riz complets ou semi-complets, flocons d'avoine, riz et pâtes semi-complets ou complets) ;

– les légumes secs, le soja et les légumes verts ;

– les poissons gras, les crustacés et coquillages ;

– les oléagineux (amandes, noix, noisettes, noix de cajou, noix de pécan, noix de Brésil, pistaches), à croquer entiers, inclus entiers, en fragments, sous forme de poudre ou de purée dans les salades, plats ou desserts. Ils contiennent par ailleurs de « bons acides gras », d'autres minéraux et des fibres, ne font pas grossir (excepté en grand excès) et améliorent le profil des lipides du sang.

Par ailleurs, il est souhaitable d'éviter le café qui augmente l'élimination urinaire du magnésium et réduit l'absorption de plusieurs vitamines, dont la vitamine B1 (nécessaire à la production d'énergie). Les excès d'alcool augmentent aussi l'excrétion urinaire du magnésium et la surutilisation des vitamines B.

Gérer le stress

Une meilleure gestion de son stress permet de réduire la surutilisation du magnésium par l'organisme. Plusieurs techniques peuvent être proposées :

- la respiration complète, aisée à pratiquer n'importe où, à n'importe quel moment, développée dans le cadre de l'initiation à de nombreuses techniques de « mieux-être » (relaxation, sophrologie, biofeed-back, yoga, chi kung...) ;
- le sport, en particulier la natation ;
- les massages ;
- les sorties dans la nature, au concert, au cinéma... ;
- l'expression artistique (danse, musique, peinture, écriture, etc.), ainsi que toutes les activités manuelles (broderie, tricot, couture, art culinaire...) ;
- la lecture d'ouvrages sur le bonheur et le développement personnel, simples, faciles à consulter un peu chaque jour et à chaque instant ;
- et pour ceux qui veulent aller plus loin, livres (p. 429), stages et consultations de psychothérapie.

Les conseils alimentaires permettent d'améliorer les apports : ainsi, 1 000 calories bien choisies peuvent apporter jusqu'à 120 mg de magnésium. Mais les hommes consomment, en moyenne, 2 200 calories et les femmes, 1 700. Or, l'apport recommandé pour ne pas créer de déficit est autour de 400 mg par jour, et nous pouvons perdre quotidiennement dans les urines plusieurs centaines de milligrammes supplémentaires. Comme il n'est pas souhaitable d'augmenter son apport calorique (risque augmenté de surpoids, de maladies cardio-vasculaires et de cancers), il est souvent nécessaire de prendre un complément de magnésium.

Attention, le stress agite le tube digestif et la plupart des sels de magnésium sont laxatifs. Résultat : l'apport en magnésium est mal absorbé et peut provoquer ballonnements, douleurs abdominales et diarrhées. Il faut donc choisir un sel soluble dans les graisses comme le glycérophosphate de magnésium. Par ailleurs, si l'on ne veut pas que le magnésium reparte dans les urines, il est important d'aider à sa rétention, grâce aux antioxydants (vitamines E et C, caroténoïdes, et sélénium) et à un acide aminé soufré, la taurine.

Pour remonter le passif accumulé et effacer la fatigue et les troubles spastiques liés au manque de magnésium, prenez un traitement dit « d'attaque » intense (souvent 2 à 3 comprimés à chaque repas) avant de rechercher le minimum avec lequel vous restez durablement bien. Cela se fait par tâtonnements, étant donné que la quantité de magnésium complémentaire nécessaire dépend de la sensibilité personnelle et des apports alimentaires, ainsi que du degré de stress.

Le besoin en magnésium est proportionnel au stress. Mieux le stress est géré, moins il est nécessaire de se supplémenter, de même qu'en vacances. Lors d'une période difficile, reprenez sans attendre d'être déstabilisé la dose « d'attaque », le temps de la traverser, en en minimisant la « facture » en fuite d'énergie et en mal-être.

→ Voir aussi : Minéraux, Eau, Légumes, Céréales, Poissons, Oléagineux, Café.

2. Les déficits en vitamines

En dehors du déficit en magnésium, qui touche pratiquement tout le monde, les déficits les plus fréquents qui sont cause de fatigue sont les déficits en vitamines B1 et C.

La vitamine B1

Comme le magnésium, elle est nécessaire pour que les sucres se transforment en énergie. Elle manque souvent chez les personnes qui présentent un métabolisme augmenté (stress, sport, hyperthyroïdie…), chez les femmes enceintes, chez les enfants en phase de croissance accélérée, chez les personnes dénutries, les diabétiques, les grands buveurs de café ou d'alcool.

On la trouve dans les céréales semi-complètes ou complètes, les légumes secs, les oléagineux, les viandes. Elle a besoin de magnésium, comme toutes les vitamines B, pour être active. On la trouve en complément associée à du magnésium et à de la vitamine C, ou associée aux autres vitamines B.

La vitamine C

La vitamine C est nécessaire pour produire dans les glandes qui se situent au-dessus des reins, appelées surrénales, le signal principal de mobilisation d'énergie, la noradrénaline. Elle joue ce même rôle dans le cerveau. Ensuite, au niveau des muscles et des autres tissus mobilisés, elle contribue à prolonger le signal de mobilisation qui relaie la noradrénaline dans les cellules (un second messager sur lequel agissent aussi le café, le thé, le chocolat et les flavonoïdes). On la trouve surtout dans les légumes et les fruits frais, en particulier les fruits exotiques (kiwi, papaye…), les baies et les agrumes.

→ Voir aussi : Vitamines (B1 et C), Céréales, Légumes, Oléagineux, Viandes, Fruits, Baies, Cuisson.

3. Le déficit en fer

Le déficit en fer est plus rare qu'on ne le pense dans la population ; mais le risque de ce déficit est plus élevé chez les petits enfants en forte poussée de croissance, chez les femmes enceintes, chez les femmes qui ont des règles abondantes et chez les végétariens.

Il entraîne une fatigue physique, mais aussi psychologique, avec une baisse des capacités de concentration et de décision, une vulnérabilité aux infections et, à l'extrême, une pâleur et un essoufflement liés à une anémie. Le diagnostic doit obligatoirement reposer sur des analyses biologiques (en particulier la ferritine, qui indique le niveau des réserves de fer dans le foie).

Il est dangereux de prescrire du fer « à l'aveugle », car c'est un oxydant, et il ne doit jamais être prescrit de manière préventive ou curative sans un réel manque mesuré par un examen sanguin.

EN PRATIQUE

Dans la plupart des cas, l'apport alimentaire suffit :

• consommez chaque jour, à un repas, un aliment très riche en fer : boudin noir, foie (y compris pâté de foie de volaille, mousse de foie de canard, foie gras), viande rouge ou pigeon ; et à l'autre repas un autre de ces aliments ou un aliment moyennement riche en fer : viande blanche, poissons, œufs. Le fer d'origine végétale est très mal absorbé (même celui des épinards et des lentilles) ;

• ne buvez pas de thé à la fin de ces repas (car il inhibe l'absorption du fer) ;

• prenez un aliment riche en vitamine C (kiwi, papaye, agrumes, fruits rouges…), ou un complément en comprenant à la fin de ces repas (car elle augmente considérablement l'absorption du fer).

En cas de végétarisme strict, en début de grossesse ou en cas d'anémie, ces conseils alimentaires doivent être complétés par du fer médicamenteux, sur prescription médicale.

Attention : le fer est mal absorbé, corrosif sur le tube digestif, souvent mal supporté, et il favorise l'oxydation de tout ce qu'il rencontre. **Ne le prenez que si c'est indispensable, en fin de repas (jamais sur l'estomac vide), sans autre complément. Ne le prenez pas associé à la vitamine C en complément (ensemble, ils forment des radicaux libres agressifs).** Évitez la forme sulfate, la plus mal absorbée et la plus mal tolérée.

→ Voir aussi : Minéraux, Viandes, Poissons.

4. La déprime

Du mal à se lever le matin malgré un réveil souvent précoce (avant le réveil) ou parfois des nuits très longues mais peu régénératrices, pas envie de travailler (plus grave, baisse de libido, d'appétit et d'anticipation des plaisirs habituels), l'humeur en berne… c'est la déprime. Le plus souvent, elle est le résultat d'un surmenage et provient d'une fatigue des neurones du cerveau instinctuel, qui est le moteur de notre combativité, de nos envies et de notre concentration.

À force d'avoir été mobilisés, par des examens répétés chez l'étudiant, par une tension intellectuelle intense chez le professionnel ou par des situations personnelles difficiles, ces neurones ne peuvent plus émettre autant de signaux qu'avant et le tonus psychologique baisse.

EN PRATIQUE

Pour remonter les neurones et relancer la machine

• vérifiez que vous ne manquez pas de fer, nécessaire à la fabrication des neurotransmetteurs du dynamisme (essentiellement la noradrénaline et la dopamine) ;

• optimisez vos apports en vitamine C (fruits et légumes frais, en particulier fruits exotiques, baies et agrumes), s'il le faut par des comprimés (non effervescents, pas plus de 500 mg à la fois, en fin de repas) ;

• préférez le thé au café, car le café donne un coup de fouet mais épuise les cellules, réduit l'absorption des vitamines B et augmente les pertes urinaires en magnésium ; alors que le thé augmente le tonus de façon plus prolongée, en apportant des antioxydants dynamisants, les flavonoïdes ;

• si cela ne suffit pas, prenez de la L-tyrosine le matin, 20 minutes avant le petit déjeuner. C'est un acide aminé que l'on peut obtenir sur ordonnance en préparation chez le pharmacien en une gélule de 300 mg. Il va permettre aux neurones de refabriquer plus de neurotransmetteurs manquants : la noradrénaline (responsable de la combativité, de la concentration et de la libido) et la dopamine (responsable de l'humeur et de la facilité à prendre des décisions). Attention : il faut éviter de prendre de la tyrosine tant que le déficit en magnésium n'est pas corrigé. Elle est contre-indiquée chez les personnes qui font de l'arythmie cardiaque, chez les femmes enceintes et allaitantes.

→ **Voir aussi : Acides aminés, Vitamines, Fruits (baies), Thé.**

5. Le tabagisme et l'exposition à des polluants

Le tabac

Chaque bouffée de cigarette irradie le corps par 10^{15} (c'est-à-dire un million de milliards) de radicaux libres, responsables principaux du vieillissement et des maladies dont la fréquence augmente avec l'âge (cancers, maladies cardio-vasculaires, maladie d'Alzheimer, etc.), cela agrémenté d'un cocktail de plusieurs centaines d'autres toxiques : oxyde de carbone, formol, cadmium, etc.

Éliminer et neutraliser ce que l'on peut de cette « marée noire » coûte de l'énergie, et encore plus remplacer ou réparer les molécules et les cellules endommagées, lorsqu'elles sont réparables. Au total, fumer brûle de l'énergie en même temps que cela consume l'organisme à petit feu.

Fumer tue mais réduit le risque de surpoids, stimule la circulation cérébrale et donc la concentration et l'humeur, et détend *via* la sérotonine et les endorphines. On comprend donc que malgré les dommages – ou les dégâts invisibles – qu'il entraîne, le tabac, par ses effets anxiolytiques, antidépresseurs et brûleurs de calories, accroche. D'autant plus que lorsque l'on essaie d'arrêter, on a tendance à remplacer la cigarette par le remplissage calorique, en particulier par des aliments sucrés et des boissons alcoolisées, qui remontent aussi la sérotonine et jouent ainsi le rôle d'anxiolytique alternatif. D'où le fort risque de prise de poids qui ramène souvent de son plein gré l'évadé dans la dépendance responsable, selon l'Organisation mondiale de la santé, de 4,9 millions de décès par an. On se méfie d'autant moins du tabac que lorsqu'on est jeune, pendant les premières années, la réduction du stress et la stimulation cérébrale masquent la surutilisation d'énergie entraînée par les toxiques du tabac.

Or, il existe de nombreuses façons non toxiques de réduire son stress et de stimuler son cerveau autres que la cigarette (voir *Tabagisme*), et d'éviter la prise de poids à l'arrêt de cette dépendance destructrice.

Les polluants

L'air que l'on respire au travail, dans la rue, dans les transports, chez soi, l'eau que l'on boit, les aliments que l'on mange contiennent aussi des polluants qui fatiguent pour les mêmes raisons. Il est donc nécessaire de prendre certaines mesures :

– aérez suffisamment les lieux professionnels et privés ;

– luttez contre le tabagisme passif ;

– évitez les peintures, les colles, les produits de nettoyage, les déodorants qui contiennent des molécules agressives ;

– choisissez l'eau en bouteille plutôt que l'eau du robinet, et des aliments bio ou préparés à la maison ;

– ne consommez pas le noirci des viandes et des poissons pour réduire la charge toxique et le coût énergétique qu'elle entraîne.

Par ailleurs, on peut faciliter l'élimination et la neutralisation des polluants par des apports riches en antioxydants (vitamines C et E, caroténoïdes, sélénium, flavonoïdes), en acides aminés soufrés (précurseurs du glutathion), en sulforaphane, et en minéraux protecteurs (en particulier, calcium, magnésium et zinc). On trouve les antioxydants dans les fruits et légumes frais, le thé (en particulier vert), le vin rouge à dose modérée (sauf en cas de grossesse), des acides aminés soufrés dans l'ail, l'oignon, les asperges, les crucifères (qui contiennent aussi du sulforaphane).

Les apports en calcium peuvent être optimisés grâce aux eaux minéralisées (une eau riche apporte environ 500 mg par litre), au « lait » de soja enrichi en calcium, aux produits à base d'amandes et aux yaourts. L'eau minéralisée apporte aussi du magnésium (idéalement autour de 100 mg par litre), de même que les légumes verts et secs et les oléagineux.

EN PRATIQUE

La cure de détox

Si l'on a été exposé de manière intense à des toxiques (tabac, pollution professionnelle...), il est judicieux de faire des cures de détoxification et de prendre à long terme des antioxydants en quantité plus importante que ce que l'alimentation peut apporter. La cure de détoxification est à suivre sous contrôle médical, pendant au moins un mois. Elle associe :

– 2 à 3 litres d'eau minéralisée par jour (environ 500 mg de calcium par litre et 100 mg de magnésium par litre), qui peut être consommée sous forme de thé (si possible vert), de tisanes ou de soupes ;

– une heure d'exercice relativement intense par jour (marche avec bracelets lestés aux chevilles et aux poignets, jogging, vélo, rameur, stepping, ski, danse...) ; respirez à fond l'air le plus pur possible en contrôlant des séries de 10 à 30 respirations au moins trois fois dans la journée ;

– sauna ou bain chaud suivi d'une douche froide, massages ;

– 500 mg de vitamine C, non effervescente, à la fin de chacun des repas ;

– 200 à 400 mg de N-acétyl-cystéine à la fin du petit déjeuner et du déjeuner ;

– un complexe antioxydant à continuer à plus long terme, contenant environ 200 mg de vitamine E naturelle, 200 mg de vitamine C, 6 mg de bêta-carotène, 6 mg de lycopène et 50 µg de sélénium, deux fois par jour (avec des graisses) ;

– en cas d'exposition forte, des extraits de pousses de brocoli de moins de trois jours contenant 2 mg de sulforaphane par gélule ;

– un bon petit déjeuner, un déjeuner copieux et un dîner léger.

Pendant 8 à 15 jours, il faut supprimer tous les produits laitiers (sauf les yaourts bio au bifidus), tous les produits préfabriqués non bio et la viande provenant d'élevages industriels.

Le petit déjeuner sera composé de thé, d'une céréale non grillée (flocons d'avoine ou de sarrasin ou de semoule de riz) au « lait » de soja enrichi en calcium ou au « lait » d'amandes ou au « lait » de riz, de fruits entiers, en morceaux ou pressés.

Le déjeuner et le dîner peuvent comprendre une crudité ou une salade ou une soupe, du poisson sauvage ou un fruit de mer cru ou cuit *a minima*, une association céréales/légumes secs ou un légume vert, un yaourt au bifidus et des fruits.

→ Voir aussi : Tabagisme, Cuisson, Antioxydants, Vitamines, Minéraux, Eau, Thé.

6. Une infection, une maladie, une convalescence, une perte de poids

Un rhume, une grippe, une autre infection… en fait toute maladie coûte de l'énergie, une énergie qui n'est plus disponible pour nos activités. Une fois le problème résolu, il faut parfois du temps pour surmonter la dépression énergétique : c'est la convalescence. Avec l'âge, au cours de maladies chroniques, ou plus graves comme les cancers ou le sida, la fatigue est associée à une perte de poids qui, si elle est importante, est appelée « dénutrition ».

EN PRATIQUE

Infection, maladie

• pour contourner la perte d'appétit liée à un épisode infectieux ou à la poussée aiguë d'une maladie, utilisez au maximum les aliments liquides ou mixés : semoules de céréales (riz, blé) préparées avec du « lait » de soja enrichi en calcium ou du « lait » d'amandes et mélangées à des purées d'oléagineux (noisettes, amandes, noix de cajou) ; purées de légumes mixées avec du poisson, de la viande ou des œufs, soupes de légumes et de féculents, compotes, yaourts ;

• les apports alimentaires réduits et les besoins augmentés pendant les épisodes aigus impliquent la prise d'un complément minéro-vitaminique compatible (sans fer ni cuivre) à des doses plus élevées que les doses habituelles (représentant environ trois fois les apports journaliers recommandés) et d'un complexe antioxydant (riche en vitamines C, E, bêta-carotène, lycopène, sélénium) à des doses pharmacologiques ; avec de la vitamine E, 400 à 800 mg par jour, sous surveillance médicale.

Convalescence, perte de poids

• lors de la convalescence, ou pour reprendre du poids, des apports suffisants en protéines, en vitamines et en minéraux sont essentiels : en particulier en zinc (nécessaire à la reconstitution des tissus) et en acides gras oméga 3 (fondamentaux pour refabriquer des membranes cellulaires et pour favoriser la production énergétique) ; les protéines sont apportées par les poissons, les fruits de mer, les œufs, les volailles, les viandes blanches et rouges et les associations légumineuses et céréales. Les plus intéressantes sont celles des poissons gras (riches aussi en oméga 3) ;

• pour les assaisonnements, utilisez une huile qui contient des acides gras de ce type, comme l'huile de colza. Dans certains cas, utilisez une huile plus riche, grâce à l'adjonction d'huile de caméline ou de lin à l'huile d'olive et de colza ;

• les aliments les plus riches en zinc sont les coquillages (avec l'huître, en tête), les autres crustacés, les poissons, les viandes et les œufs. Le zinc et nombre d'autres micronutriments (minéraux et vitamines) étant essentiels à la reconstitution des tissus, il est nécessaire de compléter les apports alimentaires par un complément minéro-vitaminique compatible (sans fer ni cuivre) ;

• l'activité physique est indispensable à la reconstitution de la masse musculaire.

Dans tous les cas de fatigue

• composez un solide petit déjeuner comprenant des céréales non grillées (semoule de riz ou de blé, flocons d'avoine ou de sarrasin) au « lait » de soja enrichi en calcium, « lait » de riz ou « lait » d'amandes, aromatisé avec des purées d'oléagineux (amandes, noix, noisettes), des fruits entiers ou pressés, du thé préparé avec de l'eau minéralisée ;

• privilégiez au déjeuner et au dîner (plutôt léger) des crudités ou des salades assaisonnées avec de l'huile de colza (pour ses acides gras oméga 3), des poissons gras marinés, vapeur ou pochés (qui en contiennent aussi), des légumes verts ou secs, des yaourts au bifidus, des fruits ;

• préférez une eau minéralisée (500 mg de calcium et 100 mg de magnésium par litre) à raison de 1 à 1,5 litre par jour plutôt que l'eau du robinet ou les eaux moins riches ;

• préférez le thé au café ;

• prenez un complexe minéro-vitaminique généraliste (sans fer ni cuivre) représentant deux à trois fois les apports journaliers recommandés, des compléments de magnésium non laxatif (glycérophosphate) à raison de 350 à 600 mg par jour de magnésium-élément et des antioxydants (vitamine C et E, bêta-carotène, lycopène et sélénium) comprenant 200 à 400 mg de vitamine E naturelle ;

• respirez à fond et répétez des séries de 10 à 30 respirations contrôlées au moins trois fois par jour (voir p. 183 et p. 357).

Pour les seniors

• incitez la personne à ne pas manger seule, à garder au repas un caractère festif et ainsi améliorer l'appétit. Parfois, les repas fractionnés seront mieux appréciés, mais il est préférable d'éviter le grignotage ;

• faites traiter ses problèmes dentaires.

Stress aigu ou chronique, réactivité particulière au stress

Augmentez les apports en magnésium (proportionnellement à l'intensité du stress).

Efforts intenses, sport, excès de consommation d'alcool ou de café, convalescence, etc.

Augmentez les apports en vitamine B1, vitamine C et magnésium.

Personne âgée, fumeur, exposition à des polluants, après une infection ou une intervention chirurgicale, faible consommation de fruits et de légumes frais, etc.

Augmentez les apports en vitamine C (non effervescente, en fin de repas, pas plus de 500 mg à la fois).

Jeunes enfants, femmes enceintes ou désireuses de l'être, règles abondantes, végétarisme, femmes qui mangent peu de protéines animales

Faites doser votre ferritine et, en cas de carence, augmentez les apports alimentaires en fer (viandes rouges, blanches, foie, boudin noir, poisson). Prenez un complexe contenant de la vitamine C en fin de repas et ne buvez pas de thé à ces repas.

Anémies, début de grossesse, végétarisme strict

Prenez du fer en cas de carence prouvée par un dosage, sous surveillance et prescription médicales.

Fatigue physique et intellectuelle avec baisse de concentration, de motivation, d'humeur, éventuellement de libido et d'appétit

On peut recourir à des préparations de 300 mg de L-tyrosine sous surveillance médicale (sans oublier la correction préalable du magnésium). Un tel complément doit être pris à jeun, environ 20 minutes avant le petit déjeuner, pour permettre le passage dans le cerveau. Attention : la L-tyrosine est contre-indiquée chez la femme enceinte, et de maniement délicat en cas d'arythmie cardiaque.

Fin de maladie infectieuse, traumatisme, intervention chirurgicale, personne âgée

La perte de masse musculaire implique, au-delà d'une supplémentation en minéraux et en vitamines plus importante, en magnésium et en antioxydants, des apports riches en protéines, en acides gras oméga 3 et en zinc, ainsi qu'une reconstruction progressive par des exercices physiques quotidiens. Dans les cas les plus difficiles, il existe des protocoles de stimulation de l'hormone de croissance par les acides aminés (à voir avec un nutrithérapeute).

Syndrome de fatigue chronique, fibromyalgie, insuffisance cardiaque, certaines myopathies

Elles relèvent d'une supplémentation par la coenzyme Q10, une molécule chargée de transporter les électrons dans les centrales énergétiques de nos cellules. La coenzyme Q10 est une molécule coûteuse, qui peut être commandée sur Internet (mais il est difficile de garantir alors son contenu) ou réalisée en préparation par le pharmacien. La gélule doit être prise avec des graisses car la coenzyme Q10 est liposoluble (voir *Antioxydants* p. 217). Une supplémentation commence à être efficace autour de 150 mg par jour. Les cas les plus sérieux peuvent relever d'une dose quatre fois plus élevée.

→ Voir aussi : Système immunitaire, Protéines, Minéraux, Vitamines, Antioxydants, Céréales, Viandes, Poissons, Œuf, Huiles.

La mémoire

Mémoire, concentration, surmenage intellectuel, déprime, vieillissement cérébral, efforts de mémoire importants, troubles de la mémoire importants, anxiété

Ce qui se passe

La capacité à se souvenir varie suivant les personnes. Certains « phénomènes » ont une mémoire tellement performante qu'ils en sont handicapés, incapables d'oublier les moindres détails ou l'indésirable. D'autres personnes se plaignent d'avoir toujours éprouvé des difficultés. Mais au-delà de ces inégalités liées à des facteurs génétiques ou de développement *in utero*, les capacités de chacun peuvent être améliorées ou diminuées par des facteurs sur lesquels on peut agir.

Chez l'enfant, l'adolescent et l'adulte jeune, trois causes prédominent : le surmenage, l'anxiété et les déficits en vitamines B. Chez les seniors et les personnes plus âgées, s'ajoutent progressivement deux autres facteurs : le vieillissement cérébral et des déficits en choline, un nutriment nécessaire à la fabrication d'un outil moléculaire important pour bien mémoriser, l'acétylcholine.

Facteurs aggravants

Le surmenage

Le surmenage général est le plus souvent associé à une baisse du magnésium disponible. Or le magnésium est indispensable pour produire de l'énergie. Lorsque le niveau global d'énergie de l'organisme descend, cela retentit sur le cerveau, un des organes les plus gourmands en énergie, et se traduit par un ralentissement qui touche un peu tout : la motivation avec une tonalité de « déprime », la capacité d'enregistrer de nouvelles informations ou d'évoquer des informations déjà stockées, la réflexion, la décision... L'énergie cérébrale dépend aussi de facteurs basiques comme la qualité de la respiration, la stabilité du taux de sucre dans le sang, l'efficacité des centrales énergétiques des cellules (les « mitochondries ») qui dépend de la qualité des acides gras ingérés, etc.

Le surmenage intellectuel dû à des programmes d'apprentissage intenses, à des examens à répétition, à des tâches qui nécessitent une grande mobilisation de la concentration (par exemple dans des professions comme contrôleur du ciel ou chirurgien) ou qui sont associées à des responsabilités importantes, à un passage par des situations d'urgence ou particulièrement difficiles à gérer, sollicite fortement des neurones, dont le rôle est justement de faire face. Lorsque ces cellules sont sollicitées de manière intense ou prolongée sans avoir le temps de récupérer, les molécules qui leur permettent de communiquer entre elles, appelées neurotransmetteurs, voient leur nombre diminuer. D'où une chute de tonus psychologique : difficulté à se lever le matin, envie réduite de faire les choses, impression que la « machine » rechigne, les phrases lues ou entendues passent par une oreille et ressortent par l'autre, certains noms se tapissent au fond d'un gouffre sans fond et refusent de ressortir à la lumière... C'est là qu'il est temps de redonner aux cellules nerveuses « vidées » de quoi retrouver leurs moyens. Cela va être le rôle principal d'un acide aminé, la tyrosine (voir p. 111).

L'anxiété

L'anxiété et le stress coûtent aussi beaucoup d'énergie et de magnésium et vulnérabilisent donc au surmenage. L'anxiété est un état d'« hypervigilance » qui accélère la vitesse à laquelle on arrive à la fatigue et parfois à l'épuisement. Mais indépendamment de son côté dévoreuse de carburant, l'anxiété, en multipliant aussi les points sur lesquels l'attention se fixe, la disperse : le mental saute d'une préoccupation à une autre, d'une inquiétude à une autre et ne permet pas aux systèmes chargés de percevoir de rester tranquilles suffisamment de temps pour permettre un enregistrement correct de l'information. D'où des pertes de mémoire, qui ne sont pas des troubles de la mémoire, mais le résultat d'une perturbation de l'attention due à l'anxiété.

Les déficits en vitamines B

Les déficits en vitamines B (B6, B9 et B12), que l'on trouve fréquemment chez les personnes jeunes, retentissent très vite sur le cerveau et la fabrication des neurotransmetteurs et s'intensifient avec l'âge. La choline, un nutriment que l'on trouve dans les graisses appelées lécithines, présentes dans les œufs et le soja, est de moins en moins bien captée par le cerveau. Cela facilite la baisse d'un neurotransmetteur qui joue un rôle-clé dans les capacités mémorielles, l'acétylcholine. Et plus on avance en âge, plus le nombre des cellules nerveuses diminue alors que les cellules restantes fonctionnent de moins en moins bien. Ce vieillissement qui touche tous les tissus peut être ralenti. Par ailleurs, si l'on ne sait pas encore faire revenir des neurones (c'est expérimental pour la maladie de Parkinson grâce à l'injection de cellules embryonnaires ou de cellules souches), on peut aider les neurones restants à mieux fonctionner : en leur donnant plus de moyens énergétiques (comme le magnésium et les acides gras oméga 3), en favorisant la circulation qui délivre au cerveau les nutriments, en apportant aux neurones les outils nécessaires à la fabrication des neurotransmetteurs et en les protégeant, en particulier par des antioxydants, de l'usure.

Aliments et nutriments de la mémoire

La tyrosine

L'éveil, l'attention, la concentration, la combativité « instinctive » sont permis par un neurotransmetteur du cerveau dit « reptilien », la noradrénaline. Cette noradrénaline est fabriquée à partir d'un acide aminé, l'une des petites briques qui constituent les protéines, la tyrosine. On trouve la tyrosine dans les protéines d'origine animale ou végétale que nous consommons, mais elle arrive dans le cerveau grâce à des transporteurs qui la font passer non seulement elle, mais aussi de nombreux concurrents. C'est pourquoi, lorsque la tyrosine est apportée par l'alimentation, les acides aminés « se bousculent au portillon », et seuls en moyenne 4 % du transport est au bénéfice de ce neurotransmetteur surutilisé. Si cela suffit en situation normale, cela n'est plus le cas lors des surmenages intellectuels ou des fortes mobilisations. Il est alors nécessaire de prendre de la tyrosine, mais séparément des autres acides aminés, c'est-à-dire sous forme de gélule ou de comprimé isolé et sur un estomac vide. Elle peut alors profiter de l'absence de ses compétiteurs pour entrer dans le cerveau et les circuits qu'elle est chargée de remonter.

Le magnésium et le lithium

En revanche, il est rare que seule l'alimentation suffise à remonter les déficits (souvent des carences) constatés en magnésium, qui sont la cause la plus fréquente de fatigues et d'hyperréactivité au stress. Ces deux mécanismes se conjuguent donc facilement pour perturber la mémoire. Les personnes qui présentent un profil de forte tension intérieure, d'impatience, d'impulsivité, de difficulté à se contrôler, de perfectionnisme, sont nées avec un caractère qui les prédispose à ces fluctuations, parfois fortes, du tonus psychologique. Par périodes, elles allient tendance à la déprime et diminution du rendement intellectuel. L'équilibre dépend d'un certain nombre de mesures qui permettent un meilleur rapport entre le frein des pulsions (la sérotonine) et l'accélérateur (la noradrénaline). Parmi elles, la prise quotidienne de petites doses de lithium, un métalloïde qui se trouve en plus ou moins grande concentration dans certains aliments comme la laitue et dans les eaux que l'on boit. Néanmoins, la dose efficace, bien que très inférieure aux doses utilisées par les psychiatres contre une maladie grave appelée la psychose maniaco-dépressive (caractérisée aussi par un caractère héréditaire et d'importantes variations de l'humeur), ne peut être apportée actuellement que par des préparations pharmaceutiques prescrites par un médecin.

Les vitamines B

La fabrication de la presque totalité des neurotransmetteurs requiert des vitamines B6, B9 (ou folates) et B12. Or la vitamine B6 est la vitamine B la plus fréquemment manquante dans la population. 80 % des personnes ne reçoivent pas l'apport recommandé pour éviter les déficits et elle est en plus surutilisée par le stress, les hormones sexuelles (lors de la seconde partie du cycle de la femme ou pendant la grossesse), des additifs, des médicaments, etc. Quant à la vitamine B12, elle n'est fournie que par des protéines animales et les végétariens stricts ou végétaliens sont forcément en manque après que les trois années de stock gardé dans le foie sont épuisées. Il faut un élément donné par l'estomac, une protéine nommée « facteur intrinsèque », pour l'absorber. Avec l'âge, l'épaisseur de la paroi gastrique se réduit (comme la peau, la masse musculaire, etc.) et la diminution du « facteur intrinsèque » rend de plus en plus difficile l'absorption de la vitamine B12. Ce déclin des capacités d'absorption touche aussi la vitamine B9.

Les déficits en vitamines B, déjà courants chez les jeunes (en particulier pour la vitamine B6), sont de plus en plus fréquents et profonds. **C'est ce qui explique qu'une bonne partie des baisses de capacité de mémoire qui paraissent une « fatalité » avec l'âge sont en fait liées à de simples insuffisances d'apports en vitamines.** Si l'on ne peut pas faire revenir des neurones qui ont disparu, on peut donner à ceux qui restent les moyens de mieux fonctionner. De nombreuses études le démontrent, qui obtiennent chez des personnes âgées des « rajeunissements » conséquents de la mémoire et d'autres capacités intellectuelles simplement avec la prise de vitamines B (associées avec du magnésium pour qu'elles soient actives). Les études qui associent des antioxydants obtiennent des résultats encore meilleurs. Le professeur Monique Ferry, chef de service en gériatrie au CHU de Valence, a pu montrer que ces manques vitaminiques jouent souvent un rôle important, même lorsque les troubles intellectuels amènent les médecins à évoquer le diagnostic de « démence ». Un nombre important de personnes âgées, étiquetées « démentes », ont vu leur démence régresser avec un apport en vitamines B.

Les oméga 3

Tout ce qui protège la circulation sanguine est essentiel au bon fonctionnement et au maintien des capacités cérébrales : les acides gras oméga 3, le magnésium (toujours lui) et les antioxydants. Cette triade joue en même temps un rôle de premier plan dans le ralentissement des phénomènes du vieillissement qui touche le cerveau comme les autres organes. Ils peuvent réduire la perte des neurones et contribuer à un meilleur fonctionnement des cellules toujours présentes. N'oubliez pas qu'améliorer les apports en antioxydants est d'autant plus efficace qu'on réduit les prooxydants : tabac, polluants, excès caloriques, de graisses saturées, de glucides rapides, d'alcool (le vin rouge est protecteur à dose modérée) et de fer. **Attention :** consommation de vin interdite aux femmes enceintes.

Les lécithines

La double enveloppe qui sépare le cerveau de la circulation sanguine du reste du corps – à la fois pour le protéger et pour recruter à son profit plus de nutriments –, que l'on appelle la barrière hémato-céphalique, est moins performante avec l'âge. Elle est moins efficace pour attirer des nutriments nécessaires à la synthèse des neurotransmetteurs, les molécules chargées de faire passer les messages d'un neurone à l'autre. Cela concerne en particulier la choline, une molécule que l'on peut extraire par la digestion des graisses de soja ou d'œuf appelées « lécithines », et à partir de laquelle est fabriquée l'acétylcholine, neurotransmetteur majeur des circuits de la mémoire. Lorsque le besoin s'en fait sentir, on peut utiliser une forme plus puissante de précurseur de l'acétylcholine, inventée par Carl Pfeiffer, le fondateur du Princeton Bio Center, le déanol.

L'acétylcholine fait son travail en étant escortée de la forme active finale de la vitamine B1 ou thiamine pyrophosphate (TPP). C'est pourquoi l'on utilise quand c'est nécessaire, en plus de lécithines ou de déanol, des formes solubles dans les graisses de vitamine B1 (les neurones étant entourés de gaines de lipides, ces formes y pénètrent mieux que les formes hydrosolubles habituelles).

EN PRATIQUE

En général

• pour que le taux de glucose, carburant principal du cerveau, reste stable dans le sang, préférez les glucides lents (pain au levain, céréales complètes ou semi-complètes, pâtes, légumes secs…) et associez-leur des protéines et des fibres. Remplacer donc les redoutables petits déjeuners ou goûters du style tartine de pain blanc + confiture + soda par des fruits, yaourts, tartines de pain aux céréales ou semi-complet avec purée d'oléagineux ou chocolat, barre de céréales, fruit pressé ou yaourt liquide, etc., tout cela autant que possible sans sucre ajouté ;

• optimisez vos apports en magnésium : eau minérale contenant environ

100 mg de magnésium par litre que l'on peut utiliser aussi pour les boissons chaudes et les soupes, oléagineux, céréales complètes, légumes secs, légumes verts, poissons et fruits de mer ; lorsque les tensions dues au stress sont élevées, associez un complément d'un sel de magnésium soluble dans les graisses ;

• privilégiez aux dépens des graisses saturées (beurre, fromages, viandes grasses, charcuteries grasses…) et des graisses oméga 6 (huiles de tournesol, maïs, pépins de raisin…), les graisses mono-insaturées (huiles d'olive et de colza, avocat, amandes…) et les graisses oméga 3 (huiles de colza, de lin ou de caméline et poissons gras, œufs « Columbus ») ;

• optimisez vos apports en vitamines B : crudités, fruits, céréales complètes, foie (de bêtes nourries correctement) et assurez un apport minimal par un complément minéro-vitaminique (sans fer ni cuivre) ; les doses sont à ajuster en fonction des circonstances : par exemple rien en vacances, doses doubles en période d'examens, doses un peu plus élevées chez les surmenés, les femmes enceintes, les seniors, les végétariens (en particulier pour le zinc et la vitamine B12) ;

• optimisez vos apports en antioxydants : fruits et légumes, thé (si possible vert), vin rouge à dose modérée. En cas de tabagisme, d'exposition à des polluants, de stress intense et à partir de la quarantaine, ajoutez un complexe anti-âge dosé à au moins 100 mg de vitamine E associée à du bêta-carotène, du lycopène, de la vitamine C et du sélénium, parfois des flavonoïdes ;

• évitez les accumulations de fer, en particulier chez l'homme, chez la femme à partir de la ménopause : préférez les poissons (en particulier gras), les fruits de mer, les viandes blanches, les œufs et les associations de protéines végétales à la viande rouge ; ne consommez jamais de complément contenant du fer sauf sur prescription médicale justifiée en cas d'anémie, de déficit détecté pendant la grossesse, en cas de végétarisme « pur et dur » et, dans ce dernier cas, à distance des compléments contenant zinc et antioxydants. En cas d'excès de fer, donnez régulièrement votre sang et buvez du thé, si possible vert, à la fin des repas contenant du fer (déjeuner et dîner) ;

• en cas de manque de fer (à suspecter chez la végétarienne, la femme qui a des règles abondantes, la femme enceinte, le petit enfant en forte croissance) montré par un dosage de la « ferritine », consommez à un repas de la viande rouge ou du foie ou du boudin noir, et à l'autre de la viande blanche, du poisson ou des œufs, avec un complexe contenant de la vitamine C en fin de repas (elle favorise l'absorption, mais ne peut être prise qu'avec du fer alimentaire, pas du fer médicamenteux, car l'association des deux dans un complément est source de radicaux libres) ;

• apprenez à respirer à fond, pratiquez quotidiennement des séances de respiration contrôlée (voir p. 183), veillez à ce que l'atmosphère respirée soit la moins polluée et la mieux renouvelée possible.

Vieillissement

Plus on avance en âge, plus il est important de consommer régulièrement des aliments riches en lécithine (œufs biologiques, si possible riches en acides gras oméga 3 ; produits à base de soja), et de supplémenter si nécessaire en lécithine ou en déanol, et en une forme liposoluble de vitamine B1 (en pharmacie).

Efforts de mémoire importants

Lors de mobilisations intenses (examens, tâches requérant beaucoup d'attention), on peut prendre le matin à jeun, 20 minutes avant le petit déjeuner, une préparation contenant environ 300 mg de tyrosine (sur prescription médicale et après remontée des taux de magnésium), de même que pour remonter les capacités de concentration et de mémorisation après un surmenage ou une « déprime ». Attention : la tyrosine est contre-indiquée chez la femme enceinte ou allaitante, et de maniement délicat en cas d'arythmie cardiaque ou de psychose.

Troubles de la mémoire importants

Commencez par redonner à vos neurones les moyens de fonctionner au mieux : vitamines B9, B12 et B6, magnésium, antioxydants, acides gras oméga 3 ; en fonction des manques en neurotransmetteurs, déanol et vitamine B1 liposoluble et/ou tyrosine. Si cela ne suffisait pas, on peut recourir à un puissant dynamiseur de l'énergie cellulaire, la coenzyme Q10. Cette molécule onéreuse peut être commandée sur Internet (sans garantie sur son contenu) ou obtenue par une préparation réalisée par le pharmacien. Elle doit être prise avec des graisses. Dose efficace à partir de 150 mg par jour.

→ Voir aussi : Fatigue, Stress et anxiété, Vitamines, Minéraux, Acides gras, Céréales, Antioxydants, Oxygène.

La ménopause

Bouffées de chaleur, sécheresse vaginale, déprime, risque cardio-vasculaire, cancer, vieillissement, vieillissement cérébral, ostéoporose, préménopause, syndrome prémenstruel, mastodynies, baisse de libido

Ce qui se passe

La ménopause, qui apparaît autour de la cinquantaine, signe la fin de la période féconde de la femme. Les derniers ovules restant dans les ovaires sont « suicidés » et les taux d'hormones sexuelles chutent, entraînant une dédifférenciation sexuelle : une partie de la graisse stockée dans les cuisses, les hanches et les fesses passe au-dessus de la ceinture, les seins se réduisent et la muqueuse vaginale s'assèche. L'humeur et la libido, qui ne sont plus stimulées par les œstrogènes, baissent. L'arrêt des cycles menstruels faisant cesser les pertes en fer liées aux règles, la vitesse du vieillissement s'accélère (le fer est un puissant pro-oxydant qui nous fait « rouiller » sur pied). L'avantage de longévité qu'en tirait la femme sur l'homme s'amenuise. La déperdition osseuse au niveau des vertèbres s'accélère.

Pas étonnant que la proposition de compenser cet effondrement hormonal par un traitement cyclique substitutif (le THS) ait connu tant de succès ! Malheureusement, on constate que les premières années de ce traitement sont associées à une augmentation importante de risques de phlébites, parfois compliquées d'embolies qui peuvent être mortelles, et qu'à long terme, il est non seulement moins efficace que prévu sur de nombreux paramètres (os, protection cardio-vasculaire, vieillissement cérébral) mais il contribue à plus de cancers du sein. Résultat, en France, en 2003, 30 % des femmes sous ce traitement hormonal substitutif classique l'ont déjà abandonné et ce mouvement continue à s'amplifier.

Existe-t-il d'autres moyens de combattre les effets à court terme de la ménopause : les bouffées de chaleur, la sécheresse vaginale, la masculinisation de la silhouette, la tendance à la déprime et ses effets à long terme (accélération du vieillissement, augmentation des risques cardio-vasculaires, perte osseuse) sans prendre autant de risques ? Oui : les chercheurs ont identifié dans nombre d'aliments et de plantes des substances analogues aux œstrogènes : les phytœstrogènes.

Aliments et nutriments de la ménopause

Les phytœstrogènes

On les trouve en particulier dans le soja, comme la génistéine et la daïdzéine. Ils possèdent des propriétés paradoxales. D'une part, ces hormones d'origine alimentaire agissent comme les hormones de notre métabolisme, ce qui explique qu'elles puissent contrôler dans la plupart des cas les bouffées de chaleur, relancer la lubrification vaginale, et à plus long terme avoir un effet positif sur la minéralisation des vertèbres. De l'autre, elles agissent en entrant en compétition avec les hormones classiques, ce qui explique qu'au lieu d'augmenter les risques de cancer du sein, elles les diminuent. Mais les études montrent que pour obtenir un effet significatif dans la prévention du cancer du sein, elles doivent être prises bien avant la ménopause, le plus tôt possible à partir de la puberté, justement pendant la période d'imprégnation hormonale. Les femmes asiatiques doivent leur taux considérablement inférieur de ce cancer, entre autres facteurs, à leur consommation élevée d'aliments riches en phytœstrogènes.

Par ailleurs, les phytœstrogènes sont totalement cardioprotecteurs et puissamment antioxydants. S'ils ont donc un effet moins puissant que les hormones du traitement substitutif classique sur les signes aigus de la ménopause (ce qui peut amener à les compléter par de la DHEA), ils ont un effet similaire sur l'os (ce qui vient tout récemment d'être montré), un effet anti-âge plus marqué, et, contrairement au THS, réduisent les risques cardio-vasculaires et les risques de cancer du sein. Au total, leur « rapport bénéfices/risques » est nettement meilleur. Néanmoins, ils peuvent être insuffisants sur le contrôle des bouffées de chaleur. Dans ce cas, on peut envisager l'addition d'une hormone dont on a beaucoup parlé comme hormone « anti-âge », la DHEA.

La DHEA

La DHEA n'est pas un nutriment. C'est une hormone « unisexe » (précurseur à la fois des œstrogènes et de la testostérone, ce qui la rend intéressante dans la lutte contre le vieillissement et chez l'homme et chez la femme) qui se transforme en testostérone (hormone mâle) avant de se transformer en œstrogène (hormone femelle). Cela présente deux avantages : elle est moins agressive que les œstrogènes et par ailleurs, en augmentant la testostérone chez la femme (qui en a aussi naturellement, mais en baisse à la ménopause), elle est plus efficace que les œstrogènes sur l'humeur et le dynamisme ainsi que sur la conservation de la masse musculaire et de la densité osseuse. La prescription des phytœstrogènes et de DHEA est, comme le traitement hormonal substitutif, un traitement de très longue durée.

EN PRATIQUE

En général

• consommez dès la puberté des produits à base de soja : « lait » de soja enrichi en calcium, yaourts au soja, « steak » de soja, tofu, tempeh… au moins une fois par jour et enrichissez votre alimentation en légumes secs et en céréales complètes ;

• préférez le thé au café.

Pour retarder l'âge de la ménopause

• remplacez la cigarette par des alternatives non toxiques (fumer est la première cause de ménopause précoce ; voir *Tabagisme*) ;

• consommez des aliments riches en antioxydants (fruits et légumes, thé, vin rouge à dose modérée) ;

• gérez mieux votre stress (voir *Stress*) ;

• prenez un complément minéro-vitaminique généraliste sans fer ni cuivre, associé à un complexe antioxydant contenant de 100 à 200 mg de vitamine E naturelle, de 200 à 400 mg de vitamine C, de 6 à 12 mg de bêta-carotène, de 6 à 12 mg de lycopène et de 50 à 100 µg de sélénium.

Le soja, oui, mais les OGM ?

Le changement de gènes, que ce soit dans les plantes, chez les animaux ou chez les humains, est de toute évidence une manœuvre très délicate et aux conséquences potentielles importantes puisque extrêmement puissantes et peu réversibles. Il semble donc plus raisonnable de prendre le temps de la maîtriser et d'en étudier les risques à long terme avant d'en faire un usage « industriel ». La précipitation de son introduction commerciale a eu pour effet de la « diaboliser ». C'est dommage, car ce n'est qu'un outil qui, comme la fourchette ou l'énergie nucléaire, peut être utilisé pour des buts bénéfiques, avec des risques contrôlés. Pour le moment, le consommateur est en droit de refuser d'acheter des produits contenant des OGM, le mérite de ce boycott étant de contribuer à obliger l'industrie à assainir sa démarche. La loi oblige à mentionner dans l'étiquetage la présence d'OGM.

Risques de cancer du sein, syndrome prémenstruel, mastodynies (tensions dans les seins) ou de mastose

Prenez quotidiennement un complément contenant 50 mg de phytœstrogènes de soja dès la puberté ou dès l'apparition des problèmes. Contre-indications : cancer du sein déclaré ou prise de médicaments anti-œstrogéniques comme le tamoxifène. Commencez la prise quotidienne de 50 mg de phytœstrogènes à l'apparition de la préménopause (période pendant laquelle les hormones commencent à diminuer, la progestérone plus rapidement que les œstrogènes ; il est alors important de se protéger de ce déséquilibre). Cette complémentation substitutive est à poursuivre pendant la ménopause et plusieurs dizaines d'années au-delà, comme les hormones du traitement classique. Il est judicieux de prendre le premier mois des ferments (bifidus et *Lactobacillus*), puis d'en refaire une cure une fois par an afin de restaurer la flore intestinale indispensable à une bonne utilisation des phytœstrogènes.

Bouffées de chaleur et sécheresse vaginale

Associez aux phytœstrogènes des apports importants en acides gras oméga 3 (huile de colza, de lin ou de caméline en assaisonnement, poissons gras) et éventuellement en huile d'onagre, en magnésium (eau minéralisée, oléagineux, céréales complètes, légumes secs et compléments de glycérophosphate de magnésium associés à des antioxydants). Si les phytœstrogènes sont inefficaces, faites doser votre DHEA ; votre médecin prescrira alors soit 25 soit 50 mg de DHEA si le dosage le justifie. Contre-indication : cancer du sein, de l'endomètre ou des ovaires. **Attention** au surdosage, qui se manifeste par des signes d'une imprégnation en testostérone excessive : séborrhée, acné, perte de cheveux, pilosité, nervosité, agressivité, insomnie.

Contre la tendance dépressive et la baisse de libido

On peut avoir recours de manière ponctuelle à une prescription de L-tyrosine (300 mg), à prendre 20 minutes avant le petit déjeuner. Contre-indications : grossesse, allaitement. Précaution d'emploi principale : arythmie cardiaque.

Contre l'accélération du vieillissement

Pour compléter les effets anti-âge, protecteurs cardio-vasculaires, contre le vieillissement cérébral et les autres pathologies « dégénératives » des phytœstrogènes et de la DHEA :

– réduisez vos apports en fer (viande rouge, foie) si les règles ont disparu ;

– consommez une alimentation riche en antioxydants (fruits, légumes, thé, vin rouge à dose modérée) ;

– prenez un complément antioxydant (vitamine E naturelle de 200 à 400 mg, vitamine C de 300 à 600 mg, bêta-carotène de 12 à 18 mg, lycopène de 12 à 18 mg, sélénium de 75 à 150 µg) avec des graisses.

Prévention de l'ostéoporose

Voir *Appareil locomoteur* p. 35.

→ Voir aussi : Appareil locomoteur, Cancers, Cœur et vaisseaux, Peau, Sexualité et fertilité, Tabagisme, Stress et anxiété, Antioxydants, Probiotiques et prébiotiques.

Les oreilles

Audition, presbyacousie, acouphènes, bruit, vertiges, maladie de Ménière, prévention de la surdité

Ce qui se passe

Nos oreilles sont quotidiennement agressées par du bruit, la pollution dont les Français se plaignent le plus. Le bruit est un stress, interprété par le cerveau comme potentiellement porteur de menace, et il entraîne une réaction de contraction des muscles, des organes et des vaisseaux. Dans l'oreille, cela se traduit par un rétrécissement temporaire des artères. Plus il dure longtemps, plus les cellules nerveuses responsables de notre acuité auditive souffrent. S'il dure trop longtemps, des cellules meurent et ne sont pas renouvelées.

Le bruit est la principale cause de vieillissement de notre système auditif. Dans les rares sociétés tribales, comme celles découvertes en Éthiopie, où le bruit est indésirable, l'audition des vieillards est comparable à celle des jeunes. La presbyacousie, ou perte d'audition liée à l'âge, n'est donc pas aussi inévitable qu'on le considère aujourd'hui.

Les autres stress que le bruit contribuent aussi à la contraction des vaisseaux : associés au manque de magnésium qu'ils entraînent, ils peuvent amener à des spasmes prolongés des artères de l'oreille, à l'origine des sifflements d'oreille ou acouphènes. Ces acouphènes peuvent être temporaires, fluctuants ou permanents. Lors d'un stress aigu, le rétrécissement peut être tellement important qu'il se produit un véritable infarctus de l'oreille. Les cellules meurent massivement et la personne se retrouve sourde du jour au lendemain. C'est une situation d'urgence sur laquelle il faut intervenir le plus rapidement possible.

Le système auditif est un proche voisin du système vestibulaire, qui est responsable de notre équilibre. Le spasme des artères du système vestibulaire peut donner, s'il est temporaire, des sensations de déséquilibre que l'on appelle pseudo-vertiges, ou de vrais vertiges. Lorsque les deux systèmes sont spasmés, l'association de la baisse de l'audition avec les sensations vertigineuses constitue la maladie de Ménière. Elle apparaît le plus souvent chez des personnes à forte tension pulsionnelle (voir p. 164), en situation de conflit intense avec leur entourage (ce fut le cas de Beethoven).

Des otites sévères, certains antibiotiques et des métaux lourds comme le cadmium peuvent aussi être à l'origine de stress toxiques destructeurs du système auditif.

Aliments et nutriments de l'oreille

Le magnésium

Un chercheur allemand, le professeur Ising, a passé sa vie à étudier le stress du délicat appareil auditif. Il a montré que le bruit ne stresse jamais seulement cet appareil, mais aussi la plupart des autres systèmes. Il provoque par exemple une montée de la tension artérielle du corps entier. Il a aussi très clairement montré que, dans de nombreuses situations où les personnes sont exposées à des bruits intenses, comme dans les usines ou dans les avions de chasse, le principal facteur aggravant des dommages liés au bruit est le manque de magnésium. Or le stress du bruit, comme les autres stress, provoque une sortie du magnésium des cellules, chassé par l'entrée massive du calcium responsable du spasme.

Le taux de magnésium circulant dans le sang augmente donc après chaque bruit. Le rein, dont l'une des tâches est de maintenir des niveaux stables des substances utiles circulantes, agit comme s'il y avait un excès et fait passer le surplus dans les urines.

Autrement dit, un cercle vicieux s'installe. Plus on est exposé au bruit, plus on perd du magnésium et plus l'oreille est vulnérabilisée au stress du bruit. C'est une spirale autoaggravante. À l'inverse, l'augmentation des apports en magnésium réduit l'entrée du calcium et donc la contraction entraînée par le bruit. Par ailleurs, le magnésium joue un rôle fondamental dans la production d'énergie et donne plus de moyens aux cellules de l'appareil auditif pour résister à la baisse de l'irrigation sanguine. Le professeur Ising a démontré que le magnésium est un protecteur général de l'oreille : il diminue la réactivité vasculaire au bruit, il ralentit le vieillissement de l'appareil auditif et, dans d'autres expériences, il prévient les dommages provoqués par les antibiotiques et par les métaux lourds normalement toxiques pour l'oreille.

Autres

Les autres nutriments qui contribuent à la relaxation des vaisseaux et à la production d'énergie dans les cellules s'avèrent aussi protecteurs sur les systèmes auditif et vestibulaire : les acides gras oméga 3, les antioxy dants, les vitamines B, en particulier.

EN PRATIQUE

• évitez le bruit par tous les moyens : baissez le volume des baladeurs, télévisions, radios, portez des boules Quiès® quand vous ne pouvez pas éviter les endroits bruyants (transports en commun, etc.) ;

• optimisez vos apports en magnésium : eau minéralisée contenant environ 100 mg de magnésium par litre, à utiliser aussi dans les boissons chaudes et les soupes, à raison d'un litre et demi par jour, oléagineux, céréales complètes, légumes secs, légumes verts et compléments de glycérophosphate de magnésium associé à des fixateurs (antioxydants et/ou taurine) à raison de 300 à 600 mg de magnésium-élément par jour ;

• préférez les acides gras oméga 3 (huiles de colza, de lin ou de caméline, poissons gras) et mono-insaturés (huile d'olive, graisses d'oie et de canard, foie gras, avocat, amandes) aux graisses saturées (beurre, fromages, charcuteries et viandes grasses, huiles d'arachide, de palme) et aux graisses oméga 6 (huiles de tournesol, maïs, pépins de raisin, margarines à base de ces huiles, nombreux produits utilisant ces huiles et ces margarines). Trois cuillerées à soupe d'huile de colza dans les assaisonnements et au moins trois poissons gras, marinés, vapeur ou pochés par semaine ;

• optimisez vos apports en antioxydants : au moins trois fruits par jour, une crudité, une salade et un légume vert, deux à trois tasses de thé (si possible vert) et un à deux verres de vin rouge, associés à un complexe contenant 200 à 400 mg de vitamine E naturelle, 150 à 300 mg de vitamine C, 6 à 12 mg de bêta-carotène, 6 à 12 mg de lycopène et 50 à 100 µg de sélénium (à prendre à un repas comprenant des graisses) ;

• optimisez vos apports en vitamines B : foie de bêtes élevées en plein air et nourries correctement (le foie est aussi l'usine de traitement des polluants), crudités, céréales complètes ;

• évitez les métaux lourds, qu'on peut trouver dans les cigarettes, les rognons, les poissons prédateurs[1] (requin, espadon, thon, dorade, brochet) et les alcools conservés dans des carafes en cristal.

Acouphènes, stress aigu, baisse brutale de l'audition

Les doses de magnésium, d'antioxydants et d'oméga 3 doivent être augmentées (600 à 900 mg de magnésium-élément, 600 à 1 200 mg de vitamine E naturelle, 3 à 9 capsules de 1 g d'huile de poisson) et éventuellement associées à de la coenzyme Q10 (300 à 600 mg), du Piracétam et une perfusion de magnésium (sur prescription et sous surveillance médicale, évidemment).

→ Voir aussi : Minéraux (magnésium), Huiles, Poissons, Antioxydants, Vitamines.

1. En 2003, l'AFSSA (Agence française de sécurité sanitaire des aliments) a même recommandé aux femmes enceintes de ne pas manger de poisson plus de deux fois par semaine.

La peau

Vieillissement cutané, beauté, peau sèche, peau grasse, soleil, cancers cutanés, acné, cicatrisation, lucite, allergie au soleil, séborrhée, rides, escarres, cernes, vergetures

Ce qui se passe

La peau est notre organe le plus étendu et le plus lourd. Elle est notre frontière, à la fois protection contre le froid et la chaleur, les agents infectieux, les toxiques, réceptrice et émettrice de nombreux messages, agent de communication affective, de séduction, nourricière de notre cerveau et de nos os via la synthèse de vitamine D. Sa beauté nous est chère et elle parle haut et fort de notre âge, des quantités de bonheur et de malheur par lesquelles nous sommes passés. Elle est aussi le témoin des quantités de bonnes choses et de moins bonnes dont nous nous sommes nourris.

La peau se ternit jusqu'à devenir grise sous l'effet du tabac, elle se dessèche et se ride si on lui impose des excès de soleil, elle luit de gras si on utilise le remplissage stomacal pour se rassurer ou si l'on est débordé par le stress. Mais elle se rafraîchit, se colore et rayonne si on lui fournit chaque jour son panier de fruits, elle s'hydrate et s'épanouit si on l'abreuve des liquides qui lui conviennent, elle s'assouplit et devient veloutée si les graisses qu'elle aime lui sont apportées.

À l'adolescence, sous l'effet des poussées hormonales, ses pores se remplissent de coulées grasses. Si ces graisses proviennent de fromage ou de rillettes, les acides gras saturés, rigides, bouchent les pores. Les pores bouchés favorisent des proliférations bactériennes, s'enflamment : c'est le difficile passage par l'acné.

Avec l'âge la peau s'affine, se dessèche et se ride sous l'effet du stress oxydatif. Lorsque nous respirons, nous brûlons des sucres et des graisses au feu de l'oxygène afin de produire l'énergie qui nous permet de vivre. Mais cette opération imparfaite émet quelques scories corrosives, les radicaux libres, principaux responsables de notre vieillissement. Ce mouvement, maintenant bien compris, ne peut malheureusement pas être stoppé, mais il peut être sérieusement ralenti par tout un ensemble de mesures simples, qui requièrent une certaine motivation pour être intégrées définitivement dans les habitudes quotidiennes. Ce choix est maintenant à la disposition de chacun. Avec un bonus de taille à la clé : les mesures qui permettent de ralentir le vieillissement de la peau sont les mêmes que celles qui ralentissent le vieillissement de nos organes, y compris le cœur et le cerveau.

Mais la peau, tournée vers le dehors, subit des agressions supplémentaires : des polluants multiples contenus dans l'air, les vêtements, la plupart des cosmétiques et le soleil dès que l'on dépasse une dose peu élevée. Lorsqu'on a l'occasion de voir chez une personne âgée les régions de sa peau non exposées au soleil, on peut constater l'impressionnante différence de qualité avec les zones exposées. La peau qui est restée toute la vie à l'abri des rayons solaires apparaît belle, lisse et douce comme une peau de bébé.

Le soleil, ce bon soleil grâce auquel nous vivons, qui nous fournit lumière et chaleur, est, vu de plus près, une monstrueuse fournaise dont le cœur émet dans une réaction nucléaire permanente des photons gamma, comme l'explosion d'une phénoménale bombe H. Dans un chaos qui s'agite en tous les sens, les photons gamma percutent de tous les côtés des particules. Ce petit jeu d'autos tamponneuses dure trente ans, trente ans qui sont nécessaires pour que ces photons gamma ralentissent progressivement pour devenir des photons matures, plus doux, plus gentils et pour qu'ils sortent du soleil pour nous atteindre en quelques minutes. Ce rayonnement sans masse véhicule une énergie moins violente, mais de l'énergie tout de même. Lorsque cette énergie arrive sur notre peau, elle est absorbée par les électrons qui tournent autour des atomes d'oxygène. L'électron percuté se retrouve dopé et passe dans une orbite supérieure. On l'appelle alors « oxygène singulet ». Il se singularise, mais ce n'est pas sa position la plus confortable, alors il lâche son énergie supplémentaire pour revenir à sa position habituelle. Lorsque cette énergie est lâchée, elle endommage les acides gras qui constituent les membranes de nos cellules cutanées qui s'assèchent et se rigidifient, les fibres qui perdent de l'élasticité, et même les gènes porteurs de l'informatique cellulaire, ce qui accélère le vieillissement et augmente le risque de cancers comme les épithéliomas ou les mélanomes.

Les autres fonctions de la peau sont aussi perturbées par un excès de soleil. Par exemple les fonctions immunitaires. Une exposition au soleil, non seulement pourra favoriser la sortie d'un bouton d'herpès, mais aussi accélérer la réplication du virus HIV !

Les gènes endommagés peuvent être réparés par un extraordinaire système de détection, d'ablation et de remplacement des parties abîmées. Mais les gènes programmant ce système étant eux-mêmes irradiés, la réparation est de moins en moins efficace.

C'est la raison principale pour laquelle nous vieillissons : avec l'âge, nous accumulons de plus en plus d'erreurs informatiques dues à la non-réparation de dommages infligés par les irradiations multiples que subissent les gènes : celles que nous produisons en brûlant les calories et celles que nous rajoutons : tabac, polluants, excès de soleil. De plus, on trouve des systèmes de réparation de l'ADN des gènes moins efficaces que d'autres. Ce serait l'une des causes d'une réaction au soleil habituellement appelée « allergie au soleil » ou lucite. Les personnes qui présentent cette réaction devraient plus particulièrement prendre un certain nombre de mesures protectrices, car elles sont probablement non seulement plus susceptibles d'un vieillissement accéléré, mais aussi probablement plus exposées à certains cancers.

Avec l'accumulation d'erreurs dans nos programmes informatiques, c'est l'ensemble de nos fonctions qui s'avère de moins en moins efficace avec l'âge. Il en est ainsi de la fabrication des tissus : cellules, membranes, fibres, etc. D'où une peau de plus en plus fine et fragile, de moins en moins capable de bien cicatriser. Néanmoins, lorsque l'on fournit à l'organisme par voie orale et, parfois en plus par voie externe, les nutriments-clés, on peut nettement relancer les fonctions. C'est le cas de la cicatrisation, qui peut être réaccélérée de cette manière, même en fin de vie lorsqu'une personne alitée en permanence fait par compression des ulcérations qui ne se ferment plus (les escarres).

Aliments et nutriments de la peau

Les graisses

La peau est constituée de cellules entourées de membranes. Ces membranes comprennent des protéines codées par les gènes, et des acides gras qui sont le reflet des graisses que nous ingérons. Si nous consommons surtout des graisses saturées, comme celles qui proviennent du beurre ou des rillettes, la peau aura tendance à être rigide (et grasse du fait que ces acides gras rigides se déposent dans le tissu adipeux ou passent dans les pores cutanés). Si nous consommons moins de graisses saturées et plus de graisses polyinsaturées de type oméga 3, la peau sera beaucoup plus souple (en effet, les acides gras sont des chaînes d'atomes de carbone reliés entre eux par des liaisons ; lorsque les liaisons sont simples parce que toutes les possibilités d'attachement du carbone sont prises, elles sont rigides ; lorsque les liaisons sont doubles – on les dit aussi insaturées, car ouvertes à l'adjonction d'autres atomes – elles sont flexibles). En revanche, elle aura davantage besoin d'antioxydants pour protéger ces points de flexibilité qui sont aussi des points de vulnérabilité à l'oxydation. Intermédiaire et crucial pour la peau, l'acide gamma-linolénique ou GLA est un acide gras de la série oméga 6, porteur de moins de liaisons insaturées que les acides gras oméga 3, quasi inexistant dans l'alimentation, mais présent dans des huiles « pharmaceutiques » comme l'huile d'onagre ou de bourrache. Il est particulièrement essentiel à la souplesse et à l'hydratation de la peau.

Le zinc

Nous avons les moyens de fabriquer nous-mêmes cet acide gamma-linolénique, mais cette fabrication est rarement bien faite. Elle requiert du zinc, qui manque chez la moitié des personnes jeunes et la quasi-totalité des personnes âgées. Elle est bloquée par l'excès de graisses saturées ou de sucre ainsi que par le stress, de même que chez les personnes qui font de l'allergie (c'est l'une des raisons de la sécheresse de la peau d'un porteur d'eczéma). Il est à la fois judicieux de donner le maximum de moyens de fabriquer le GLA (réduction des graisses saturées et des sucres rapides, zinc, magnésium et gestion du stress) et de court-circuiter, lorsque cela est nécessaire, le métabolisme insuffisant, par exemple lorsque le déficit est important (peau particulièrement sèche), chez la personne plus âgée ou eczémateuse, en donnant directement de l'huile d'onagre ou de bourrache par voie orale et éventuellement aussi par voie externe.

Les antioxydants

Ils sont toujours importants lorsque les acides gras polyinsaturés sont présents car ces derniers sont vulnérables à l'oxydation. Ce sont aussi eux qui protègent de l'oxygène singulet dérivé de l'exposition au soleil. Mais si le bêta-carotène est intéressant en réduisant les risques d'érythème liés aux expositions trop brutales ou de début d'été et en donnant à fortes doses une coloration de la peau (prébronzage), c'est le lycopène, le pigment rouge de la tomate, qui est le meilleur neutralisateur de l'oxygène singulet.

Des nutriments peuvent aussi contribuer à améliorer la réparation des acides gras (sélénium et acides aminés soufrés comme la cystéine, précurseur du glutathion) et surtout la réparation de l'ADN des gènes (zinc et vitamine PP ou nicotinamide).

EN PRATIQUE

En général

• utilisez comme huile de cuisson de l'huile d'olive sans la faire fumer, et comme huile d'assaisonnement de l'huile de colza (en bouteille de verre) à raison de 3 cuillérées à soupe par jour et par personne ;

• consommez au moins trois poissons gras par semaine : saumon, hareng, maquereau, sardines, anchois non salés, flétan, bar, turbot, rouget barbet, anguille, saumonette ; marinés, vapeur ou pochés. Évitez les poissons prédateurs concentrateurs de mercure (requin, espadon, thon, dorade, brochet) ;

• préférez les fromages de chèvre et les fromages de montagne (emmental, comté, beaufort, boudane) aux fromages crémeux ;

• utilisez le beurre à petite dose ou une margarine réalisée principalement à partir d'huile d'olive ;

• préférez les charcuteries maigres ou contenant de bonnes graisses (à partir de crustacés, de poissons, de dinde, de hure, de museau, de pâté de foie…) aux charcuteries riches en acides gras saturés comme les rillettes, les saucisses, etc. ;

• préférez les coupes maigres dans les viandes aux coupes grasses (côtes et entrecôtes) ;

• évitez les produits industriels contenant des huiles d'arachide, de palme, de tournesol, de maïs, ou les margarines dérivées ;

• remplacez dans les recettes le lait de vache par des « laits » de soja ou de riz enrichis en calcium ou du « lait » d'amandes ;

• consommez un à deux yaourts faits avec du lait biologique (de vaches qui ont vu l'air et l'herbe) et des ferments intéressants (bifidus, *Lactobacillus*) ;

• consommez chaque jour au moins trois fruits, une crudité, une salade, un légume vert ;

• préférez le thé, si possible vert, au café ; deux à trois tasses par jour seraient souhaitables ;

• un à deux verres de vin rouge contribuent aux apports en antioxydants (sauf femmes enceintes) ;

• les apports en zinc sont assurés par les protéines animales : huîtres, autres coquillages, crustacés, poissons, foie, viandes, œufs ;

• un complexe minéro-vitaminique généraliste sans fer ni cuivre et contenant un zinc biodisponible (citrate) permet de pallier les limites techniques de l'alimentation ; il est souhaitable qu'il apporte environ les apports journaliers recommandés étant donné la fréquence des surutilisations diverses (stress, pollution…) ;

• un complexe antioxydant comprenant 200 à 400 mg de vitamine E naturelle, 150 à 300 mg de vitamine C, 6 à 12 mg de bêta-carotène, 6 à 12 mg de lycopène et 50 à 100 µg de sélénium, à prendre à un repas comprenant des graisses, représente, au-delà des besoins nutritionnels purs, une mesure anti-âge, par sa contribution au ralentissement du vieillissement ;

• substituez au tabac des alternatives non toxiques (voir *Tabagisme*) ;

• réduisez votre exposition aux polluants : déodorants corporels ou d'atmosphère, solvants, détergents et autres additifs chimiques trop souvent présents dans les produits cosmétiques, perchloréthylène dans les vêtements qui reviennent du nettoyage à sec (laissez-les aérer une semaine avant de les remettre), etc. ;

• gérez intelligemment votre exposition au soleil ;

• si vous ne prenez pas quotidiennement de complexe antioxydant, faites une cure de nutriments réducteurs de risque avant de vous exposer au soleil : de 15 jours à 1 mois en fonction de la couleur de votre peau, de votre sensibilité, de l'intensité du rayonnement solaire que vous allez trouver ; le complexe solaire devrait comporter les mêmes composants que le complexe antioxydant, éventuellement à doses plus élevées si le stress oxydatif est plus important (tabac, pollution, stress, âge) ; associez-les à un complexe minéro-vitaminique généraliste sans fer ni cuivre (qui contient les nutriments contribuant à la réparation, en particulier du zinc et de la vitamine PP).

Lucite ou intolérance au soleil

Prenez des antioxydants à plus forte dose et de manière plus prolongée et ajoutez des doses pharmacologiques de nicotinamide (ou vitamine PP) : de 1 à 2 g par jour (sur ordonnance), sans oublier des mesures de protection intenses.

Tendance aux cancers cutanés ou facteurs de risque, vieillissement cutané, acné, poussées d'herpès, prise de médicaments photosensibilisants

L'exposition au soleil est contre-indiquée. Les lampes de bronzage des instituts de beauté devraient être strictement réservées à des séances courtes de « prébronzage », et l'on devrait définitivement renoncer à l'utilisation de traitements de photothérapie, dont on a démontré qu'ils augmentent les risques de psoriasis et de cancers.

Coup de soleil

L'une des mesures les plus efficaces est l'application immédiate et répétée plusieurs dizaines de fois de gel pur d'*Aloe vera*. On peut recommander l'utilisation quotidienne de crèmes contenant des acides gras comme l'acide gamma-linolénique, des vitamines et des minéraux adéquats pour la peau et des composants favorisant l'hydratation.

Rides

Le fait de masser la peau améliore la circulation et réduit le risque d'apparition de rides – de même que l'exercice physique en général et une bonne hydratation (en particulier avec des eaux riches en magnésium, des fruits pressés, du thé vert). En cas de rides, l'application deux fois par jour de crèmes contenant de l'acide rétinoïque (dérivé de la vitamine A) est efficace et plus recommandable que la toxine botulique ou les injections de collagène, aux effets peu durables et non dépourvus de risques (contre-indiqué chez la femme enceinte). Une bonne gestion du stress, la pratique de techniques de relaxation des muscles du visage et les massages faciaux contribuent aussi à la prévention et au traitement des rides.

Teint et cernes

Comme les troubles digestifs se répercutent facilement sur la peau, il est nécessaire d'assurer un bon équilibre de la flore digestive par des aliments comme les yaourts contenant du bifidus et du *Lactobacillus*, et de faciliter le transit en buvant suffisamment d'eau minéralisée et en consommant des aliments riches en fibres (fruits, légumes verts, légumes secs, oléagineux, céréales complètes) ; cette mesure peut contribuer à la fois à un meilleur teint et à une réduction des cernes. Les cernes peuvent aussi être réduits par l'augmentation des apports en flavonoïdes : fruits, légumes, thé vert, vin rouge à dose modérée, et complexes contenant des citroflavonoïdes, des extraits de myrtille, de thé vert sans théine, de vin rouge sans alcool, de pépins de raisin (oligomères procyanidoliques ou « pycnogénol »).

Peau sèche

- privilégiez les acides gras oméga 3 (assaisonnez avec 1/3 d'huile de lin ou de caméline associée à 2/3 d'huile d'olive à raison de 3 à 4 cuillerées à soupe par jour, consommez au moins trois poissons gras par semaine) et soit ajoutez une cuillère à café d'huile d'onagre dans vos assaisonnements, soit prenez 6 capsules de 500 mg d'huile d'onagre par jour ;
- intensifiez les antioxydants (fruits, légumes, thé vert, vin rouge à dose modérée + complexe) ;
- assurez les apports en zinc par une protéine animale à chaque repas (huîtres, autres coquillages, crustacés, poissons, foie, viandes, œufs) et un complexe généraliste sans fer ni cuivre apportant 15 mg de zinc sous forme de citrate de zinc ;
- complétez par une crème hydratante contenant de l'acide gamma-linolénique, des antioxydants et du zinc.

Peau grasse

On distingue trois causes majeures :

• excès d'apports caloriques, en particulier sous forme de graisses, de sucres ou d'alcool ;

• stress (qui libère des graisses du tissu adipeux) ;

• poussée d'hormones mâles (androgènes comme la testostérone).

En cas d'excès d'apports caloriques, il faut réguler la tension pulsionnelle (voir p. 164). En cas de stress, modulez ses effets (voir *Stress et Anxiété*). En cas de poussée d'hormones mâles :

• chez l'adolescent(e), voir « Acné », ci-dessous ;

• chez la femme, cela implique un diagnostic : dosages d'androgènes, échographie pelvienne pour rechercher des kystes ovariens… et un traitement gynécologique. La prise d'anabolisants stéroïdiens ou de DHEA en excès peut aussi entraîner un excès de séborrhée.

Acné

• réduisez drastiquement les graisses saturées rigides (beurre, fromages, charcuteries et viandes grasses, huiles de palme, d'arachide, etc.) au profit des graisses oméga 3 (huiles de colza, de lin ou de caméline, poissons gras) ;

• intensifiez les apports en antioxydants (fruits, légumes, thé) associés à un complexe contenant 400 à 600 mg de vitamine E naturelle, 300 à 600 mg de vitamine C, 12 à 18 mg de bêta-carotène, 12 à 18 mg de lycopène et 75 à 100 µg de sélénium ;

• augmentez les apports en magnésium (1 à 1,5 litre d'eau minéralisée contenant environ 100 mg de magnésium par litre ; oléagineux, céréales complètes, légumes secs, légumes verts) associés à un complexe contenant du glycérophosphate de magnésium à raison de 400 à 600 mg de magnésium-élément par jour, à calibrer en fonction du stress qui est quasiment toujours présent ;

• ajoutez un complexe minéro-vitaminique sans fer ni cuivre apportant 30 mg de zinc-élément par jour sous forme de citrate de zinc (la pratique dermatologique habituelle de donner des doses beaucoup plus importantes de sels de zinc mal absorbés devrait être abandonnée).

Ces mesures destinées à réduire la séborrhée, à la fluidifier et à combattre l'inflammation doivent être complétées par un traitement externe de nettoyage de peau réalisé par un dermatologue ou une esthéticienne dans des conditions d'asepsie parfaite. Évitez à tout prix de « presser » vous-même vos boutons, désinfectez-les quotidiennement avec des désinfectants non agressifs et non desséchants (pas d'alcool, pas d'eau oxygénée ; plutôt de l'Hexomédine transcutanée®). Évitez l'exposition au soleil (immunodéprimante et entraînant un rebond).

Retards de cicatrisation, ulcérations, escarres

Optimisez vos apports en zinc (fruits de mer, poissons, foie, viandes et œufs associés à un complexe minéro-vitaminique généraliste sans fer ni cuivre contenant 30 mg de zinc-élément sous forme de citrate de zinc) et appliquez une crème contenant du zinc et de l'acide rétinoïque (un dérivé de la vitamine A ; contre-indiqué chez la femme enceinte).

Vergetures

Elles apparaissent suite à une déchirure du tissu conjonctif sous-cutané ; elles sont favorisées par un terrain génétique et une prise de poids excessive soit pendant, soit hors d'une grossesse. Comme elles ne sont pas réparables, seule la prévention peut obtenir un certain résultat : surveillez votre poids et augmenter les apports en silicium (céréales complètes et compléments liquides de silice colloïdale à raison de 4 à 6 pipettes par jour, à prendre le matin car ils sont diurétiques) et en flavonoïdes (fruits, légumes, thé vert, vin rouge à dose modérée – sauf en cas de grossesse – et compléments associant citroflavonoïdes, extraits de myrtille, de pépins de raisin, de thé vert sans théine et de vin rouge sans alcool – à ne pas prendre le soir car ils sont dynamisants).

→ **Voir aussi : Huiles, Poissons, Cuisson, Minéraux, Vitamines, Antioxydants, Fruits, Légumes, Vin, Thé, Tabagisme, Cancers, Stress et anxiété.**

La sexualité et la fertilité

Libido, dépression, impuissance, éjaculation précoce, anorgasmie, dyspareunie, andropause, infertilité, ménopause, oligospermie, fécondation *in vitro*, aphrodisiaques

Ce qui se passe

La sexualité joue un rôle irremplaçable non seulement pour la perpétuation de la vie, mais comme ciment de relations affectives privilégiées, comme source de plaisir et d'équilibre mental et comme expression d'une énergie intimement liée à l'enfance et à la créativité.

Les pulsions et le désir sexuel, appelés libido, trouvent leur origine dans un centre du cerveau qui nous provient de l'évolution *via* des dinosaures et des reptiles : le *locus coeruleus*, qui nous permet de nous réveiller le matin, de nous concentrer, d'augmenter notre vigilance en cas de besoin, car il veille sur tout ce qui concerne notre survie et celle de l'espèce. Il contient aussi des circuiteries automatiques ne requérant aucun apprentissage, qui nous poussent à nous alimenter et à nous reproduire. Pour que nos pulsions alimentaires et sexuelles puissent s'exprimer, ce centre veille à la sécurisation d'un territoire, d'où les étroites intrications entre alimentation, sexualité, anxiété et comportements d'urgence : lutte, fuite ou inhibition, les trois solutions qui nous sont automatiquement proposées par notre cerveau reptilien en cas de menace réelle ou supposée sur l'intégrité de notre territoire.

La puberté n'apparaît chez l'adolescente que lorsqu'elle a acquis sur ses cuisses, hanches et fesses une réserve adipeuse représentant un nombre de calories permettant d'assurer une marge de sécurité face aux besoins caloriques d'une grossesse et de l'allaitement. Lorsque ces cellules adipeuses, sensibles aux messages des œstrogènes, sont en nombre suffisant, elles sécrètent une quantité critique d'une hormone, la leptine, un signal qui autorise la fertilité. Chaque fois qu'une femme perd trop de graisse autour des hanches, par exemple en cas de famine, d'anorexie, de stress intense, d'activité sportive très exigeante (danse, course à pied, etc.), la leptine baisse, les cycles menstruels sont interrompus, la fertilité est suspendue et, en général, la libido éteinte. Sans aller jusque-là, la fatigue entraîne de manière plus brève et beaucoup plus banale une chute de la libido par le même système, aussi bien chez les hommes que chez les femmes.

La cause la plus fréquente de baisse de régime sexuel chez la femme comme chez l'homme est la fatigue. Le surmenage, le stress, les toxiques et la pollution, un certain nombre de déséquilibres et de déficits nutritionnels, ainsi que la plupart des maladies, sont sources de baisse énergétique et de dépression de la vie sexuelle. La baisse de l'énergie disponible affecte toujours le cerveau, qui est l'un des organes les plus avides en calories, et il est rare qu'une fatigue ne se colore pas de quelques tonalités dépressives. Lorsque s'ajoutent un surmenage intellectuel et/ou des préoccupations envahissantes, la déprime affecte presque toujours le comportement sexuel. À ce moment-là, ce n'est pas seulement le niveau énergétique des neurones qui est touché, mais le niveau du neurotransmetteur responsable de la combativité et des pulsions, la noradrénaline.

Au-delà d'une énergie, nerf de la guerre de toute fonction, et d'un tonus pulsionnel (noradrénergique) suffisants, la sexualité requiert un bon fonctionnement hormonal. Les signaux nécessaires à la synthèse des hormones sexuelles proviennent aussi d'une petite glande nichée dans le cerveau, l'hypophyse. Or l'hypophyse est aussi un relais important des messages d'alarme et de stress. On va donc retrouver l'intrication stress-sexualité au niveau hormonal. Quand une personne est stressée, ses sécrétions hormonales sont perturbées. Par ailleurs, le bon fonctionnement de l'hypophyse et des glandes sexuelles nécessite des éléments comme les vitamines B et le zinc.

De tout temps, on a cherché à augmenter l'intensité du désir et du plaisir sexuel par des aphrodisiaques. Il est évident que la vasodilatation des organes sexuels joue un rôle important, que les épices ou l'alcool peuvent influer, mais attention à ce dernier : en excès, il peut avoir l'effet inverse. Certains nutriments comme le magnésium, l'arginine et l'acide nicotinique ont aussi des effets vasodilatateurs. D'autres aliments ont la réputation d'être aphrodisiaques, parce qu'ils sont riches en zinc, qu'ils ont une texture évocatrice, comme les huîtres. Mais en pratique aucun aphrodisiaque ne vaut la détente, l'intimité, la complicité, le sens du jeu et… l'amour.

L'impuissance, l'éjaculation précoce, la difficulté d'atteindre l'orgasme sont souvent des troubles associés à un sentiment d'insécurité, à des problèmes de développement personnel, de communication et de dynamique dans la relation.

L'infertilité touche de plus en plus de personnes. En vingt ans, les banques de sperme ont enregistré une baisse de moitié du nombre des spermatozoïdes chez les hommes sains. De tels phénomènes sont attribués à la conjugaison de la pollution, du stress et des déficits nutritionnels. L'infertilité chez l'homme comme chez la femme peut avoir des origines organiques : circulatoires, infectieuses, hormonales, etc. Mais la plupart du temps aucune cause organique n'est trouvée. **Les causes les plus fréquentes d'infertilité sont : chez les hommes, le tabac, la pollution sur le lieu de travail et les déficits en zinc et en antioxydants ; chez les femmes, le stress, le manque de magnésium et les déficits en antioxydants.**

Lorsque l'on propose aux couples en difficulté des procédures de fécondation *in vitro*, on devrait toujours commencer par les aider à se débarrasser de leurs toxiques, polluants et déficits afin qu'ils abordent cette opportunité dans les meilleures conditions. Le fait de systématiquement négliger ces dimensions basiques pour se concentrer sur l'aspect purement technologique de l'opération – une caractéristique du système médical en vigueur – entraîne un fort taux d'échecs et explique une bonne partie des fréquentes complications des grossesses à risque obtenues.

Vers la cinquantaine, la femme et l'homme enregistrent un déclin de la sexualité. Il est brutal et associé à une disparition complète de la fertilité chez la femme (ménopause), alors qu'il est progressif chez l'homme dont la fertilité baisse sans disparaître nécessairement (andropause).

Facteurs aggravants

Le tabac

La première cause d'infertilité chez l'homme est le tabac. Les radicaux libres de la fumée de cigarette irradient les testicules. Les spermatozoïdes du fumeur sont porteurs d'altérations de l'ADN comparables à celles de personnes qui ont subi des accidents d'irradiation. J'ai qualifié, dans *Le Programme de longue vie*[1], la cigarette de « Tchernobyl portable ». Le fait qu'un père soit fumeur est aussi la première cause de fausse couche, une cause majeure de malformations, augmente de 50 % le risque de cancer de ses enfants et altère de manière définitive le patrimoine génétique qu'il leur transmet.

Les polluants

D'autres polluants s'ajoutent au tabagisme actif et passif : des métaux lourds, des pesticides, des *œstrogen-like* (polluants qui agissent comme des anti-hormones mâles et qui proviennent des emballages plastiques et des cosmétiques). La vulnérabilité à tous ces toxiques est amplifiée par les manques d'apport en antioxydants. Par exemple, c'est la totalité de la population en France qui ne reçoit pas les apports journaliers recommandés en vitamine E. Ils ont été fixés à 10 mg, parce que la précédente recommandation de 30 mg était inatteignable. Mais en réalité, le Français moyen reçoit par son alimentation 4,5 mg de vitamine E par jour alors que la dose optimale protectrice se situe autour de 100 mg ! C'est l'exemple le plus spectaculaire des limites techniques de l'alimentation. Il reste indispensable de l'optimiser, mais elle reste insuffisante parce que la vitamine E et nombre d'autres vitamines et minéraux sont souvent surutilisés.

Le manque de zinc

Toutes les opérations qui tournent autour des gènes, y compris leur duplication, première étape de la multiplication des cellules, requièrent du zinc. La multiplication des spermatozoïdes n'échappe pas à cette règle. Le déficit en zinc est une autre cause importante d'infertilité chez l'homme, et la correction de ce déficit restaure la fertilité dans la majeure partie des cas (à condition bien sûr d'avoir éliminé les causes organiques plus rares d'infertilité). Il se trouve que le zinc est aussi utilisé pour l'activation de la testostérone. Le déficit en zinc touche un peu plus de la moi-

1. Souccar, T. & Curtay, J.-P., *Le Programme de longue vie, de la science à l'alimentation*, Paris, Le Seuil, 2000.

tié des hommes jeunes et la quasi-totalité des hommes après 65 ans. Par ailleurs, ce déficit est aggravé par les excès de cuivre, par les contaminations en mercure, en cadmium (qui touchent aussi les fumeurs car les feuilles de tabac concentrent ce métal toxique), en plomb, etc.

Le manque de magnésium

Parmi les couples qui ont des difficultés pour faire des enfants, dans plus d'un tiers des cas, les perturbations touchent les deux membres du couple. Chez la femme, comme chez l'homme, on recherche d'abord les causes organiques : manque d'hormones, trompes bouchées, etc. (à noter que beaucoup d'infections évitables par les préservatifs mènent à des stérilités masculines et féminines). Dans la plupart des cas, on n'en trouve pas. La cause la plus fréquente d'infertilité féminine est le manque de magnésium, qui associe à un manque d'énergie une perturbation neuro-hormonale complexe. Lorsque la femme atteint un certain degré de fatigue et/ou de stress (la première cause de fatigue est le stress), ses cycles menstruels sont stoppés ; elle est en aménorrhée. Mais des degrés moins intenses de stress, de fatigue et de manque de magnésium qui ne se traduisent pas par un arrêt des règles provoquent des perturbations suffisantes pour entraver la reproduction.

Lorsque l'arrêt des toxiques, les corrections nutritionnelles et l'optimisation de la gestion du stress ne suffisent pas, il est légitime de proposer une fécondation *in vitro* ou une autre technique adaptée d'aide à la reproduction, **mais jamais avant d'être passé par cette remise en forme, indispensable au bon déroulement de l'intervention technologique**, qui sans cela se retrouve associée à un grand pourcentage d'échecs et de complications.

Aliments et nutriments de la sexualité et de la fertilité

On l'aura compris, tous les éléments qui soutiennent l'énergie contribuent à donner aux fonctions sexuelles et reproductrices une fondation solide : les techniques d'optimisation de la respiration (voir p. 183), la stabilité du taux de sucre dans le sang, le magnésium, les vitamines B, les acides gras oméga 3 et la coenzyme Q10. Par ailleurs, dans certains cas, des déficits plus rares comme le déficit en fer, le tabac, les polluants, la dépression ou la dénutrition impliqueront, pour lutter contre la fatigue, le recours à des protocoles nutritionnels plus spécifiques (voir p. 93).

Les glucides, le magnésium, le lithium

Lorsqu'une femme maigrit trop, ses cycles s'arrêtent, elle est en aménorrhée. Il est alors nécessaire de traiter la cause de cette perte excessive de tissu adipeux. Pour atteindre des niveaux de stress assez intenses pour bloquer la sexualité et la fertilité, il faut en général une double prédisposition de caractère héréditaire : appartenir au groupe HLA B35 qui rend sensible au stress (spasmophilie) et avoir un profil de forte tension pulsionnelle (impliquant l'équilibre sérotonine/noradrénaline ; voir *Stress et anxiété* p. 157). La plupart des grandes sportives, des danseuses, des anorexiques s'avèrent porteuses de ces deux prédispositions. Pour les aider à trouver un nouvel équilibre, on leur conseille les glucides complexes, le magnésium à forte dose, le lithium à petite dose, la natation, le contact avec l'eau, les massages.

La réduction de toutes les formes de stress par l'optimisation des apports magnésiens et des compléments utilisant des sels non laxatifs, les techniques de gestion du stress et de développement personnel, contribuent à améliorer la vie sexuelle.

Lorsqu'il y a des signes de dépression : difficulté à se lever, baisse de motivation, d'anticipation des plaisirs, manque de combativité, baisse de l'humeur, indécision, il faudra remonter le moteur des pulsions, la noradrénaline, par son précurseur nutritionnel, l'acide aminé L-tyrosine.

Autres

On peut classer les aliments qui ont la réputation d'être aphrodisiaques en trois catégories : les vasodilatateurs comme les épices et l'alcool, les aliments riches en zinc comme les huîtres, le gingembre, la corne de rhinocéros, et les dynamisants comme le chocolat.

EN PRATIQUE

En général

Optimisez votre réserve énergétique disponible :

– grâce aux techniques de respiration complète (voir p. 183) ;

– en préférant les glucides complexes aux sucres simples ;

– en préférant les acides gras oméga 3 aux graisses saturées et oméga 6 ;

– en augmentant vos sources de magnésium (1 à 1,5 litre d'eau contenant environ 100 mg de magnésium par litre, oléagineux, céréales complètes, légumes secs, légumes verts et compléments de glycérophosphate de magnésium apportant de 400 à 900 mg de magnésium-élément par jour) ;

– en consommant des sources de vitamines B (foie, crudités, céréales complètes et complexe minéro-vitaminique généraliste sans fer ni cuivre apportant de une à deux fois les apports journaliers recommandés).

Stress

Utilisez des techniques de gestion du stress (voir *Stress*) et associez des antioxydants (fruits, légumes, thé vert et vin rouge à dose modérée) à un complément antioxydant contenant de 200 à 400 mg de vitamine E naturelle, et les éléments synergiques (vitamine C, caroténoïdes et sélénium) pour favoriser la rétention cellulaire du magnésium.

Surmenage intellectuel, déprime, baisse de libido

Prenez le matin 20 minutes avant le petit déjeuner une gélule de L-tyrosine à 300 mg (sur prescription). Contre-indications : grossesse, allaitement. Précautions d'emploi : arythmies cardiaques, psychose, IMAO[1].

Profil de forte tension pulsionnelle, de perte chez la femme de la masse critique de tissu adipeux nécessaire à la fertilité (danse, sports intenses, anorexie…)

Glucides complexes à chaque repas, natation, contact avec l'eau, massages ; ajoutez du carbonate de lithium, de 160 à 180 mg au coucher (sur prescription). Contre-indications : grossesse, allaitement, séropositivité (voir *Stress et anxiété*).

---

1. Antidépresseurs.

Tabagisme

Associez le protocole « forte tension pulsionnelle », la L-tyrosine, du nicotinamide, des antioxydants et une cure de détoxification (voir *Tabagisme*).

Déficit en zinc

Il se manifeste par des ongles cassants et dédoublés, une pousse de cheveux ralentie, une peau sèche et une oligospermie chez l'homme (nombre insuffisant de spermatozoïdes). Consommez des huîtres, d'autres coquillages, des crustacés, des poissons, du foie, des viandes, des œufs et prenez un complexe minéro-vitaminique généraliste sans fer ni cuivre apportant 30 mg de zinc-élément sous forme de citrate de zinc.

Déficit en vitamines B

Faites une cure d'un mois d'un complexe dosé en vitamines B comprenant :

– vitamine B1, 100 à 200 mg ;

– vitamine B2, 10 à 20 mg ;

– vitamine B3 ou PP, 250 à 500 mg ;

– vitamine B6, 50 à 100 mg (cette dose ne doit pas être prise de manière plus prolongée sauf avis médical) ;

– vitamine B9, 500 µg à 1 mg ;

– vitamine B12, 500 µg à 1 mg (à prendre sous la langue à partir de 60 ans).

Lorsque cela est possible, il est plus précis de faire réaliser par le médecin nutrithérapeute des dosages, afin d'établir un bilan du statut de la personne dans ces vitamines.

Infertilité chez la femme et préparation à une fécondation *in vitro*

Arrêt du tabac (voir *Tabagisme*), réduction des expositions aux polluants (voir p. 101 ; par exemple, le fait de travailler dans une blanchisserie où l'on utilise le perchloréthylène pour le nettoyage à sec est associé à une fréquence élevée de fausses couches), correction du déficit et optimisation des apports quotidiens de magnésium, d'antioxydants et des autres minéraux et vitamines.

Infertilité chez l'homme

Arrêt du tabac (voir *Tabagisme*), réduction des expositions aux polluants (attention, de nombreuses expositions professionnelles sont concernées :

hydrocarbures, solvants, émanations lors des incendies, etc.) ; augmentation des apports en antioxydants (fruits, légumes, thé, vin rouge à dose modérée et complément contenant de 400 à 800 mg de vitamine E naturelle, de 300 à 600 mg de vitamine C, de 6 à 18 mg de bêta-carotène, de 6 à 18 mg de lycopène, de 50 à 150 µg de sélénium), recherche et correction d'un déficit en zinc.

Impuissance ou éjaculation précoce chez l'homme, difficulté à atteindre l'orgasme chez la femme

Une fois les troubles organiques écartés, remontez l'énergie (voir *Fatigue*) et optimisez la gestion du stress et les apports en magnésium. Si c'est insuffisant, envisagez un travail de développement personnel (intelligence émotionnelle, communication, dynamique relationnelle, etc., voir « Quelques nourritures affectives » p. 429) ou éventuellement une psychothérapie.

Dyspareunie (ou douleur à la pénétration)

Elle est souvent liée à un manque de lubrification. Il est nécessaire de traiter la ménopause par des phytœstrogènes et éventuellement de la DHEA (voir *Ménopause*), d'optimiser les apports en acides gras fluides (oméga 3 et huile d'onagre) et d'utiliser des lubrifiants locaux en attendant la restauration des sécrétions vaginales.

Ménopause et chute de libido associées

Elles sont à traiter de préférence par des phytœstrogènes et éventuellement de la DHEA ; en cas de tendance dépressive avec de la L-tyrosine.

Andropause

Elle se caractérise par une baisse de la libido, de l'humeur, de la masse musculaire et de la testostérone libre (la partie de la testostérone non mise en attente par une liaison avec des protéines, à faire doser), et relève d'une prescription médicale d'androgènes percutanés (par application quotidienne sur les cuisses). Contre-indication : cancer de la prostate, adénome prostatique important, élévation du dosage de PSA[1]. Attention à ne pas oublier de corriger les déficits en zinc, en magnésium et en antioxydants ubiquitaires à cet âge.

1. PSA (*prostate specific antigen*) : marqueur biologique de risque ou d'évolution du cancer de la prostate.

Désir et plaisir sexuels

Ils peuvent être aiguisés par des aliments et des nutriments vasodilatateurs, parmi lesquels l'alcool (interdit aux femmes enceintes), mais à faible dose, car il a vite un effet négatif. La qualité de l'alcool joue aussi un rôle : le champagne est souvent mieux supporté que le vin, le vin que les apéritifs et les apéritifs que les digestifs. De même que le temps du repas : plus il est long, plus l'alcool est métabolisé au fur et à mesure. La quantité de boissons non alcoolisées associée entre aussi en jeu. Un conseil utile : buvez systématiquement autant de liquides non alcoolisés que de liquides alcoolisés. Consommez des épices. Certains supportent les épices fortes et irritantes comme le poivre, le chili, la harissa, le wasabi (raifort japonais), etc. mais attention aux diarrhées, brûlures d'estomac, hémorroïdes, etc. Elles sont à utiliser avec modération ou à remplacer par des épices moins agressives comme la moutarde, le gingembre, le curry…

Certains compléments contribuent à la vasodilatation : le magnésium, les acides gras oméga 3, les antioxydants, l'arginine (un acide aminé). D'autres provoquent une vasodilatation aiguë, comme l'acide nicotinique, qui entraîne fréquemment une vasodilatation du visage (rougeur et chaleur) et d'autres parties du corps et, à l'extrême, une réaction de malaise et d'hypotension.

Les aliments riches en zinc n'ont en fait aucune action aphrodisiaque à court terme. Certes, les huîtres sont riches en zinc, mais leur effet est plus probablement lié à leur forte puissance sensorielle. Quant au zinc des extraits de cornes d'animaux comme le rhinocéros, il peut évidemment être obtenu de manière beaucoup plus simple dans les protéines animales et les compléments. Les extraits de cornes de cerf ont probablement un effet de par une imprégnation hormonale androgénique. Il est évident que détruire ou mutiler des animaux, et encore plus des espèces en voie de disparition comme les rhinocéros, pour obtenir des composés aussi simples à obtenir par ailleurs et de manière beaucoup plus fiable comme le zinc et les androgènes, est à la fois ridicule et scandaleux.

Le chocolat, lorsqu'il est de grande qualité et à fort pourcentage de cacao, est probablement un des meilleurs aphrodisiaques avec les épices, car il a indéniablement à la fois un effet antidépresseur, positif sur la libido, un effet énergisant et un fort pouvoir sensoriel (Casanova était un partisan des huîtres et du chocolat).

Un vrai repas gastronomique, qu'il soit concocté à la maison ou par un chef, incluant un beau cadre, une atmosphère détendue, avec nappe et vaisselle soigneusement choisies, plats goûteux aux saveurs contrastées, surprenantes, associé à des vins subtils, entraîne dans un voyage sensoriel hors du temps qui, quels que soient les ingrédients, conduit à une relation amoureuse beaucoup plus riche et gratifiante.

Autres aphrodisiaques à utiliser sans modération : la détente, le massage, la piscine, la plage, l'immersion dans tout milieu naturel, les vacances, l'intimité, la communication, la complicité, le sens du jeu, l'imagination et la culture érotiques.

→ Voir aussi : Minéraux (magnésium, zinc, sélénium), Vitamines, Antioxydants, Tabagisme, Oxygène, Acides aminés, Quelques nourritures affectives.

Le sommeil

Insomnie, réveils nocturnes, difficultés d'endormissement, réveils précoces, décalage horaire ou travail décalé, apnée du sommeil, insomnie du nourrisson, narcolepsie

Ce qu'il en est

Le sommeil nous apporte beaucoup : il nous aide à mémoriser, probablement à reclasser nos informations, à progresser dans nos pensées, à vivre dans nos rêves des situations insupportables ou impossibles dans la réalité… C'est surtout pendant le sommeil que l'énergie est disponible pour la croissance des enfants, pour défendre les tissus contre les agents infectieux et pour réparer les cellules endommagées (en particulier les neurones). La qualité du sommeil est essentielle pour un vieillissement harmonieux car c'est le moment privilégié pendant lequel nous pouvons ralentir notre cœur et baisser notre température. Cette mini-hibernation contribue à nous maintenir jeunes et en bonne santé plus longtemps.

Le matin, le centre de l'éveil du cerveau, le *locus coeruleus*, sonne à coups de noradrénaline. Les glandes surrénales sécrètent vers les muscles et les organes de la noradrénaline associée à du cortisol : ce sont les « trompettes d'Aïda » du cycle jour-nuit (le cycle nycthéméral). Et aux neurones de cliquer dans toutes les directions et aux muscles de se remuer. En avançant dans la journée, les taux de ces neurotransmetteurs et de ces hormones baissent, pour laisser la place à une montée de l'acétylcholine, le messager de la détente, de la récupération, de la réparation, et dans le cerveau la sérotonine et le GABA entament un « slow ». L'intensité de l'éclairage baisse, on a envie de s'asseoir, de boire, de manger, de bâiller… et de se coucher. Après l'endormissement, l'hypophyse va envoyer une pulsation d'hormone de croissance, un puissant signal de construction ou de reconstruction pour les tissus, et la glande pinéale tout en haut sous le crâne, que Descartes croyait le siège de l'âme, resynchronise toutes les glandes et toutes les cellules d'un coup de baguette de mélatonine.

Évidemment, cette belle symphonie peut être l'hôte de quelques fausses notes : difficulté à s'endormir, en général associée à un caractère de « forte tension pulsionnelle », réveils nocturnes (qui s'ils ne sont pas expliqués par des causes banales – bruit, envie d'uriner ou problèmes de prostate –, sont le plus souvent liés au stress et au manque de magnésium) ou réveils précoces, réveils avant le réveil, qui doivent faire rechercher une tendance dépressive. Certaines personnes sont plus du soir, d'autres plus du matin. Les cycles ne sont pas les mêmes pour chacun et chacun peut être un peu décalé par rapport aux autres. Le décalage horaire peut aussi être dû à un travail nocturne, le pire étant lorsque le décalage est sans cesse différent, comme dans le système des « trois huit ». Ces décalages entraînent des perturbations de la quantité et de la qualité du sommeil.

Enfin, la mini-hibernation nocturne et son caractère réparateur peuvent être perturbés par des apports en calories et en alcool trop importants au dîner, un manque de renouvellement de l'air de la chambre, ou une respiration interrompue, associée ou non à des ronflements, l'apnée du sommeil, qu'il est extrêmement important de rechercher, car c'est un facteur de vieillissement accéléré du cœur et du cerveau.

Aliments et nutriments du sommeil

Les glucides complexes, le magnésium et le lithium

Une alternance efficace entre la mobilisation diurne et la récupération nocturne dépend d'une bonne synthèse des signaux qui déclenchent et soutiennent ces deux phases. Des neurones surmenés par un travail exigeant en concentration se vident de leur tyrosine et deviennent incapables de fabriquer suffisamment de noradrénaline. Dans un premier temps, cela se traduit par une difficulté à se lever le matin. Dans un second temps, si l'épuisement gagne d'autres circuits, c'est l'effet inverse qui apparaît : la personne se réveille trop tôt.

Le caractère de forte tension pulsionnelle est, lui, associé à un ralentisseur, la sérotonine, plus faible que l'accélérateur, la noradrénaline, ce qui se traduit par une difficulté à s'endormir. L'enfant qui naît avec ce caractère montre souvent déjà très petit une réticence à aller dormir. Les glucides complexes, le magnésium et le lithium, les massages, les bains prolongés, la natation et les autres sports s'avèrent alors efficaces.

Il ne faut pas confondre ces difficultés à s'endormir chez un enfant rapide, impatient, qui tolère mal les frustrations, avec des insomnies plus radicales qui seraient le signe, d'après le professeur Kahn, de l'intolérance au lait de vache. Il est alors nécessaire non seulement d'éviter les produits laitiers, mais aussi de combattre l'inflammation du tube digestif qui permet aux protéines non digérées de passer dans le sang et de provoquer des réactions, par des ferments positifs comme des bifidus et des *Lactobacillus*, des acides gras oméga 3, des antioxydants et du magnésium.

L'insomnie chez le tout-petit révèle malheureusement parfois de profonds troubles anxieux, qui peuvent être associés à des troubles de la personnalité et des « états limites » (encore appelés *border line*), intermédiaires entre la névrose et la psychose chez la mère.

Le magnésium

Après la petite enfance, le stress et l'anxiété se manifestent plutôt par des réveils nocturnes. On se retrouve en pleine nuit en train de repasser le film d'un événement de la journée, à ressasser une frustration… Un apport en magnésium suffisant et une meilleure gestion du stress devraient suffire dans ces cas à régulariser le sommeil.

La L-tyrosine

Pour lutter contre le décalage horaire, qu'il soit dû à des voyages ou à un travail de nuit, il existe un protocole remarquablement efficace, qui consiste à utiliser pour déclencher la phase de sommeil le « chef d'orchestre » qui synchronise nos cellules, la mélatonine, et pour relancer la phase d'éveil, la L-Tyrosine, précurseur de la noradrénaline (voir auprès d'un médecin nutrithérapeute).

Conseils alimentaires

Moins de calories le soir

Pour que le sommeil soit vraiment réparateur, il faut répartir judicieusement les prises caloriques. C'est la journée qui nécessite le plus d'énergie. Or, nous ne prenons pas le temps de petit-déjeuner et de moins en moins souvent celui de déjeuner. Pour des raisons évidentes : on a plus de temps le soir, on se retrouve, et le dîner devient le repas principal de la journée, au moment où nous allons réduire nos dépenses. Le problème est qu'une partie de l'excès calorique non dépensé a tendance à se stocker dans le tissu adipeux et qu'une autre partie des calories est obligatoirement dissipée dans les heures qui suivent le repas, ce qui accélère le cœur et élève la température du corps pendant la période où ce devrait être le contraire. Au total, les dîners riches favorisent la prise de poids et accélèrent la vitesse du vieillissement tout en réduisant la récupération nocturne. « Fais un petit déjeuner de prince, un déjeuner de bourgeois et un dîner de mendiant », dit-on dans de nombreuses cultures. Pas facile… mais bien utile. « Je n'ai pas faim le matin… je n'ai pas le temps le matin… et qu'est-ce que l'on va faire le soir ?.. » La solution est de jouer aux vases communicants : moins on mange le soir, plus on a faim le matin. On peut donc transférer une partie de ce que l'on allait manger le soir au lendemain matin. Les nouvelles habitudes peuvent se prendre vite. C'est aussi une question de « déclic » et de « conditionnement ». On voit souvent dans un hôtel les gens prendre au buffet du petit déjeuner du saumon, du jambon, une omelette… qu'ils ne mangeraient jamais chez eux.

Faire l'expérience d'un dîner léger et goûter la qualité du repos de la nuit qui suit est la meilleure manière de se convaincre. Il serait aussi judicieux de consommer des protéines (céréales complètes, œufs, jambon maigre, etc.) le matin car elles donnent plus d'énergie immédiatement brûlée, et moins de protéines le soir au profit des glucides complexes (légumes secs, riz, pâtes, pommes de terre, etc.) qui n'ont pas une obligation de dispersion d'énergie aussi importante et qui favorisent la synthèse de sérotonine, et donc le sommeil. On peut aussi accroître l'efficacité de ces dispositions en dînant tôt afin d'avancer la digestion avant de dormir. Quant à ce qu'on peut partager le soir, il y a beaucoup d'autres choses que la nourriture : conversations, jeux, danse, câlins, etc.

Attention à l'alcool

En ce qui concerne la quantité d'alcool consommée, pour les mêmes raisons, il serait préférable de boire moins le soir qu'à midi. Non seulement l'excès d'alcool apporte beaucoup de calories (7,5 calories par gramme contre 4 pour les glucides et les protides ; les graisses en apportent 9), mais il est vasodilatateur et hypoglycémiant. Si l'on boit trop, le sang stagne dans les veines dilatées, ce qui donne la bouche sèche, mais aussi réduit l'afflux de sang au cerveau (à l'extrême, c'est un des mécanismes du *delirium tremens*). Cet effet, associé à la baisse du sucre dans le sang, entraîne des pertes de neurones alors que, justement, la nuit est le moment privilégié de la réparation neuronale.

Mieux respirer

Une autre manière de maltraiter son cerveau, bien involontairement, est d'avoir des interruptions de la respiration pendant la nuit. Si l'on se sent particulièrement fatigué dès le matin, si l'on a l'impression d'être moins vif, et surtout si l'on ronfle pendant le sommeil, ce doit être l'occasion d'aller faire une nuit de tourisme dans un hôpital. On vous gratifiera d'une coiffure originale agrémentée de plein de fils. Cet enregistrement du sommeil permettra de savoir si l'on cesse de respirer de manière dangereuse (apnée du sommeil) et si l'on relève d'un traitement. Mais tout un chacun, sans faire d'apnée du sommeil, a tendance à ne pas fournir pendant la nuit à son cerveau l'air qu'il mérite. Nous dormons la plupart du temps dans des pièces de volume limité dans lequel l'air n'est pas renouvelé. Résultat : au fur et à mesure que la nuit avance, la proportion d'oxygène baisse et celle de gaz carbonique augmente. Or, le cerveau est un organe extrêmement avide d'oxygène, car bien qu'il ne pèse que 2 à 3 % du poids du corps, il consomme de 20 à 30 % d'énergie. Donc, pensez, même l'hiver, à ménager un minimum d'aération de votre chambre pour éviter d'asphyxier vos neurones !

EN PRATIQUE

En général

• préférez un dîner léger, si possible pris tôt, au profit d'un petit déjeuner plus consistant et protéiné. Pour le dîner : soupe, crudité ou salade, plat comprenant un peu de protéines seulement (œufs, poisson, viande blanche ou une association légumes secs et céréales), une bonne part de glucides complexes (riz, pâtes, lentilles, pois, pommes de terre, couscous, etc.), un fruit ;

• limitez l'alcool le soir à un verre de vin ou de champagne ;

• évitez les activités intenses le soir (il vaut mieux courir le matin), le bruit, les films violents, les jeux vidéo brutaux, les actualités catastrophiques, la lumière crue… au profit d'activités relaxantes ;

• une musique douce, la méditation, l'évocation de bons souvenirs, l'intimité, les bains, les massages, une couverture plus chaude sur les pieds favorisent l'endormissement ;

• assurez une aération capable de renouveler l'air de la chambre pendant la nuit ;

• une température de 15 à 17 degrés est en général optimale ;

• optimisez vos apports en magnésium : de 1 à 1,5 litre d'eau contenant environ 100 mg de magnésium-élément par litre (utilisable pour les boissons chaudes et les soupes), oléagineux, céréales complètes, légumes secs, légumes verts et un complément de glycérophosphate de magnésium apportant de 300 à 600 mg de magnésium-élément, associé à des rétenteurs (antioxydants et/ou taurine).

Réveils nocturnes

Recherchez les signes de manque de magnésium : contractures musculaires, crampes, palpitations, aérophagie (voir *Stress*) et prenez une dose plus adaptée de magnésium, si nécessaire associée à un complément antioxydant ; au moment du réveil, n'allumez pas la lumière, ne vous levez pas, ne vous mettez pas à lire, etc. Préparez 3 comprimés de magnésium apportant environ 250 mg de magnésium-élément et prenez-les pour favoriser le rendormissement.

Difficultés d'endormissement

Recherchez les signes de « forte tension pulsionnelle » : impatience, tendance aux excès, impulsivité, intolérance aux frustrations, attirance pour le sucré, l'alcool, le chocolat… et prenez en sus du magnésium, une cure de vitamines B d'un mois, et du lithium (sur prescription) (voir *Stress et anxiété*) ; par ailleurs, consommez des glucides complexes à tous les repas et, avant de vous coucher, prenez un bain prolongé et échangez des massages avec votre conjoint.

Réveil précoce

Recherchez des symptômes et des signes de déprime (voir *Mémoire* et *Fatigue*). Le médecin nutrithérapeute prescrira alors de la L-tyrosine à 300 mg, à prendre 20 minutes avant le petit déjeuner. Contre-indications : grossesse, allaitement. Précautions principales d'emploi : arythmie cardiaque, spychose, prise d'IMAO[1]. Il est toujours préférable de remonter le magnésium 8 à 10 jours avant de commencer la tyrosine (voir *Mémoire* et *Fatigue*).

Décalage horaire ou travail décalé

Associer à la tyrosine du matin, 3 mg de mélatonine au coucher (dans le pays d'arrivée). Pour le travail décalé, si l'on travaille de minuit à 8 heures et que l'on dort de 10 heures à 18 heures, il faudrait prendre 3 mg de mélatonine à 10 heures (toujours l'heure du coucher) et 300 mg de tyrosine à 18 heures (toujours l'heure du lever). La mélatonine n'a pas été enregistrée comme médicament du décalage horaire en France ; il est donc nécessaire de se la procurer à l'étranger ou par Internet. Attention : elle doit être synthétique et non extraite de cerveaux de bovins.

Apnée du sommeil

En cas de ronflement, de fatigue matinale inexpliquée, de baisse des performances intellectuelles, il est indispensable de rechercher les causes d'origine obstructive ou autre des pauses respiratoires par un enregistrement du sommeil afin de pouvoir les traiter. En attendant :

– Piracétam (un médicament qui soutien la nutrition neuronale) ;

– *Ginkgo biloba* en teinture-mère (2 à 4 pipettes) ou en comprimés (4 à 6) ;

– magnésium (600 à 900 mg de magnésium-élément sous forme de glycérophosphate) ;

– un complexe de vitamines B (apportant 100 à 200 mg de vitamine B1, 10 à 20 mg de vitamine B2 et 500 mg à 1 g de vitamine PP ou nicotinamide).

---

1. Antidépresseurs.

On prendra dans certains cas aussi la vitamine B1 sous forme liposoluble car elle pénètre mieux dans les neurones, et un complexe antioxydant comprenant 400 à 800 mg de vitamine E naturelle. Si les apnées sont prolongées et multiples ou qu'il y a des facteurs de risque associés (tabac, problèmes cardio-vasculaires, âge…), il sera judicieux d'ajouter, le temps que les choses s'améliorent, de la coenzyme Q10 (300 à 450 mg par jour) et de la N-acétyl-carnitine (1 g à 1,5 g par jour). Les compléments qui ne seront pas trouvés tout prêts chez le pharmacien peuvent être réalisés sous forme de préparation, sinon il faut les rechercher sur Internet. Tout cela, bien sûr, sous suivi médical, si possible par un médecin nutrithérapeute.

Insomnie du nourrisson

Recherchez une intolérance alimentaire et/ou un trouble anxieux profond chez les parents ; dans tous les cas, il sera utile de donner au bébé de petites doses de glycérophosphate de magnésium liquide.

Narcolepsie

Si vous souffrez de cette tendance irrésistible au sommeil survenant par accès, utilisez en continu la L-tyrosine (300 à 1 200 mg) en une ou deux fois 20 minutes avant les repas. Il faut remonter le magnésium pendant 10 jours avant de commencer la tyrosine. Contre-indication : grossesse, allaitement. Principales précautions d'emploi : arythmie cardiaque, psychose, IMAO. Associez cela avec des doses de 250 mg de vitamine C à croquer (non effervescente), également réparties six fois dans la journée (dose totale : 1,5 g par jour), avec des complexes de flavonoïdes comprenant des extraits de thé vert, de vin rouge, de citroflavonoïdes, de myrtilles, de pépins de raisin et du *Ginkgo biloba*. Les flavonoïdes et le *Ginkgo biloba* seront répartis en deux prises : fin du petit déjeuner et fin du déjeuner (étant dynamisants, ils ne doivent pas être pris le soir).

→ Voir aussi : Oxygène, Minéraux (magnésium), Vitamines.

Le stress et l'anxiété

Anxiété, attaques de panique, phobies, TOC, spasmes digestifs, tensions musculaires, troubles digestifs, perturbations du rythme cardiaque, comportements anxio-agressifs, signes dépressifs, déficit d'attention, addictions

Ce qu'il en est

Lorsque l'on claque des mains, les pigeons s'envolent. Les animaux réagissent au bruit ou à d'autres stimuli comme l'approche par un comportement de fuite ou d'attaque. Ces stimuli sont perçus comme des menaces potentielles à la survie de l'individu. Ils mettent en alarme un centre du cerveau conçu pour assurer la sécurité. Ce centre, très ancien dans l'évolution, est hérité des reptiles. Il ne nécessite aucun apprentissage car ses circuits sont automatisés sous forme de « réflexes ». Son programme : donner les meilleures chances de survie par une attirance instinctive ou « pulsions » pour un territoire. Ce territoire a pour but de procurer trois ingrédients basiques de la survie individuelle et de l'espèce : la sécurité, la nourriture et un ou des partenaires pour la reproduction. C'est ce même centre « reptilien » qui contient donc à la fois les mécanismes de l'éveil, de l'attention, de la vigilance, de la combativité et autres techniques de défense, de même que l'énergie basique qui mène aux comportements alimentaires et sexuels.

Quand l'homme préhistorique entendait la nuit un craquement, cela pouvait être une bête sauvage qu'il fallait immédiatement combattre ou à laquelle il fallait échapper en courant ou en grimpant à un arbre. Que l'on combatte, que l'on se mette à courir ou à monter dans les branches, cela requiert une mobilisation d'attention et d'énergie : les muscles doivent se contracter, les bronches se dilater pour apporter plus d'oxygène, le cœur s'accélérer pour l'amener plus vite aux muscles. Toutes ces réactions sont automatiquement coordonnées à partir de ce centre d'alarme et des petites glandes qu'il stimule au-dessus des reins (les glandes surrénales). La fonction de ces petites glandes est de sécréter un messager qui, libéré dans le sang, va propager l'ordre de mobilisation : c'est l'adrénaline (en réalité plus sa cousine, la noradrénaline).

Arrivée aux muscles, la noradrénaline leur ordonne de se tendre en provoquant un passage de calcium de l'extérieur à l'intérieur des cellules musculaires. Pourquoi est-ce important de comprendre ce mécanisme ? Parce que c'est la raison de toutes les manifestations du « stress » que nous subissons chaque jour. Nous ne sommes plus susceptibles de rencontrer des bêtes sauvages, car notre environnement a changé. Mais les gènes mettent beaucoup plus de temps à se modifier que l'environnement. Les bruits qui surprennent, un coup de klaxon ou une porte qui claque, déclenchent automatiquement des sécrétions de noradrénaline. Nos muscles se tendent et notre cœur s'accélère. Pour soutenir cette dépense, le même système libère un surcroît d'énergie. Pas étonnant que nous ressentions des tensions dans le cou ou dans le dos. Pas étonnant que le simple fait d'être en ville fatigue plus que d'être à la campagne. Cela dit, n'importe quel stress a les mêmes conséquences, qu'il s'agisse du froid, d'une mauvaise nouvelle, d'un souci, etc.

Quand le calcium prédomine sur le magnésium

Mais l'affaire se complique. Car lorsque la noradrénaline augmente nos tensions musculaires et notre rythme cardiaque en faisant pénétrer plus de calcium dans les cellules, ce calcium prend la place d'un autre minéral, le magnésium. Or, le magnésium jour un rôle fondamental dans la production d'énergie. **Non seulement le stress augmente la dépense d'énergie, mais il réduit les capacités du muscle à produire de l'énergie. C'est la raison pour laquelle la cause la plus fréquente de fatigue est le stress.** Un stress aigu peut « couper les jambes » et un stress chronique rend de plus en plus fatigable. De plus, en prenant la place du magnésium, le calcium amène celui-ci à sortir de la cellule. Suite par exemple à une contrariété, le magnésium sort de nombreuses cellules et son niveau augmente dans le sang. Lorsque ce surplus de magnésium passe par le rein, celui-ci réagit en l'éliminant dans les urines. À chaque porte qui claque, à chaque coup de klaxon, à chaque mauvaise nouvelle, du magnésium part. Évidemment cela accroît la fatigue, mais aussi, et il est essentiel de comprendre ce phénomène, cela augmente la réaction au stress. Par le déficit en magnésium qu'il entraîne, le stress a facilement tendance à s'auto-amplifier. On appelle cela le « cercle vicieux » du stress. La première fois que la porte claque, les muscles se tendent, le cœur s'accélère, on ne s'en aperçoit même pas. La dixième fois, on sursaute, on ressent des palpitations. La trentième, on peut avoir une crampe, un coup de pompe, le cœur qui fait un à-coup (des extrasystoles), et la plupart du temps, les tripes s'en mêlent : aérophagie, estomac serré, inconfort abdominal… Tout ce qui contient des cellules musculaires peut se spasmer sous l'effet du stress : pas seulement les muscles, mais beaucoup d'organes, en particulier le tube digestif, la vésicule biliaire, la vessie, l'utérus… et aussi les vaisseaux qui sont capables de se contracter.

Les effets du stress

Le stress n'est pas seulement un phénomène de civilisation, lié au fait que le milieu urbain est encombré de stimulations loin d'être toujours désirées, que la société contemporaine va plus vite et est de plus en plus exigeante. C'est aussi un facteur considérable de mal-être et de pathologies qui vont des plus bénignes aux plus graves.

Spasmes et tensions musculaires

De simples tensions dans le cou ou dans le dos peuvent s'aggraver en crampes, en lumbago, en torticolis, et à l'extrême certaines personnes surmenées en arrivent à ce qu'on appelle de la « fibromyalgie » : à force d'être spasmés, les muscles sont épuisés, douloureux et ont lésé les tendons qui les relient aux os.

Troubles digestifs

On peut faire de l'aérophagie, avoir des difficultés à digérer ou des ballonnements abdominaux et un transit irrégulier, alternant constipation et tendance à la diarrhée (« colopathie spasmodique »). À un stade supérieur d'intensité, l'estomac plein renvoie des aliments acides (reflux gastro-œsophagien). Au summum, le côlon peut être tellement spasmé que cela crée des diarrhées sanglantes et des coupures de circulation (« recto-colite hémorragique ») qui peuvent nécessiter une intervention chirurgicale.

Resserrement des vaisseaux

Lorsqu'il fait froid, ce sont d'abord les mains et les pieds dont la température baisse. Pourquoi ? Parce que pour défendre la température du corps entier, les vaisseaux des extrémités se resserrent. De cette façon, le sang qui circule dans les organes essentiels reste chaud. Mais il suffit d'un stress autre que le froid, le trac par exemple, pour que le même spasme des vaisseaux se produise et donne des mains et des pieds froids. Chez certaines personnes sensibles et très déficientes en magnésium, le froid rend les doigts blancs et douloureux : c'est le syndrome de Raynaud. De très nombreux vaisseaux peuvent se spasmer, comme ceux des oreilles lors d'un bruit ou d'une émotion : cela contribue à faire baisser l'audition, peut produire des sifflements d'oreille (acouphènes) et si les vaisseaux des organes de l'équilibre sont touchés, des vertiges (maladie de Ménière). D'autres vaisseaux de la tête peuvent se resserrer, provoquant alors des migraines ou des troubles du langage, de la vision ou d'autres fonctions cérébrales. S'ils sont passagers, on les appelle AIT (accidents ischémiques transitoires) ; s'ils sont prolongés, les dommages sur les neurones sont définitifs et les troubles ne peuvent régresser que partiellement grâce à la constitution de nouvelles connexions. Lorsque ce sont les vaisseaux du cœur qui se resserrent, on parle d'« angor », trouble qui peut mener à des dégâts irréparables du muscle cardiaque (infarctus), soit parce que le resserrement est trop intense ou prolongé, soit parce qu'il est associé à des resserrements préexistants des parois artérielles (liés à la présence de plaques d'athérome).

Perturbations du rythme cardiaque

On peut avoir le cœur qui s'accélère ou des palpitations sous l'effet d'une émotion ; le manque de magnésium s'intensifiant, on peut avoir tendance à la tachycardie (le cœur atteint 100 pulsations par minute alors qu'on ne fait pas d'effort) ; des arythmies peuvent apparaître et à l'extrême, sous l'effet d'un choc, on peut faire un arrêt cardiaque, étiqueté par la médecine comme « mort subite ».

Pathologies diverses

De très nombreuses pathologies peuvent, par des mécanismes multiples, être déclenchées ou aggravées par le stress : depuis la simple infection facilitée par la chute énergétique provoquée (par exemple une poussée d'herpès), jusqu'à certains diabètes, des hyperthyroïdies, des psychoses, en passant par l'eczéma, l'asthme, le psoriasis, etc.

Aliments et nutriments du stress et de l'anxiété

Le magnésium

Le nutriment fondamental pour mieux gérer le stress et l'anxiété est sans conteste le magnésium. La première raison évidente est que le stress entraîne une perte urinaire de ce minéral. Or, plus de 75 % de la population ne reçoit pas par l'alimentation les quantités recommandées pour ne pas être en déficit, sans compter la surutilisation due au stress. Le résultat : le manque de magnésium est le déficit micronutritionnel le plus fréquent et le plus intense (celui que l'on trouve le plus au stade de carence).

Le magnésium intervenant à tous les stades de la production d'énergie, son manque est aussi la première cause de fatigue. Plus une personne est fatiguée, plus elle est vulnérable au stress et à l'anxiété. Lorsqu'on est en forme, si quelque chose arrive, on peut se dire : « Je vais faire face. » Lorsque l'on ressent un manque d'énergie, on a tendance à se demander : « Vais-je pouvoir faire face ? » L'usure engendrée par le stress, qui dans certains moments peut devenir de l'épuisement, contribue donc aussi à rendre anxieux. À l'extrême, certains patients surmenés pendant des années arrivent à un épuisement dont ils ont beaucoup de mal à se remettre et qui réduit de 50 % leur capacité à travailler. Cet état est souvent accompagné d'une faiblesse des défenses immunitaires, d'infections virales qui aggravent la fatigue et d'une dépression (voir *Mémoire*). On appelle cette pathologie de plus en plus couramment rencontrée le « syndrome de fatigue chronique », et quand elle s'accompagne de douleurs à la racine des membres, la « fibromyalgie ». Au centre du traitement long (en moyenne dix-huit mois) pour remonter les capacités, le magnésium. Évidemment, il serait plus judicieux de ne pas en arriver là et de compenser au fur et à mesure ses pertes en magnésium, en les ajustant progressivement, sachant qu'elles sont proportionnelles à l'intensité du stress.

La seconde raison du rôle central du magnésium dans l'adaptation au stress est sa capacité à contrôler les quantités de calcium qui passent de l'extérieur à l'intérieur des cellules et qui sont responsables de la réaction au stress. C'est cette entrée de calcium qui permet au muscle de se contracter, au tube digestif de s'agiter, aux vaisseaux de se resserrer. Le magnésium, en diminuant les flux de calcium qui envahissent les cellules stimulées par la noradrénaline, réduit les tensions musculaires, les spasmes des organes intérieurs (estomac, côlon, vésicule biliaire, vessie, etc.) et les resserrements des artères.

Si la fatigue est anxiogène, c'est aussi le cas des troubles spastiques engendrés par le stress. Pour une personne qui a le trac, avoir en plus mal au ventre n'améliore pas la confiance en soi ni la performance. Avoir le rythme cardiaque qui fait des « sauts » peut inquiéter. Parfois, c'est l'air qui se bloque dans l'œsophage et donne des douleurs dans la région du cœur. « Est-ce que je ne fais pas un infarctus ? » se demande la personne dont l'anxiété peut se transformer en attaque de panique. Lorsque le mental s'emballe, l'angoisse monte et peut mener à un état de tension extrême. La personne se sent mal, est souvent obligée de s'allonger, se met à respirer à grande vitesse, a les membres qui se tétanisent et l'impression qu'elle va mourir : c'est la crise de tétanie, autrefois appelée « hystérie », qui est très spectaculaire bien que sans danger. Elle relève au pire d'une injection de magnésium.

Certaines personnes sont plus perméables au stress que d'autres, plus sensibles, plus réactives. Elles naissent ainsi. Ce n'est pas une maladie, mais un « caractère », qui concerne environ 18 % de la population. Longtemps appelé « spasmophilie », ce caractère a été identifié : un marqueur génétique découvert par Jean-Georges Henrotte, un pharmacologue français, en collaboration avec le professeur Jean Dausset, Prix Nobel, est détectable chez ces personnes (le groupe tissulaire HLA B35) qui retiennent moins bien que les autres le magnésium dans les cellules (cette analyse n'est pas de pratique courante car elle est coûteuse et plutôt utilisée pour la recherche ; le diagnostic clinique étant facile, elle n'est pas non plus nécessaire). La conséquence : une quantité ou une intensité de stress plus faible que chez les autres suffit à déclencher des réactions spastiques des muscles, des organes et des vaisseaux. Beaucoup de médecins sont encore fermement accrochés à la croyance que ces personnes sont

« névrosées » et leur donnent des médicaments anxiolytiques ou bêta-bloquants, en leur laissant entendre que leur problème vient « de la tête ». C'est bien dommage, car ces médicaments ne corrigent pas la véritable cause de leur réactivité et aggravent plutôt le déficit en énergie. Par ailleurs, ils induisent des dépendances et ainsi des millions de personnes se retrouvent plus ou moins à vie sous des psychotropes inappropriés.

Les antioxydants et la taurine

Les « spasmophiles », qui représentent environ une personne sur cinq, sont donc plus sensibles parce que génétiquement susceptibles de perdre plus de magnésium sous l'effet d'un stress. Mais le stress lui-même, en entraînant une dépense d'énergie supplémentaire, oblige à brûler plus de calories, ce qui est inévitablement associé à des déchets oxydatifs et endommage les membranes des cellules. Or des membranes endommagées retiennent encore moins bien le magnésium. Le « cercle vicieux du stress » est en fait le résultat de plusieurs mécanismes autoaggravants. Pour compenser ce dommage membranaire et la fuite magnésienne augmentée, notre organisme mobilise de la taurine, un dérivé d'acide aminé soufré, qui a non seulement la propriété de protéger et de réparer les membranes, mais qui a lui-même un effet calmant sur les cellules assez proche de celui du magnésium. D'où la proposition logique qui a été faite d'associer au magnésium de la taurine pour que le magnésium donné ait moins tendance à ressortir des cellules et à fuir dans les urines. Une autre possibilité pour obtenir cet effet d'épargne du magnésium, appelé effet magnésio-rétenteur ou parfois magnésio-fixateur, est d'utiliser des antioxydants comme les vitamines E et C, les caroténoïdes et le sélénium, afin de protéger et de réparer les membranes cellulaires face à l'augmentation du stress oxydatif qui est le résultat de l'augmentation des stress physiques ou psychologiques.

Les nutriments de la sérotonine et du GABA

Si le stress de nos muscles, organes et vaisseaux correspond à une montée d'un sonneur d'alarme, la noradrénaline, sécrétée par les glandes surrénales pour mobiliser tous ces tissus, c'est cette même noradrénaline qui sonne l'alarme dans le cerveau en augmentant le niveau de vigilance, la combativité et l'intensité des pulsions dans une petite région consacrée à la survie et dont l'origine remonte aux dinosaures et aux reptiles, le *locus coeruleus*. **L'anxiété correspond à un niveau de mise en alarme excessif de ce centre par rapport aux besoins réels de l'adaptation à la situation.** Or, la noradrénaline, l'intensificateur de la vigilance et l'accélérateur des pulsions fondamentales (survie, territoire, alimentation, reproduction) est modulée par deux freins : le GABA et la sérotonine.

À partir d'une génétique complètement différente de celle de la spasmophilie, **environ une personne sur quatre naît avec un caractère de forte tension pulsionnelle**. Cela est expliqué soit par un frein (la sérotonine) plus difficilement produit, soit par un accélérateur (la noradrénaline) plus facilement produit que chez les autres, soit par encore un autre mécanisme. Cela se remarque facilement. La personne est « intense », a tendance à tout faire dans l'excès (de paroles, d'émotions, de nourriture, de boisson, de vitesse…), est impatiente, tolère mal les frustrations, a du mal à se contrôler (impulsivité), peut se laisser déborder par l'agressivité et la colère, ou au contraire essayer de gérer cette intensité par un hypercontrôle. C'est une bonne candidate aux TOC (troubles obsessionnels compulsifs). Elle a aussi tendance aux dépendances, car elle découvre inconsciemment que le sucré, l'excès de « bouffe », l'alcool, le tabac réduisent son inconfort (tout simplement parce que tous augmentent la sérotonine dans le cerveau). L'inconfort est réel car lorsque le sonneur d'alarme, la noradrénaline, n'est pas bien équilibré par le frein, la sérotonine, la mobilisation de la personne a tendance à être en permanence excessive par rapport aux besoins d'adaptation. Autrement dit, si la personne spasmophile, HLAB 35, est génétiquement hyperréactive au niveau de ses muscles, organes et vaisseaux, la personne qui présente le caractère de forte intensité pulsionnelle est génétiquement prédisposée à être survoltée et anxieuse.

Ces deux formes de caractère – représentant respectivement 18 % et 25 % de la population, et qui ne sont pas des maladies –, rendent plus sensible au stress et à l'anxiété de manières complètement différentes, mais qui se rejoignent. Car la personne qui ressent des troubles physiques face à de nombreuses situations bénignes finit par être anxieuse et la personne survoltée qui vit à cent à l'heure finit par se stresser. De plus, la banalité de ces deux caractères fait qu'ils se retrouvent souvent conjugués chez la même personne, s'amplifiant l'un l'autre.

Ce qui stimule encore ces tendances héréditaires, ce sont des déficits nutritionnels, dont celui de magnésium, le plus fréquent et le plus accentuée, qui aggrave le déséquilibre entre l'accélérateur (la noradrénaline) et le frein (la sérotonine) du centre de survie et donc augmente l'anxiété.

Par ailleurs, pour être produite, la sérotonine a besoin de plusieurs vitamines B : B6, B9 et B12. Or, le déficit en vitamine B6 est très fréquent et aggravé par le stress. Et le deuxième frein, le GABA, sur le récepteur duquel agissent la plupart des médicaments anxiolytiques, utilise aussi la vitamine B6 pour sa fabrication.

Nous verrons d'autres manières d'optimiser la production de sérotonine : les glucides lents, le lithium, le sport, le contact avec l'eau, le massage… (voir « Gérer le stress » p. 167).

EN PRATIQUE

Pour remonter votre magnésium

Privilégiez :

- les eaux minérales, contenant de 80 à 200 mg de magnésium par litre , qui peuvent être utilisées pour les boissons froides, les boissons chaudes, les soupes et même pour cuire les aliments qui absorbent l'eau (comme le riz, les pâtes, les légumineuses…). La consommation quotidienne souhaitable est de 1 à 1,5 litre par jour ;
- les céréales complètes (pain au levain, semoule de blé, de riz complet ou semi-complet, flocons d'avoine, riz et pâtes semi-complets ou complets…). Intégrez-les au petit déjeuner préparées avec du « lait » de soja ou du « lait » de riz enrichi en calcium (on peut y ajouter une purée d'oléagineux et des fruits) ;
- les légumes secs, le soja, et les légumes verts – à consommer une fois par jour ;
- les poissons gras, les crustacés et les coquillages, à consommer au moins trois fois par semaine (pour les poissons gras seulement marinés, pochés ou vapeur, car si la température est trop élevée, les acides gras oméga 3 sont endommagés) ;
- les oléagineux : amandes, noix, noisettes, noix de cajou, noix de pécan, noix de Brésil, pistaches, à croquer entiers, inclus entiers, en fragments, sous forme de poudre ou de purée dans les plats ou desserts. Ils contiennent par ailleurs de

« bons acides gras », d'autres minéraux et des fibres, ne font pas grossir (excepté en grand excès) et améliorent le profil des lipides du sang – ils peuvent être intégrés dans de nombreuses recettes (dans les céréales du petit déjeuner, dans les salades, les pâtisseries maison…) et ils constituent l'en-cas idéal (à placer dans le cartable des enfants, dans le sac à main, dans la voiture, au bureau, dans le sac à dos pour les sorties, etc.). N'hésitez pas à les placer systématiquement au goûter, en apéritif, dans les réceptions. On peut en consommer 100 à 200 g par jour (les « bonnes calories » prennent la place des mauvaises).

• Préférez le thé (si possible infusé dans une eau riche en magnésium) au café, qui augmente l'élimination urinaire du magnésium et réduit l'absorption de la vitamine B1 (la vitamine B1 est également nécessaire à la production d'énergie).

• Les excès d'alcool augmentent, aussi, l'excrétion urinaire du magnésium et la surutilisation des vitamines B.

• Prenez des compléments de glycérophosphate de magnésium associés à des antioxydants et/ou de la taurine ; pour remonter le passif accumulé et effacer la fatigue et les troubles spastiques liés au manque de magnésium, un traitement dit « d'attaque » intense apporte de 600 à 900 mg de magnésium-élément (souvent 2 à 3 comprimés à chaque repas) avant de rechercher le minimum avec lequel on reste durablement bien. Pour trouver la dose d'entretien efficace, le mieux est de réduire la quantité prise de 1 comprimé par jour tous les 15 jours lorsque l'on a atteint le degré de mieux-être souhaité. Cela se fait par tâtonnements, étant donné que la quantité de magnésium complémentaire nécessaire à long terme dépend de la sensibilité personnelle (liée à la génétique), des apports alimentaires et du degré de stress. Lorsque l'on est descendu trop bas, les problèmes (fatigue, tensions musculaires, etc.) réapparaissent. Il faut alors remonter de 1 ou 2 comprimés par jour pour trouver sa dose « de croisière » personnelle.

• Il reste à apprendre à adapter la dose en fonction des circonstances, car **le besoin en magnésium est proportionnel au stress**. Mieux le stress est géré, moins il est nécessaire de se supplémenter, de même qu'en vacances. Lors d'une période difficile, reprenez sans attendre d'être déstabilisé la dose « d'attaque », le temps de la traverser, en en minimisant la « facture » en fuite d'énergie et en mal-être.

Gérer le stress

Une meilleure gestion de son stress permet de réduire la surutilisation du magnésium par l'organisme. Plusieurs techniques peuvent être proposées :

- la respiration complète, aisée à pratiquer n'importe où, à n'importe quel moment, développée dans le cadre de l'initiation à de nombreuses techniques de « mieux-être » (relaxation, sophrologie, méditation, biofeed-back, yoga, chi kung...) ;
- le sport, en particulier la natation ;
- les massages ;
- les sorties dans la nature, au concert, au cinéma.... ;
- l'expression artistique (danse, musique, peinture, écriture, etc.) ainsi que toutes les activités manuelles (broderie, tricot, couture, art culinaire...) ;
- la lecture d'ouvrages sur le bonheur et le développement personnel, simples, faciles à consulter un peu chaque jour et à chaque instant (voir p. 429) ;
- et pour ceux qui veulent aller plus loin, livres, stages et consultations de psychothérapie.

Mais avant tout cela, épurez tout simplement votre environnement quotidien du maximum d'interférences indésirables avec votre fonctionnement (sensoriel, intellectuel) optimal comme le bruit (les boules Quiès® sont un remarquable « complément » dans nombre d'endroits comme les transports en commun), les émissions de télé ou de radio pas vraiment choisies, les interactions « parasites » avec votre entourage, etc. Cette opération quotidienne de recentrage sur vos choix est une base fondamentale de l'hygiène mentale.

• Afin d'éviter que le magnésium ne ressorte des cellules et ne reparte dans les urines, il est souvent nécessaire d'ajouter un complexe antioxydant comprenant des vitamines E et C, du bêta-carotène et du lycopène, ainsi que du sélénium et de 200 à 800 mg de vitamine E naturelle à calibrer en fonction de l'âge, de l'exposition aux toxiques et aux polluants, ou mieux, de dosages biologiques (à prendre à un repas comprenant des graisses).

• Dans tous les cas, associez un complexe minéro-vitaminique généraliste (sans fer ni cuivre) afin de couvrir la surutilisation par le stress et l'anxiété des autres micronutriments (en fonction des apports alimentaires, de l'âge, de l'intensité des surutilisations, de une à trois fois les apports journaliers recommandés).

Pour équilibrer vos neurotransmetteurs (sérotonine, GABA)

• consommez deux fois par jour, dont une fois obligatoirement au dîner, des glucides complexes (trois fois par jour en cas de caractère de « tension pulsionnelle élevée ») : céréales au petit déjeuner, pain au levain, riz, pâtes, sarrasin, quinoa, amarante, taboulé, couscous, lentilles, petits pois, pois chiches, haricots, pommes de terre, patates douces, manioc, etc. ;

• enrichissez vos apports alimentaires en vitamines B : foie d'animaux élevés en plein air, crudités, céréales complètes ;

• faites une cure d'un mois d'un complexe dosé en vitamines B de manière à corriger une carence et comprenant : vitamine B1 (100 mg à 200 mg), vitamine B2 (10 à 20 mg), vitamine B3 ou PP (250 à 500 mg), vitamine B6 (50 à 100 mg, cette dose ne doit pas être prise de manière plus prolongée sauf avis médical), vitamine B9 (500 µg à 1 mg), vitamine B12 (500 µg à 1 mg, à prendre sous la langue à partir de 60 ans[1]). Lorsque cela est possible, faites établir par un médecin nutrithérapeute un bilan de votre statut personnel en vitamines afin de mieux définir les dosages appropriés ;

• l'entretien en ce qui concerne ces vitamines sera assuré à la fois par l'amélioration des choix alimentaires, le complexe généraliste et la présence fréquente de vitamines B dans les compléments de magnésium ;

• votre médecin sera la plupart du temps amené à prescrire une préparation à base de lithium à une dose intermédiaire nettement inférieure à la dose utilisée en psychiatrie (cette préparation réalisée par le pharmacien comprendra en traitement d'attaque de 160 à 180 mg de carbonate de lithium – contre-indications : grossesse, allaitement, séropositivité et quelques précautions d'emploi à surveiller par le médecin). La préparation est à prendre au moment du coucher car elle est sédative ;

1. En effet, à cause de la diminution du « facteur intrinsèque » avec l'âge, la vitamine B12 est moins bien absorbée.

• autres mesures très utiles : sport, en particulier natation, contact avec l'eau, massages, cures thermales ou de thalassothérapie, cocooning, expression créative, toutes techniques de gestion du stress, développement personnel, psychothérapie.

Anxiété, attaques de panique, phobies marquées, TOC (troubles obsessionnels compulsifs), addictions (sucré, alcool, tabac, drogues), comportements anxio-agressifs, etc.

Le traitement sera plus intense (sauf pour le lithium, qui ne sera pas augmenté au-delà de 180 mg) et comprendra du nicotinamide (ou vitamine PP) à des doses allant de 1 à 3 g par jour. Par ailleurs, il est évident que plus le problème est grave, plus le suivi par un psychiatre ou un psychothérapeute à orientation cognitivo-comportementale est nécessaire.

Signes dépressifs associés, déficit d'attention (chez l'enfant hyperactif), dépendance au tabac, au chocolat, au café, à la cocaïne et autres excitants

(Difficultés à se lever, baisse de combativité, humeur négative, réveil précoce, indécision, etc.). Il est en général nécessaire de donner aussi 300 à 600 mg de L-tyrosine, 20 minutes avant le petit déjeuner (sur prescription médicale). Contre-indication : grossesse, allaitement. Précautions d'emploi : arythmie cardiaque, psychose, IMAO.

→ Voir aussi : Minéraux, Vitamines, Antioxydants, Eau, Oléagineux, Céréales, Légumes, Nourritures affectives, Oxygène.

Le système digestif

Constipation, diarrhée, reflux gastro-œsophagien, aérophagie, pesanteur gastrique, colopathie spasmodique (ballonnements, douleurs abdominales, troubles du transit), ulcères gastro-duodénaux, maladie de Crohn, recto-colite hémorragique, prise d'antibiotiques, gastro-entérites, candidoses, gastrite, gastrite atrophique, maladie de Biermer, dysbiose, indigestion, hernie hiatale, nausées, colique hépatique, troubles de la vésicule, prévention des cancers de l'estomac, du rectum et du côlon

Ce qui se passe

Des déficits ou des carences nutritionnels peuvent donner des signes digestifs : par exemple une carence en vitamines B, une inflammation de la langue ; une carence en fer, une perlèche (sorte de gerçures des commissures des lèvres). Et à l'inverse, des troubles digestifs peuvent entraîner des carences : par exemple la gastrite atrophique est associée à une muqueuse de l'estomac incapable de produire le « facteur intrinsèque » nécessaire à l'absorption de la vitamine B12 ; l'inflammation de l'intestin dans la maladie de Crohn s'accompagne d'une malabsorption de plusieurs vitamines et minéraux, ou tout simplement une antibiothérapie ou une prolifération anormale dans le côlon (candidose ou autre dysbiose) perturbe la synthèse de vitamine K par la flore dont c'est l'un des rôles.

La santé du système digestif dépend – comme tous les tissus – d'apports suffisants non seulement en macronutriments (protides, lipides, glucides) et en micronutriments (vitamines et minéraux surtout), mais aussi en ferments (probiotiques comme les bifidus ou *Lactobacillus*) capables de maintenir un bon équilibre de la flore colique. En effet, les ferments naturels ou « saprophytes » qui vivent en symbiose avec nous contribuent par leur simple présence à empêcher les proliférations anormales (par exemple un excès d'*Escherichia coli*, qui peut migrer jusqu'à la vessie et donner une cystite). Par ailleurs, ils digèrent des nutriments que ni l'estomac ni le pancréas n'ont été capables de digérer : des fibres qui vont encore nous apporter des quantités non négligeables d'énergie, des petits sucres transformés en acides organiques, dont certains sont très utiles (comme l'acide butyrique, protecteur contre les risques de cancer du côlon), des tanins qui permettent l'absorption de flavonoïdes, etc. Ils activent des phytonutriments comme les isoflavones de soja (la daidzéine contenue dans les phytœstrogènes de soja ne devient active qu'une fois transformée dans le côlon). Enfin, ils contribuent à la synthèse de vitamines, en particulier la vitamine K, et de facteurs de plus en plus étudiés qui apparaissent protecteurs contre les toxiques et les agents infectieux.

La qualité des acides gras ingérés joue aussi un rôle très important car le tube digestif est tapissé d'une muqueuse qui réagit différemment, selon que les membranes de ses cellules sont composées de graisses saturées (beurre, fromages, rillettes, etc.), mono-insaturées (huile d'olive, avocat, amandes, etc.), polyinsaturées oméga 6 (huiles de tournesol, de maïs, nombre de margarines, etc.) ou polyinsaturées oméga 3 (huiles de colza, de caméline, poissons gras, etc.). L'alimentation actuelle, qui apporte beaucoup trop de saturées et d'oméga 6, pas assez de mono-insaturées, et extrêmement peu d'oméga 3, rend le tube digestif vulnérable à l'inflammation. C'est une première explication de l'impressionnante montée en fréquence des pathologies inflammatoires du tube digestif : gastrites, maladie de Crohn, recto-colite hémorragique et des intolérances alimentaires.

Quels que soient les déclencheurs : infection, polluants, stress..., le tube digestif s'enflamme plus facilement de par la composition déséquilibrée en acides gras des membranes de ses cellules. **Or une muqueuse enflammée se dilate et peut laisser passer des morceaux de protéines insuffisamment digérés.** Ils sont reconnus par notre système immunitaire comme du « non-soi » et attaqués par des anticorps. C'est le mécanisme des intolérances alimentaires.

La présence ubiquitaire de polluants de tous ordres dans l'eau et les aliments contribue à irriter les muqueuses, y détruit les acides gras polyinsaturés et les antioxydants, ce qui les vulnérabilise encore plus. L'inflammation elle-même génère des oxydants. On voit comment on peut entrer dans un « cercle vicieux ».

S'ajoute à cela un facteur auquel le tube digestif est particulièrement sensible : le stress. Des mâchoires qui se contractent, des dents qui se serrent même la nuit (bruxisme), une gorge qui se rétrécit (ce qui donne des difficultés à avaler ou favorise des fausses routes), un œsophage qui s'agite et avale de l'air (aérophagie), un estomac qui se spasme et renvoie de l'acidité dans l'œsophage (« reflux gastro-œsophagien »), qui ferme sa sortie (le pylore) – donnant une impression de « pesanteur gastrique » ou d'indigestion – et qui sécrète trop d'acide chlorhydrique, contribuant avec l'agent infectieux *Helicobacter pylori* à l'apparition d'ulcères (aussi de cancers en ce qui concerne *Helicobacter*) ; une vésicule qui réagit et rend intolérant aux graisses, nauséeux et parfois migraineux ; un intestin qui se tortille, donne des ballonnements, des diarrhées, parfois des douleurs ; un sphincter anal qui ne « lâche pas prise » et mène à une constipation « opiniâtre »... le stress semble considérer le domaine qui s'étend de la bouche à l'anus comme son parc d'attraction favori.

Le stress psychologique augmentant le stress oxydatif et l'inflammation, rien ne manque – peut-être une petite infection par-ci par-là – pour installer une pathologie inflammatoire chronique ou une intolérance alimentaire.

Aliments et nutriments du système digestif

Les trois déficits les plus fréquents actuellement sont les déficits en acides gras oméga 3, en antioxydants et en magnésium, qui à la fois favorisent la vulnérabilité aux polluants, au stress, à l'inflammation et aux infections, et se retrouvent systématiquement derrière la quasi-totalité des troubles et pathologies digestives.

Les simples manifestations du stress comme l'aérophagie, la pesanteur gastrique, les intolérances vésiculaires, la colopathie spasmodique ou la constipation, peuvent souvent être maîtrisées par une optimisation des apports magnésiens. Néanmoins, les résultats sont meilleurs lorsque les autres corrections (acides gras oméga 3 et antioxydants) sont faites car les membranes des cellules alors restaurées retiennent mieux le magnésium qui a tendance à ressortir sous les effets du stress.

La présence de reflux gastro-œsophagiens anciens (ou de vomissements chroniques comme dans la vraie boulimie) doit inciter à faire réaliser une fibroscopie pour vérifier l'état de la muqueuse de l'œsophage. En effet, une inflammation chronique peut faire le lit d'une dégénérescence cancéreuse. C'est le même problème avec l'infection chronique de l'estomac par l'*Helicobacter*. Lorsqu'une infection est chronique, les tissus sont infiltrés par des globules blancs qui essaient de détruire les agresseurs par des émissions oxydantes (eau de Javel, eau oxygénée, radicaux libres de tous ordres). Ce sont eux qui finissent par endommager les gènes dans les tissus qu'ils défendent au point de les rendre cancéreux. Donc, une évidence : l'*Helicobacter* doit être recherché et détruit (par un cocktail d'antiacides et d'antibiotiques). Mais il ne faut pas oublier de restaurer les tissus par les corrections nutritionnelles, en particulier la « triade » : oméga 3, antioxydants, magnésium.

Les oméga 3

Les oméga 3 sont transformés en prostaglandines anti-inflammatoires (des substances d'une grande puissance à très faible dose).

Le magnésium

Il calme l'hyperactivité des globules blancs et réduit leurs sécrétions corrosives. On retrouve le manque de magnésium dans toutes les pathologies inflammatoires et allergiques, donc aussi dans les œsophagites, gastrites, diverticulites, maladie de Crohn, etc.

Les antioxydants

Les antioxydants inhibent les enzymes qui mènent aux prostaglandines pro-inflammatoires ; ce sont aussi des nutriments anti-inflammatoires, mais à forte dose. Les antioxydants jouent aussi un rôle protecteur contre les risques de cancer de l'estomac, qu'ils soient favorisés par une infection chronique à *Helicobacter* ou par des polluants comme les nitrates. Les nitrates se transforment en nitrites, les nitrites en nitrosamines, facteur de cancer de l'estomac. Les nitrites sont aussi utilisés comme additifs, en particulier dans les charcuteries.

La vitamine C, normalement très concentrée dans les liquides gastriques, prévient la transformation des nitrates et nitrites en nitrosamines. Mais avec l'âge, les infections, les polluants, en particulier la cigarette, les taux de vitamine C chutent. Les Japonais, qui souffrent dans le Nord d'une grande fréquence de cancers de l'estomac, ont montré qu'elle est aussi favorisée par la consommation de produits salés, mais de manière surprenante, c'est l'ion chlore du chlorure de sodium qui est responsable de cet effet, et non l'ion sodium.

Le risque de cancer du côlon est, lui, favorisé par les polypes (il y a des polyposes familiales) et les pathologies inflammatoires et réduit par les fruits et légumes (comme tous les cancers), les fibres, une consommation faible en viandes (en fait faible en fer, un puissant pro-oxydant), l'évitement du noirci et du bruni des viandes et des poissons, le calcium, l'acide butyrique et les probiotiques qui le synthétisent, les acides gras oméga 3 et les antioxydants.

L'effet protecteur des fruits, des légumes et des fibres est lié à une selle plus volumineuse (au sein de laquelle les polluants et les toxiques issus de la cuisson agressive sont cachés et donc moins en contact avec la muqueuse), plus molle et donc moins irritante, et plus facilement évacuée et donc moins longtemps en contact avec cette muqueuse. Ils sont donc aussi évidemment utilisés contre la constipation, associés à une quantité suffisante de boisson. La constipation liée au stress requiert une levée du spasme du sphincter par le magnésium.

Quant à la diarrhée, elle peut aussi faire suite à l'agitation de l'intestin liée au stress (colopathie spasmodique), auquel cas il est nécessaire de surveiller au contraire la quantité de fibres qui peuvent être irritantes et aggraver l'accélération du transit. En revanche, le magnésium reste indiqué, à condition qu'il ne soit pas laxatif. Tous les sels de magnésium de « première génération » comme les chlorures, oxydes, etc. sont très laxatifs, les sels de magnésium de « deuxième génération » comme les lactates, pidolates, aspartates le sont moins. Les nouveaux sels de magnésium de « troisième génération » sont en général liposolubles car, dans ce cas, non seulement ils ne sont pas du tout laxatifs, mais ils sont mieux absorbés (c'est le cas du glycérophosphate). Il faut bien sûr toujours exclure les causes organiques de troubles du transit (par exemple, une occlusion intestinale ou une tumeur en cas de constipation, ou une infection en cas de diarrhée ; dans ce dernier cas, les probiotiques sont indiqués).

EN PRATIQUE

Constipation

Après exclusion des causes organiques, une constipation relève d'une consommation plus importante de fruits et légumes, de légumes secs, de céréales complètes, d'oléagineux et d'au moins 1,5 litre d'eau minéralisée par jour (contenant autour de 100 mg de magnésium par litre) ; en cas de stress, on ajoutera un complément de magnésium (300 à 600 mg de magnésium-élément par jour). Les laxatifs ne devraient être utilisés que lorsque l'on ne peut pas faire autrement et de manière ponctuelle car ils entraînent des irritations et perturbent l'absorption de nutriments (n'utilisez pas non plus ni le pain au son ni aucun produit enrichi en son, car ses fibres sont irritantes et inhibent l'absorption du zinc et d'autres minéraux).

Diarrhée

Après l'exclusion des causes organiques, une diarrhée relève d'une consommation plus modérée en fruits, légumes et aliments fibreux (les plus fibreux : poireaux, artichauts, salsifis, amandes avec la peau…), de la consommation de riz, éventuellement de purée de pomme crue (sans la peau) – on peut dans certains cas acheter de la pectine de pomme et l'ajouter dans des plats pour épaissir le bol alimentaire. La goyave contient aussi des agents antidiarrhéiques. En cas de diarrhée infectieuse, ajoutez au traitement des yaourts au bifidus et au *Lactobacillus* et ces mêmes probiotiques en sachets ou en gélules.

Reflux gastro-œsophagiens

Qu'ils soient liés ou non à une hernie hiatale, il faut boire après chaque reflux une eau très basique comme l'eau de Vichy pour réduire l'acidité (si l'on prend un antiacide, il ne doit pas contenir d'aluminium, qui est toxique). On peut aussi utiliser le gel d'*Aloe vera* pur contre les brûlures. Il convient d'éviter les repas volumineux et les boissons gazeuses, de dîner tôt, de se coucher le buste légèrement relevé et d'optimiser ses apports en magnésium pour réduire les spasmes de l'estomac.

Aérophagie, pesanteur gastrique, colopathie spasmodique (ballonnements, douleurs abdominales, troubles du transit), troubles de la vésicule, constipation spastique

Ils relèvent tous d'un magnésium non laxatif (400 à 900 mg de magnésium-élément par jour sous forme de glycérophosphate associé à des fixateurs comme les antioxydants ou la taurine) ; dans la sensibilité vésiculaire avec ou sans nausées, on peut ajouter au magnésium une plante, la fumeterre.

Ulcères de l'estomac ou du duodénum, maladie de Crohn, recto-colite hémorragique

Il y a presque toujours un facteur stress dans ces maladies avec une tonalité « obsessionnelle » liée à une intensité pulsionnelle élevée ; il sera alors nécessaire d'ajouter du magnésium et du carbonate de lithium au coucher (160 à 180 mg sur prescription médicale ; contre-indications : grossesse, allaitement, HIV) ; par ailleurs, il est indispensable de rechercher et d'éradiquer l'*Helicobacter pylori* en cas d'ulcère, de rechercher les dysbioses en cas de maladie de Crohn et de donner des probiotiques. Enfin, ces trois pathologies ayant une dimension inflammatoire chronique et pouvant favoriser des cancers, il est indispensable d'optimiser les apports en oméga 3, en antioxydants (et en magnésium, déjà donné pour le stress) : fruits et légumes, thé, huile de colza, poissons gras vapeur, pochés, marinés, etc. Ajoutez aussi un complexe antioxydant contenant 200 à 400 mg de vitamine E naturelle, 300 à 600 mg de vitamine C, 6 à 12 mg de bêta-carotène, 6 à 12 mg de lycopène, 50 à 100 µg de sélénium. Enfin, dans la maladie de Crohn, il faut ajouter les compléments nécessaires pour compenser les défauts d'absorption : vitamine D (1 200 à 1800 UI par jour) et un complexe généraliste minéro-vitaminique sans fer ni cuivre et contenant du citrate de zinc (15 à 30 mg de zinc-élément par jour).

Prise d'antibiotiques, gastro-entérites, candidoses

Elles relèvent de la consommation quotidienne de deux à trois yaourts (de lait biologique si possible) au bifidus et au *Lactobacillus*, que l'on enrichira en début de traitement par des sachets ou des gélules de ces deux probiotiques.

Gastrite

Cette maladie qui touche chacun d'entre nous quand on avance en âge débute par un excès d'acidité, mais évolue vers une carence en sécrétions acides et en facteur intrinsèque nécessaire pour absorber la vitamine B12. À cause de l'excès d'acidité, le café et l'acide nicotinique (vitamine B3), de très puissants stimulants des sécrétions acides, sont contre-indiqués. En revanche, le manque d'acidité implique une attention particulière aux risques d'intoxication alimentaire, car l'acide chlorhydrique joue un rôle antiseptique ; quand on avance en âge et, dans certains cas exceptionnels, lorsque la gastrique atrophique est évoluée, on aboutit à une carence en vitamine B12 (à l'extrême, à une anémie de Biermer) ; donc, toute personne de plus de 65 ans devrait prendre en prévention un peu de vitamine B12 (idéalement dans un complément généraliste minéro-vitaminique sans fer ni cuivre) et une fois par mois une dose de 1 mg de vitamine B12 sous la langue.

Prévention du cancer de l'estomac

Elle passe par l'éradication de l'*Helicobacter pylori,* l'évitement des eaux et des légumes non biologiques riches en nitrates, des charcuteries riches en nitrites, l'arrêt du tabac, la consommation élevée de fruits et légumes. Elle peut être optimisée par la prise d'un complexe antioxydant.

Prévention des cancers du côlon et du rectum

Elle passe par le dépistage des polypes, l'évitement du noirci et du bruni des viandes et des poissons, l'évitement des compléments contenant du fer, une consommation modérée de viande, une consommation importante de fruits et de légumes, de légumes secs, de céréales complètes, d'oléagineux, de thé, d'une eau riche en magnésium et en calcium, de poissons gras ; par le choix d'une huile d'assaisonnement contenant des oméga 3 (colza, caméline, lin), la consommation de yaourts au bifidus/*Lactobacillus* et peut être optimisée par la prise de compléments en probiotiques, en antioxydants et en magnésium.

→ Voir aussi : Stress et anxiété, Allergies et inflammations, Cancers, Fruits, Légumes, Thé, Huiles, Poissons, Eau, Probiotiques et prébiotiques, Minéraux, Vitamines, Antioxydants, Système immunitaire.

Le système immunitaire

Infections, rhume, grippe, rougeole, mononucléose, herpès, angine, candidose, hépatite, séropositivité, antibiotiques, cystites

Des milliards d'hôtes…

Nous oublions souvent que nous ne sommes jamais tout seuls. Nous portons des milliards et des milliards d'hôtes, sur notre peau, dans nos fosses nasales, dans notre bouche… Dans le côlon, des quantités encore plus importantes de bactéries constituent notre flore intestinale, essentielle à la digestion et à la transformation de molécules importantes pour notre métabolisme, à la synthèse de certaines vitamines comme la vitamine K, à la fabrication de facteurs de protection comme l'acide butyrique (qui réduit les risques de cancer du côlon) ou d'autres éléments qui interviennent dans nos défenses contre des toxiques ou des agents infectieux. Le bon développement de cette flore bénéfique qui comprend plusieurs milliers d'espèces différentes – les plus connues sont les bifidus et les *Lactobacillus* :

– favorise la digestion des fibres non digérables par l'estomac, qui constituent une source importante d'énergie ;

– participe à la synthèse de plusieurs vitamines ;

– produit des substances favorables au système immunitaire et aux défenses antitoxiques.

L'addition systématique d'antibiotiques à la nourriture d'animaux élevés industriellement, antibiotiques que l'on retrouve à l'état de traces dans l'eau des nappes phréatiques, détériore cette flore. Quant aux antibiotiques qui nous sont administrés lors d'infections, ils la détruisent, favorisant des proliférations indésirables : candidoses, multiplication de colibacilles capables de migrer jusqu'à la vessie. Ces dysbioses[1] peuvent contribuer à l'apparition d'intolérances alimentaires (passage d'éléments insuffisamment digérés dans le sang) ou de maladies inflammatoires comme la maladie de Crohn. Le vagin des femmes abrite aussi une flore utile constituée des bacilles de Döderlein, élément de protection contre les candidoses et autres infections.

Par ailleurs, nous sommes tous les jours en contact avec nombre d'autres germes en circulation dans l'air, présents dans les boissons et les aliments, véhiculés par les autres ou par les objets que nous touchons. Beaucoup sont potentiellement capables de nous envahir et de nous rendre malades.

Mais nous sommes protégés par plusieurs systèmes de défense, responsables de notre immunité.

Tout d'abord notre peau et nos muqueuses, qui forment une barrière face aux agents infectieux. Le danger d'une égratignure est qu'elle représente une brèche par laquelle ils peuvent s'infiltrer. Mais le fait que les muqueuses, par exemple bronchiques ou digestives, soient endommagées, entraîne le même risque. Le tabac et la pollution agressent les bronches et augmentent donc considérablement les risques de bronchite.

Lorsque des bactéries ou des virus pénètrent dans un tissu, sont mobilisés des défenseurs de « première ligne », les phagocytes, appelés ainsi parce qu'ils vont ingérer les envahisseurs. Ces globules blancs, une fois qu'ils ont englouti les agents infectieux, les détruisent en sécrétant de nombreux désinfectants comme l'eau oxygénée et l'eau de Javel, des radicaux libres et des enzymes qui les digèrent. Mais ces cellules intelligentes vont sélectionner des morceaux précis de leurs victimes, pour les « afficher » comme des antennes à l'extérieur. Ces morceaux vont permettre à d'autres globules blancs, les lymphocytes *helpers* (ou « assistants ») d'identifier les envahisseurs et de communiquer aux autres globules blancs leur identité. Soit cette identité a déjà été mise en banque dans les lymphocytes « mémoires » qui restent tapis dans les ganglions, ce qui permet une réponse plus rapide (c'est le mécanisme par lequel on s'immunise lors d'un premier contact ou par la vaccination), soit la nouvelle identité va être diffusée et enregistrée, ce qui va prendre plus de temps.

1. Perturbations de l'équilibre normal de la flore bactérienne intestinale.

Dans tous les cas, d'autres globules blancs, une fois qu'ils ont reçu l'information, vont développer des armes précisément dirigées contre l'agresseur identifié : soit des molécules appelées « anticorps » capables de neutraliser bactéries et virus en circulation, soit des cellules tueuses capables de détruire des virus même s'ils ont déjà pénétré dans des cellules cibles.

Ce système de défense extraordinairement élaboré ne fonctionne pas sans moyens.

Aliments et nutriments du système immunitaire

Le nerf de la guerre, c'est l'énergie. La meilleure occasion pour attraper un rhume ou pour avoir une poussée d'herpès, c'est d'être fatigué. La stabilité du taux de sucre circulant dans le sang, une quantité suffisante d'acides gras oméga 3, de magnésium et de vitamines B, ainsi qu'une bonne respiration sont donc les conditions de base requises pour de bonnes défenses anti-infectieuses.

Le fer

La carence en fer, rare (qui peut toucher le petit enfant ou l'adolescent lors des fortes poussées de croissance, l'adolescente ou la femme qui ont des règles abondantes, la femme enceinte, la végétarienne ou une personne qui a des saignements digestifs pas forcément identifiés), est aussi associée à une baisse de l'énergie disponible et des capacités des défenses anti-infectieuses.

Le zinc

Le zinc est l'élément fondamental qui permet aux globules blancs de proliférer, et cela avec l'aide de deux vitamines B, la B9 et la B12. Une fois multipliés en nombre suffisant, les globules blancs doivent recevoir l'attribution de leur tâche : ils deviennent soit des soldats de première ligne (phagocytes), soit des lymphocytes *helpers* (qui diffusent l'identité des agresseurs), soit des lymphocytes tueurs, soit des producteurs d'anticorps, soit des gardiens de la mémoire immunitaire. Ces différentes tâches sont distribuées après un passage dans le thymus, une glande très développée chez l'enfant qui doit accroître son immunité face à de nombreux envahisseurs inconnus. De nouveau, le zinc est indispensable à cette division du travail des globules blancs, de même que la vitamine D. Il est dommage que ce fait soit ignoré même par les médecins, qui associent la vitamine D seulement à l'absorption du calcium et qui négligent d'en administrer à l'enfant tous les hivers jusqu'à la fin de la croissance, de même qu'à la personne âgée, qui fabrique de moins en moins de vitamine D dans sa peau au soleil. Cela contribue chaque année à de nombreuses infections évitables.

Pour détruire les virus et les bactéries phagocytés, les globules blancs qui montent au créneau respirent cinquante fois plus d'oxygène que lorsqu'ils sont au repos, pour créer des dérivés oxydants corrosifs : de l'eau oxygénée, de l'eau de Javel et quasiment la totalité des types connus de radicaux libres. Mais une faible partie seulement de ces sécrétions corrosives touchera les pathogènes ingérés. L'essentiel diffuse à l'extérieur du globule blanc, endommageant les lymphocytes *helpers* qui viennent récupérer les informations sur les envahisseurs et les tissus alentour, ce qui produit rougeur, enflure et douleur, les manifestations de l'inflammation. Ces fuites corrosives non seulement font mal, mais elles affaiblissent aussi les agents du système de défense. **Les antioxydants, vitamine C, vitamine E, bêta-carotène, lycopène et sélénium en particulier, sont donc très importants pour réduire les dégâts que le système immunitaire s'inflige en cherchant à détruire les attaquants.**

Deux des raisons principales pour lesquelles nos défenses, normalement capables de repousser chaque jour de nombreuses attaques par des agents pathogènes, se retrouvent insuffisantes et nous exposent au développement d'une infection, sont la baisse de l'énergie disponible et le manque de vitamines et de minéraux, en particulier le zinc et les antioxydants.

EN PRATIQUE

Optimisez votre niveau énergétique

- en apprenant les techniques de respiration complète (voir p. 183) ;
- en veillant à respirer un air renouvelé et non pollué ;
- en préférant les sucres lents aux sucres rapides ;

Mieux respirer

Respirer de manière optimale, c'est :

– d'abord gonfler l'abdomen seulement, ensuite la cage thoracique ;

– retenir de 10 à 30 secondes l'air inspiré pour que les échanges gazeux se fassent le plus complètement possible ;

– souffler en resserrant les côtes et en réduisant l'abdomen à sa taille minimale ;

– regonfler l'abdomen et la cage thoracique, souffler à fond (donc une fois sur deux sans faire de rétention).

Des séries de 10 respirations complètes avec rétention, alternées de 10 respirations sans rétention peuvent être faites : le matin avant de se lever (mais aérer d'abord la chambre), le soir avant de se coucher (mais sans rétention ou avec des rétentions courtes) et à n'importe quel moment de la journée (par exemple toutes les 45 minutes, lorsque la fatigue, une tension, une émotion forte ou une douleur surviennent, etc.). Il est important que l'air soit régulièrement renouvelé et qu'il contienne le moins de polluants possible.

• en augmentant les apports magnésiens (eau minéralisée, oléagineux, céréales complètes, légumes secs, légumes verts, compléments de glycérophosphate de magnésium associés à des antioxydants fixateurs) ;

• en augmentant les apports en vitamines B (foie, crudités, légumes, céréales complètes) ;

• en préférant les sources d'acides gras oméga 3 (huiles de colza, de lin, de caméline, poissons gras) aux sources d'acides gras saturés (beurre, fromage, charcuteries et viandes grasses) et aux sources d'acides gras oméga 6 (huiles de tournesol, maïs, pépins de raisin, beaucoup de produits tout faits) ;

• en s'accordant, évidemment, des temps de récupération proportionnels aux efforts (à l'échelle de la journée, de la semaine, du trimestre) ;

• en remplaçant les sucres simples (sucre, confiserie, confiture, miel, produits industriels, etc.) par des fruits et des glucides complexes (pain au levain, féculents, céréales complètes, couscous, taboulé, pomme de terre et autres tubercules, légumes secs, pâtisseries/crêpes/gaufres/biscuits à teneur réduite en sucre, etc.) ;

• en remplaçant les boissons industrielles par des fruits pressés, des yaourts liquides, de l'eau minérale, du thé, car les sucres simples se collent aux protéines et les bloquent, ce qui réduit l'efficacité des défenses anti-infectieuses, mais aussi l'énergie, les défenses antitoxiques, etc., d'où la vulnérabilité aux infections et le vieillissement accéléré des diabétiques. Mais même sans être diabétique, le fait de prendre un petit déjeuner avec tartines-confiture, une confiserie hors des repas, un goûter avec une barre, des biscuits et un soda entraîne une dépression d'énergie et des défenses immunitaires dans les heures qui suivent !

Chez le petit enfant ou l'adolescent en forte croissance, l'adolescente ou la femme qui a des règles abondantes, la femme enceinte, la végétarienne

• Optimisez les apports en fer : viande rouge, foie, boudin noir, viande blanche, poissons et œufs (au moins une fois par jour, suivi de vitamine C pour favoriser l'absorption) ; boire le thé à distance du repas riche en fer. Seules la végétarienne stricte, la femme enceinte en début de grossesse, la personne anémiée ont besoin de compléments en fer et uniquement lorsque le déficit est montré par des dosages (ferritine inférieure à 12, inférieure à 30 chez la femme enceinte).

• Optimisez vos apports en vitamines B : foie de bête élevée en plein air et correctement nourrie (le foie est l'usine de traitement des polluants), crudités, légumes, céréales complètes, bananes, associés à un complexe minéro-vitaminique généraliste sans fer ni cuivre assurant les apports journaliers recommandés.

• Optimisez vos apports en antioxydants : chaque jour, au moins trois fruits, une crudité, une salade et un légume vert, deux à trois tasses de thé (si possible vert), un à deux verres de vin rouge et un complexe contenant de 200 à 400 mg de vitamine E naturelle, de 300 à 600 mg de vitamine C, de 6 à 12 mg de bêta-carotène, de 6 à 12 mg de lycopène et de 50 à 100 µg de sélénium. Plus on avance en âge et plus il faut ajouter de la lutéine aux mêmes doses que le bêta-carotène et le lycopène pour protéger la rétine contre la dégénérescence maculaire, la première cause de cécité chez la personne âgée.

Attention

• Ne prenez jamais de fer complémentaire pendant une infection virale ou bactérienne, ni en cas de cancer, car les virus, les bactéries et les cellules cancéreuses utilisent le fer comme facteur de croissance (une donnée non fournie aux médecins pendant leur formation). N'utilisez jamais de sulfate de fer, la forme la plus mal absorbée et la plus mal tolérée de tous les sels de fer. Ne prenez jamais de compléments associant fer et vitamine C sous forme médicamenteuse, car ils sont une source de radicaux libres.

• Ne prenez pas de cuivre pendant une infection. Ce traitement traditionnellement utilisé en « oligothérapie » entraîne la formation de radicaux libres qui endommagent surtout le tube digestif et les molécules rencontrées, très peu les virus et les bactéries.

• De même, ne prenez pas de zinc pendant une infection bactérienne (angine, otite, cystite...) ou virale susceptible de se compliquer d'une surinfection bactérienne (les infections nez-gorge-oreilles principalement), car les bactéries utilisent aussi le zinc comme facteur de croissance avant votre système immunitaire, et attendez trois ou quatre jours avant la fin de l'infection pour reprendre le zinc.

Enfant et adolescent

De la naissance à la fin de la croissance, donnez de la vitamine D de la rentrée scolaire (septembre) au printemps (mars), de 1 200 UI à 2 000 UI par jour (si la peau est mate ou noire[1]). Il est possible de donner cette dose multipliée par 7 une fois par semaine, mais moins souhaitable de donner des doses trimestrielles. Attention, n'administrez la vitamine D que sur prescription et sous suivi médical car en excès, elle peut provoquer des calcifications des tissus non osseux. Procédez de même chez la femme à partir de la ménopause et pour

1. Plus la peau est foncée, moins elle fabrique de vitamine D au soleil.

les deux sexes à partir de 60-65 ans. Plus on avance en âge, plus la supplémentation devra être poursuivie l'été, car la peau est de moins en moins capable de produire de la vitamine D au soleil.

Début d'infection virale

(Rhume, grippe, sortie d'herpès, etc.). Dès les premiers signes, prendre 125 mg de vitamine C toutes les deux heures (en cas d'infection virale vraiment indésirable ou plus sérieuse, le médecin nutrithérapeute pourra prescrire une perfusion de vitamine C).

Rougeole compliquée

Elle relève d'une addition de vitamine A (sur ordonnance).

Hépatite

Ajoutez de la silymarine (un flavonoïde protecteur du foie, vendu en pharmacie) et de la N-acétylcystéine ; en cas d'hépatite chronique, il existe des protocoles de soutien nutritionnel plus intenses (à voir avec votre médecin).

Séropositivité

Les mesures nutritionnelles et de complémentation destinées à soutenir les globules blancs et à réduire les effets secondaires de la trithérapie lorsqu'elle est commencée sont particulièrement importantes. Elles comprennent des compléments plus dosés en minéraux et en vitamines (sans fer ni cuivre), en antioxydants et en N-acétylcystéine. La N-acétylcystéine est un dérivé d'acide aminé soufré, largement utilisé en médecine pour augmenter les sécrétions bronchiques, mais qui devrait être beaucoup plus souvent prescrit pour augmenter la synthèse du glutathion. Le glutathion est à la fois le principal détoxifiant des cellules, un important antioxydant et un élément-clé du bon fonctionnement et de la durée de vie des lymphocytes. Chaque fois qu'une personne présente une baisse des défenses immunitaires, une vulnérabilité aux infections, elle devrait faire l'objet d'une cure de N-acétylcystéine associée aux mesures préalablement décrites.

Antibiotiques

Seules les infections bactériennes dangereuses nécessitent l'utilisation d'antibiotiques. En cas d'angine, il existe un test qui permet de savoir s'ils sont nécessaires ou pas. Chaque fois que des antibiotiques sont pris, il faut faire une cure de bifidus et de *Lactobacillus* (en sachets et en gélules). En prévention, il suffit de prendre des yaourts ou des boissons fermentées (non sucrées). Il est possible de savoir si la flore est optimale ou non, soit par une analyse bactérienne des selles, soit par un test urinaire détectant les molécules produites par la flore (dosage urinaire des acides organiques). En cas de dysbiose (déséquilibre de la flore) ou de candidose, il faut à la fois lutter contre les agents indésirables et réensemencer la flore (voir *Probiotiques et prébiotiques* p. 373).

Cystites

Elles sont la plupart du temps associées à la fois à un déséquilibre de la flore intestinale et à une cause d'inflammation du tube digestif (souvent constipation chez l'enfant, colopathie chez la femme). Les cystites doivent être systématiquement traitées par des antibiotiques car la prolifération peut s'étendre au rein (risque de polynéphrite) et à la circulation sanguine (risque de septicémie). Mais il ne faut pas oublier de compenser l'effet anti-vitamine B9 de ces antibiotiques (prendre 1 mg de vitamine B9 par jour pendant 15 jours, relayé par un complexe minéro-vitaminique généraliste sans fer ni cuivre), de réensemencer la flore (bifidus et *Lactobacillus*), de lutter contre l'inflammation du tube digestif (réduire des sucres rapides, couper le noirci des viandes et des poissons, éviter l'excès de fibres, remonter le magnésium et gérer le stress, favoriser les acides gras oméga 3 aux dépens des saturés et oméga 6, optimiser les antioxydants). En prévention, on peut conseiller le jus d'airelle (avec le minimum de sucre) et la piloselle (ou *Uva ursi*), une plante que l'on peut prendre en teinture-mère diluée dans de l'eau.

→ Voir aussi : Probiotiques et prébiotiques, Fatigue, Minéraux, Vitamines, Antioxydants, Glucides, Huiles.

Le tabagisme

Fumer une cigarette soulage l'anxiété, améliore l'attention, la concentration et la mémorisation tout en ayant un effet antidépresseur, et contribue à réduire les prises de poids. Par ailleurs, la cigarette – mais cela ne lui est pas particulier –, est souvent source de plaisir. Mais évidemment, fumer entraîne aussi des lésions de la bouche et des voies respiratoires qui peuvent finir par une dégradation inflammatoire des gencives, des déchaussements dentaires, de la bronchite chronique, de l'emphysème et une insuffisance respiratoire et, bien sûr, des cancers de la bouche, de la gorge et du poumon. Il augmente les risques de nombreux autres cancers, de quasiment toutes les pathologies cardio-vasculaires, d'infertilité masculine, de fausse couche ou de sous-développement fœtal lorsque c'est une femme enceinte qui fume, de ménopause précoce et d'ostéoporose, de vieillissement accéléré de la peau et de l'ensemble des organes, etc.

Pourquoi tant d'humains succombent-ils à ce fléau qui tue plus d'individus – pratiquement 5 millions par an – que toutes les guerres et tous les accidents de la route ? Pour de nombreuses raisons aux premiers rangs desquelles :

– ses avantages, qui sont évidents tout de suite alors que la plupart des inconvénients n'apparaissent que bien plus tard ;

– les effets psychotropes et l'addiction que provoque la cigarette court-circuitent les capacités rationnelles de décision ;

– les cigarettiers consacrent beaucoup d'argent et d'efforts particulièrement subtils à encourager le tabagisme, surtout auprès des populations vulnérables (les jeunes et les personnes peu informées comme dans les pays en voie de développement) alors que les autorités nationales et internationales responsables de la santé publique disposent de budgets ridicules en comparaison et n'ont pas encore intégré des notions essentielles quant au tabagisme.

Tout d'abord, il est illusoire de lutter efficacement contre le tabac si l'on ne reconnaît pas ses effets positifs et si l'on ne propose pas de les obtenir par d'autres moyens. Le tabac déstresse et réduit les tensions intérieures par un effet psychotrope sur la sérotonine. Or, près d'une personne sur cinq est génétiquement plus sensible au stress (terrain de dite « spasmophilie », correspondant au groupe HLA B35) et plus d'une sur quatre naît avec un profil de « tension pulsionnelle élevée », liée à un frein des pulsions (la sérotonine) plus faible que l'accélérateur (la noradrénaline) – voir *Stress et anxiété*. Pour soulager cette surpression intérieure, il est possible d'utiliser le sucré, l'excès de calories, l'alcool ou le tabac, les drogues, la colère et la violence qui deviennent vite des « dépendances », en fait des automédications inconscientes, toutes capables de booster la sérotonine dans le cerveau, mais au prix que l'on sait. Or, bien d'autres activités moins dangereuses remontent aussi la sérotonine : la consommation de glucides complexes, le sport (en particulier la natation), le contact avec l'eau, les massages, la gestion du stress, l'expression créative (chant, danse, peinture, écriture, etc.). Faites vos choix ! La roue tourne. Pourquoi ne pas faire savoir aux enfants dès l'école primaire que l'on peut choisir de jouer et de se faire plaisir avec des dépendances constructives plutôt qu'avec des dépendances destructrices ? À l'adolescence, il serait alors plus facile de ne pas tomber dans les pièges de la surbouffe, du tabac, de l'alcool, des drogues, de la conduite agressive au volant, de la délinquance et même du suicide, derrière lequel il y a souvent le même profil de tension pulsionnelle élevée.

La nicotine a un puissant effet vasoconstricteur. Elle resserre les vaisseaux des membres et des organes. Cela explique que fumer favorise les mains et les pieds froids, le syndrome de Raynaud, la croissance réduite des fœtus (par la réduction du débit de sang dans le placenta), l'algodystrophie (un défaut de consolidation des fractures – voir *Appareil locomoteur)* ou l'artérite. Mais cela a aussi un effet positif : l'envoi de plus de sang dans le cerveau, ce qui améliore l'attention, la concentration, la mémorisation, et même l'humeur. Cet effet diminue avec les années, car l'oxyde de carbone émis par la combustion de la cigarette prend de la place aux dépens de l'oxygène sur l'hémoglobine, et parce que le flux considérable de radicaux libres accélère la vitesse du vieillissement des neurones.

Chaque bouffée de cigarette émet de la chaleur, un million de milliards de radicaux libres (environ dix par cellule de notre corps) et des centaines de toxiques divers. Résultat : les systèmes de réparation sont surmobilisés et cela coûte beaucoup d'énergie : jusqu'à plusieurs centaines de calories par jour. Quand s'ajoutent à cela d'autres mécanismes qui réduisent l'appétit et accélèrent l'arrivée de la sensation de satiété (en particulier sur le sucré avec la sérotonine), on comprend que fumer contribue à réduire les risques de prise de poids et surtout qu'à l'inverse, l'arrêt du tabac risque de se solder par une évolution vers le surpoids.

Peut-on arrêter de fumer sans prendre de poids ? Oui, si l'on fait des choix alimentaires précis : glucides lents, acides gras oméga 3 en particulier, des compléments généralistes (minéro-vitaminiques), des compléments de magnésium et du lithium à doses infrapsychiatriques, ainsi qu'un programme d'exercice suffisamment intense peuvent dispenser d'avoir à choisir entre l'arrêt du tabac et la ligne.

Enfin, comme tout geste répété, la cigarette est « endorphinisée », c'est-à-dire renforcée et verrouillée par les opiacés endogènes que le cerveau sécrète, ce qui ajoute une dépendance auréolée de « plaisir » à la dépendance nicotinique. Le conditionnement « cigarette » relève donc d'un déconditionnement grâce à des gestes alternatifs capables d'être autant sources de plaisir : respirer à fond, boire un grand verre d'eau ou de jus de fruit, chanter, etc. À vous d'établir votre liste personnalisée !

Reste ensuite la question complexe de la réparation des dégâts réalisés par le tabac : correction des déficits (par exemple en vitamines B9, C et E, en glutathion « brûlés » dans les bronches et dont les manques contribuent fortement aux risques de cancer), surutilisation des antioxydants dans tout l'organisme, accumulation de toxiques, dégradation des acides gras polyinsaturés et des graisses circulantes, hyperactivation des plaquettes et, surtout, dommages sur les gènes entraînant un vieillissement accéléré et facteur majeur de risque d'infertilité et de tumeurs.

Les aliments et nutriments de l'arrêt du tabac

Les glucides lents, le magnésium et les vitamines B

L'effet sérotoninergique de la cigarette peut être obtenu en consommant à chaque repas des glucides lents, en optimisant ses apports magnésiens, en particulier avec une eau minérale – à toujours garder à portée de la main aussi comme geste alternatif –, avec des doses intenses de magnésium en compléments, en corrigeant les déficits en vitamines B (nécessaires à la synthèse de la sérotonine) et en se faisant prescrire une préparation de lithium à une dose infrapsychiatrique. Cet ensemble permet aux neurones de refabriquer plus de sérotonine, contrairement aux médicaments qui ne font que « tirer » sur le peu de sérotonine qui reste entre les neurones en les empêchant de la « recapter ». C'est une solution beaucoup plus « physiologique », aux effets secondaires bien plus rares, qui peut être continuée à vie. Et c'est là un point très important. La plupart des vrais dépendants au tabac, comme à la surbouffe, à l'alcool ou aux drogues, sont porteurs d'un caractère hérité génétiquement de tension pulsionnelle élevée. Si les mesures prises ne sont pas définitives, les gènes restent là et les dépendances sont toujours susceptibles d'être reprises ou échangées (on passe du tabac au sucré, ou du tabac à l'alcool, etc.). Il est indispensable de trouver une équilibration définitive d'un terrain permanent. La part de l'ordonnance et des compléments peut être réduite à son minimum une fois la personne libérée de sa dépendance en nourrissant le quotidien de gestes remontant la sérotonine : sport, natation, contact avec l'eau, massage, expression créative, gestion du stress, etc.

La L-tyrosine

L'effet dynamisant sur l'attention, la mémoire et l'humeur est plus facile et plus simple à obtenir : la L-tyrosine est un puissant et rapide nutriment qui se transforme en noradrénaline, le neuromédiateur de ces effets à la base du cerveau. La vitamine C, les flavonoïdes, le *Ginkgo biloba* et la respiration complète potentialisent encore l'effet de la tyrosine. Et par ailleurs, comme il n'y a pas de cause génétique derrière la baisse de la noradrénaline qui est le résultat du stress et du surmenage, il n'y a pas non plus nécessité de poursuivre continûment ce protocole comme le protocole sérotoninergique. Il peut être rapidement arrêté et repris en fonction des besoins, en cures ponctuelles.

On répond en général à la dépendance à la nicotine par des patchs ou des gommes à mâcher en contenant. Or la nicotine est un puissant constricteur des vaisseaux, ce qui n'est pas sans danger, encore plus lorsque l'on continue à fumer. Il serait moins dangereux et nettement plus avantageux d'utiliser une molécule vitaminique proche de la nicotine : le nicotinamide ou vitamine PP. Le psychiatre Chouinard a montré que lorsque l'on prend du nicotinamide, on réduit sa fabrication dans le foie (c'est l'une des rares vitamines, comme la vitamine D, que l'on peut partiellement fabriquer). Il est fabriqué à partir du L-tryptophane, l'acide aminé nécessaire pour la synthèse de la sérotonine. Du coup, la prise de nicotinamide épargne du tryptophane, un acide aminé rare, qui peut être capté par le cerveau pour produire plus de sérotonine. Autre avantage : le nicotinamide stimule la réparation des gènes, une opération dont le fumeur a bien besoin.

EN PRATIQUE

- consommez des glucides lents (céréales semi-complètes ou complètes, pain au levain, féculents, légumes secs…) matin, midi et soir (ils doivent dominer sur les protéines le soir) ;
- buvez une eau contenant autour de 100 mg de magnésium par litre tout au long de la journée et en particulier quand l'envie d'une cigarette revient ;
- privilégiez le thé (notamment les thés vert et oolong), préparé avec de l'eau minéralisée, car il est un stimulant, un antioxydant et un inhibiteur de l'absorption du fer (surmobilisé dans les bronches par la fumée, ce qui s'ajoute à tous les facteurs de risque de cancer) ;
- consommez un maximum de fruits et légumes sous toutes leurs formes – la banane pas trop mûre est particulièrement intéressante parce que riche en glucides lents et en vitamine B6 (nécessaire à la synthèse de la sérotonine) ; les crucifères comme source de nutriments détoxifiants ; les baies et fruits exotiques comme source d'antioxydants.

Un médecin nutrithérapeute peut prescrire une ordonnance comprenant :

- L-tyrosine : 300 mg pour 1 gélule n° 30 à prendre 20 minutes avant le petit déjeuner (à commencer une semaine après le début du reste du traitement, le temps que le magnésium remonte suffisamment). Contre-indications : grossesse, allaitement, psychose. Précautions d'emploi : arythmies cardiaques, prise d'IMAO ;

• magnésium-élément sous forme de glycérophosphate (magnésium non laxatif) : 200 à 300 mg matin, midi et soir ;

• nicotinamide : 500 mg à 1 g matin, midi et soir. Précaution d'emploi : maladies du foie ;

• un complexe minéro-vitaminique généraliste sans fer ni cuivre apportant une à deux fois les apports quotidiens recommandés ;

• un complexe antioxydant apportant deux fois par jour 300 à 500 mg de vitamine C, 200 mg de vitamine E (naturelle), 6 mg de bêta-carotène, 6 mg de lycopène, 6 mg de lutéine (indispensable après 60 ans), 50 µg de sélénium ;

• N-acétyl-cystéine : un sachet de 200 mg matin et soir ;

• carbonate de lithium : 160 à 180 mg pour 1 gélule n° 30 à prendre au coucher. Contre-indications : grossesse, allaitement, séropositivité.

En général, ce traitement dit « d'attaque » sera complété par la prise pendant un mois d'un complexe de vitamines B (contenant en particulier 1 mg de vitamine B9 et 20 à 50 mg de vitamine B6).

Conseils associés : faites une liste de gestes à utiliser lorsque l'envie d'une cigarette vous prend, par exemple : respirer à fond (voir *Oxygène*), chanter, boire, mâcher des gommes, sucer un grain de café enrobé de chocolat, s'étirer, esquisser un pas de danse, lire une blague, envoyer une blague par SMS, lire une phrase dans un mini-livre d'aide au développement personnel, décrire ses pensées/émotions dans un carnet, sortir une petite peluche, etc. ; intégrez des activités physiques (natation, bains, douches, massages), des activités créatives et des moments d'intimité avec vos proches dans chaque journée.

→ **Voir aussi : Céréales, Pain, Légumes, Fruits, Eau, Thé, Vitamines, Minéraux, Antioxydants, Oxygène, Stress et anxiété, Quelques nourritures affectives.**

Les veines

Jambes lourdes, insuffisance veineuse circulatoire, varicosités, varices, phlébite, coagulopathies, ulcères, œdèmes, rétention d'eau, cellulite, syndrome prémenstruel, embolie, hémorroïdes

Leur rôle dans la circulation

C'est grâce aux artères que le sang porteur de nutriments et d'oxygène est envoyé par le cœur jusqu'aux muscles, organes et tissus : il s'y charge en gaz carbonique et en déchets métaboliques. Ce sont ensuite les veines qui le reconduisent vers les reins, les poumons et le foie pour qu'il s'y décharge de ses polluants et se recharge en nutriments.

Mais le retour veineux est plus lent et difficile car il est plus éloigné des poussées du cœur et parce qu'il doit lutter contre la gravité au niveau de l'abdomen et des membres inférieurs. Cette difficulté est aggravée par de nombreux facteurs parmi lesquels les stations debout ou assise prolongées, la sédentarité, le manque de muscles, la chaleur, et des facteurs alimentaires comme les épices et l'alcool.

De plus, du fait du vieillissement, les veines subissent aussi le stress oxydatif et une baisse de leurs capacités de reconstruction. Elles sont de moins en moins toniques, se dilatent et entraînent une paresse du retour sanguin. Apparaissent alors, souvent sous l'effet de facteurs aggravants comme la chaleur de l'été, des symptômes comme les jambes lourdes ou des modifications des tissus : rétention d'eau pouvant aller jusqu'aux œdèmes, arborescences de capillaires (varicosités), veines apparentes de plus en plus gonflées (varices) et, à l'extrême, troubles de la nutrition des jambes et accumulation de déchets qui mènent à des décolorations de la peau et à des ulcères. Lorsque les veines sont trop dilatées pour assurer un retour sanguin suffisant (ce qui est montré par l'examen phlébologique appelé échographie Doppler), on parle d'« insuffisance veineuse circulatoire ».

Les risques majeurs, ou coagulopathies, associés à ces problèmes de retour veineux, sont la formation de caillots dans les veines (phlébite) et la migration de ces caillots dans les veines pulmonaires qu'ils bouchent, créant une perturbation dangereuse voire mortelle de la circulation (embolie pulmonaire). Facteurs aggravants : la chaleur, les voyages prolongés, les vêtements serrés, etc.

Au niveau des hanches, des fesses et des cuisses, un déséquilibre des hormones féminines en faveur des œstrogènes contre la progestérone entraîne des rétentions d'eau, en particulier lors de la seconde phase du cycle menstruel. Ce phénomène est souvent associé à un syndrome prémenstruel associant rétention d'eau au niveau des seins, parfois des tensions mammaires (mastodynies) et des perturbations du caractère (plus anxieux et irritable) et du comportement (plus impulsif avec attirance pour le sucré). Lorsque ce phénomène se répète à chaque cycle, le tissu conjonctif des hanches, des fesses et des cuisses se modifie. Il s'altère, s'enflamme et en phase finale se durcit. On passe d'une « cellulite » réversible à une cellulite inflammatoire et finalement à une induration fibreuse en « peau d'orange ».

Facteurs aggravants

• L'alcool et les épices irritantes comme le poivre, la moutarde, le paprika, la harissa, le chili, dilatent les veines, favorisent les poussées d'hémorroïdes et la stagnation du sang veineux dans les jambes.

• La chaleur dilate les veines. L'été, mais aussi l'exposition au soleil, le chauffage par le sol, le sauna, les bains trop chauds aggravent la paresse du retour veineux.

• Les vêtements serrés à la taille, les stations debout ou assise prolongées (en particulier les voyages long-courriers en avion), en général la sédentarité et le manque de muscles dans les jambes réduisent aussi la capacité de remontée du sang veineux.

• La fin de la grossesse est une période particulièrement critique car le poids du bébé peut comprimer dans l'abdomen le collecteur veineux principal, la veine cave, surtout en position allongée, donc la nuit.

• Les antécédents familiaux de coagulopathie (phlébites ou embolies pulmonaires) ou d'accident vasculaire cérébral doivent faire rechercher deux facteurs : l'un parfois génétique, parfois nutritionnel, l'homocystéine élevée ; l'autre toujours génétique, la Lp(a) élevée. La Lp(a) est une molécule qui interfère avec le processus de dissolution des caillots, la fibrinolyse.

Les aliments et nutriments des veines

Les flavonoïdes

Ce sont des protecteurs des vaisseaux, utilisés depuis longtemps dans cette indication. On a surtout utilisé la rutine, les flavonoïdes d'agrumes, les oligomères procyanidoliques provenant des pépins de raisin ou de l'écorce de pin et des extraits de plantes comme le marron d'Inde. Leur efficacité repose sur plusieurs propriétés :

– ils ont un effet similaire à la caféine et tonifient la paroi veineuse, favorisant ainsi son resserrement ;

– ils sont antioxydants, ce qui est particulièrement important lorsque l'on sait que la paresse du retour veineux augmente le stress oxydatif et que celui-ci accélère la dégradation des veines ;

– ils se collent au tissu conjonctif qui soutient la veine et le protègent.

La vitamine C et les autres antioxydants

Comme d'habitude, les flavonoïdes agissent en synergie avec la vitamine C qui présente les mêmes propriétés. Des apports optimisés en d'autres antioxydants, en particulier la vitamine E, ont à la fois un impact préventif et co-curatif. Par ailleurs, tous les antioxydants contribuent aussi à réduire l'activité des plaquettes et donc le risque de phlébite et d'embolie. Enfin, la vitamine C est nécessaire à la formation de l'hydroxyproline, un composant important du collagène du tissu conjonctif qui engaine et soutient les veines.

Le silicium

Le silicium participe au renforcement des tissus conjonctifs en formant une sorte de silicone naturelle avec les fibres de collagène.

Les oméga 3

Les acides gras oméga 3, en modifiant la membrane des plaquettes, sont un très puissant réducteur des risques de phlébite et d'embolie. Ils agissent en synergie avec les autres antioxydants.

L'ail

Les études scientifiques modernes ont confirmé l'intuition des Anciens que l'ail était un fluidifiant sanguin. Lorsque les caillots sont formés, ils peuvent être dissous par un processus de défense appelé « fibrinolyse », favorisé par l'ail.

Les vitamines B9, B12 et B6 (associées au magnésium)

Un autre facteur de risque de phlébite et d'embolie est l'élévation d'un résidu du métabolisme des acides aminés soufrés, l'homocystéine. Celle-ci peut être trop élevée pour diverses raisons :

– un terrain génétique : il y a alors des antécédents de ce type d'accident et d'accidents vasculaires cérébraux dans la famille et l'homocystéine est très élevée ;

– le vieillissement : avec l'âge, les gènes s'altèrent et les déficits s'aggravent, surtout en vitamine B9 (ou folates) ;

– les déficits en vitamines B9, B12 et B6 ;

– par ailleurs, pour que les vitamines B soient actives, il faut l'intervention du magnésium. Or, le manque de magnésium est le manque le plus fréquent et le plus prononcé dans la population, ce qui contribue à l'élévation de l'homocystéine et à l'augmentation des risques de coagulopathies. Attention : l'excès de café (au-delà de trois tasses par jour), inhibe l'absorption des vitamines B et s'ajoute aux facteurs d'élévation de l'homocystéine.

Le zinc et la vitamine A

Les insuffisances veineuses évoluées peuvent déboucher sur l'apparition d'ulcères de jambe. Comme pour toute cicatrisation, le zinc et la vitamine A, par voie orale et externe, sont nécessaires.

Les phytœstrogènes, les prébiotiques, les oméga 3 et la vitamine B6

En seconde phase de cycle se produisent parfois des gonflements liés à de la rétention d'eau au niveau des hanches, des fesses et parfois des cuisses. C'est la conséquence, en général, d'un excès d'œstrogènes par rapport à la progestérone. Les phytœstrogènes de soja (daïdzéine et génistéine) peuvent alors efficacement moduler cet excès, cela à condition que la flore du côlon soit suffisamment riche en ferments comme le bifidus, nécessaire à l'activation des phytœstrogènes. Par ailleurs, les manques en oméga 3 et en vitamine B6 peuvent aggraver cet excès.

Le magnésium

Les œstrogènes font baisser le magnésium, essentiel au bon équilibre des ions sodium et potassium dans la cellule. Plus on manque de magnésium, plus le sodium reste à l'intérieur de la cellule et plus la cellule retient l'eau. Le magnésium est donc un nutriment indispensable de la lutte contre la rétention d'eau et la cellulite.

EN PRATIQUE

En général

- évitez les excès d'alcool, de café et d'épices irritantes (préférez le gingembre, le curcuma, le persil, le basilic, la coriandre, l'oignon et surtout l'ail) ;
- consommez des produits riches en flavonoïdes, en vitamine C et autres antioxydants : chaque jour, au moins trois fruits frais (privilégier les baies dont les myrtilles et le cassis, les kiwis, les papayes, les goyaves), une crudité, une salade verte, un légume vert, deux à trois tasses de thé, si possible vert, par jour, et pas plus d'un verre de vin (si possible rouge) à chaque repas (sauf femmes enceintes) ;
- si les atteintes sont sévères, ajoutez un complexe de flavonoïdes comprenant des extraits de thé vert sans théine, de vin rouge sans alcool, de pépins de raisin, de myrtille et d'agrumes et un complexe d'antioxydants comprenant des vitamines C et E, du bêta-carotène, du lycopène et du sélénium ;

• assaisonnez avec de l'huile de colza ou un mélange d'huile d'olive, de lin et de caméline (3 cuillerées à soupe par jour et par personne) ;

• consommez au moins trois poissons gras par semaine : sardine, hareng, maquereau, rouget barbet, truite de mer, saumon, saumonette, anguille, turbot, dorade royale… marinés, vapeur ou pochés ;

• consommez des céréales complètes, des légumes verts, des légumes secs, riches en silicium ; si les problèmes sont déclarés, prenez du silicium en complément (en général de la silice colloïdale sous forme liquide).

Ajoutez aux mesures nutritionnelles :

• la marche, la natation (toute activité physique) ;

• la musculation des jambes et des cuisses ;

• la ponctuation des journées de travail ou de voyages prolongés par un peu de marche ;

• des exercices de contraction musculaire ;

• des bas de contention (à tension dégressive vers le haut) ;

• l'évitement de la chaleur (terminer par exemple le bain ou la douche par un jet froid sur les jambes) ;

• le rehaussement du pied du lit ;

• et en fin de grossesse, la position couchée sur le côté gauche pendant la nuit.

Phlébites ou antécédents familiaux de coagulopathie

En dehors de l'intensification de toutes les mesures décrites plus haut :

• prenez des doses plus importantes de flavonoïdes et d'antioxydants ;

• faites établir un bilan de l'hémostase, comprenant homocystéine et Lp(a). Une homocystéine élevée implique la prise de vitamines B9, B12 et B6 en cure d'un mois avec du magnésium, avec nécessité d'un entretien hebdomadaire si le facteur génétique ou l'altération génétique liée au vieillissement sont en cause ; dans certains cas de Lp(a) élevée, on prendra à vie de l'acide nicotinique (une forme de vitamine B3) en préparation (sur prescription et sous surveillance médicale).

Ulcères

• prenez un complexe minéro-vitaminique généraliste apportant 30 mg de zinc-élément sous forme de citrate de zinc (sans fer ni cuivre) ;

• faites une cure de vitamine A sous surveillance médicale (50 000 UI par jour pendant 15 jours), sauf en cas de grossesse ;

• appliquez une pommade au zinc et à la vitamine A.

Œdèmes, rétention d'eau, cellulite

• évitez les excès de sel ;

• optimisez vos apports en magnésium, silicium, flavonoïdes, antioxydants par l'alimentation et si nécessaire par des compléments.

Si la cellulite est inflammatoire : adaptez les doses d'oméga 3, d'antioxydants et de magnésium. Si la cellulite est fibreuse, les doses d'antioxydants devront être beaucoup plus élevées. Les mesures nutritionnelles peuvent être complétées par des traitements externes en crèmes ou par mésothérapie, drainage lymphatique, etc.

Syndrome prémenstruel

• consommez souvent des produits à base de soja : « lait » de soja, yaourts au soja, tofu ;

• optimisez vos apports en acides gras oméga 3 (huile de colza et poissons gras) ;

• prenez des phytœstrogènes (en général dosés à 50 mg par jour). N'oubliez pas en début de traitement de faire une cure de probiotiques (bifidus, *Lactobacillus*) d'un mois avec quelques entretiens par an pour assurer l'activation des hormones alimentaires par la flore intestinale et de faire une cure de vitamine B6 d'un mois (autour de 100 mg par jour) pour corriger les fréquents déficits dans cette vitamine qui rendent hypersensible aux œstrogènes (l'entretien sera assuré par un complexe minéro-vitaminique généraliste sans fer ni cuivre).

→ Voir aussi : Ail, Épices, Café, Soja, Huiles (oméga 3), Poissons, Antioxydants, Vitamines (C, E, B6, B9, B12, A), Minéraux (silicium, magnésium, zinc).

Les yeux

Fatigue oculaire, cataracte sénile, cataracte diabétique, dégénérescence maculaire, prévention de la cécité

Ce qui se passe

La nutrition ne peut pas faire grand-chose, dans l'état actuel des connaissances, pour la plupart des troubles communs comme la myopie ou la presbytie, qui amènent à porter des lunettes ou des lentilles de contact.

Le déficit en vitamine A, qui se voit rarement dans les pays développés, entraîne une baisse des capacités de vision nocturne. Certaines carences profondes que l'on voit encore dans des pays en voie de développement, comme la carence en vitamine A ou en vitamines B, ont des répercussions ophtalmologiques graves, comme la xérophtalmie, première cause de cécité dans le monde, et les névrites optiques, causes aussi de cécités. Il est clair que leur éradication est une simple question d'investissement politico-économique.

Beaucoup plus bénigne, mais devenue nettement plus fréquente suite à la généralisation du travail sur écran d'ordinateur, la fatigue oculaire pourrait être considérablement réduite par des apports optimisés en magnésium. Et associée à une protection solaire des yeux, la nutrition devrait être capable de réduire les risques d'apparition de cataracte et de dégénérescence maculaire, la première cause de cécité chez les personnes âgées des pays développés. Quant à la cataracte du diabétique, elle est liée au contrôle du sucre, mais aussi à un excès de produits laitiers, comme nous allons le voir.

Facteurs aggravants

Le sucre et les produits laitiers

Les diabétiques sont atteints par la cataracte beaucoup plus tôt que les non-diabétiques, parce que, aux dégâts causés par le rayonnement solaire, s'ajoute l'accumulation d'eau qui fait craquer la structure du cristallin. Mais pourquoi l'eau vient-elle s'accumuler dans cette lentille dense ? La réponse a été trouvée suite à de nombreuses recherches : le glucose en excès chez le diabétique se fixe à toutes les protéines (ce qu'on appelle la « glycation ») et ce glucose est transformé par une enzyme (l'aldose réductase) en sorbitol. Or, le sorbitol est une substance qui attire l'eau. Ce même mécanisme explique la destruction précoce des nerfs des diabétiques : leurs gaines gonflées d'eau par le sorbitol les écrasent. Les non-diabétiques sont eux aussi menacés : ils subissent aussi une glycation (bien que plus modérée) et plus ils consomment de sucres rapides, moins ils font d'exercice, plus ils manquent du magnésium nécessaire à la pénétration du glucose dans les cellules et à sa conversion en énergie, et plus ce phénomène prend de l'importance dans l'apparition d'une cataracte.

À cela s'ajoute une révélation inattendue. Alors qu'elle était chercheur à l'INRA (l'Institut national de la recherche agronomique), Inès Birlouez-Aragon a montré que les populations qui consomment des produits laitiers voient la cataracte arriver plus précocement que celles qui n'en consomment pas. Pourquoi ? Parce que le sucre du lait, le lactose, subit la même transformation que le glucose par l'aldose réductase. Et le dérivé, le lactitol, comme le sorbitol, attire l'eau. Si la consommation de produits laitiers chez le diabétique paraît donc peu recommandable, l'excès de produits laitiers chez la personne non diabétique est tout aussi déconseillé (à l'exception des yaourts, dans lesquels la fermentation transforme le lactose en acide lactique, d'où leur légère acidité).

Aliments et nutriments pour les yeux

Le magnésium

Pour voir, il faut que les yeux bougent, qu'ils « scannent ». Ils sont en permanence en mouvement, même lorsque nous dormons, grâce à quatre petits muscles qui les tirent dans chaque direction cardinale. Ce sont les muscles de notre corps qui se fatiguent le plus vite : un coup de fatigue intense ou un stress peut entraîner une telle fatigue soudaine que les yeux ne sont plus capables d'accommoder et que la vue se trouble.

Le stress étant une cause de perte urinaire de magnésium et le magnésium étant une des clés majeures de la production d'énergie, ces sensations de fatigue oculaire avec ou sans perturbations de l'accommodation peuvent être prévenues par des apports adaptés de ce minéral, éventuellement associés à des exercices de relaxation oculaire.

La vitamine C, le glutathion, la cystéine, la lutéine, etc.

Avec l'âge, la lentille à travers laquelle nous voyons, le cristallin, s'opacifie : c'est la cataracte, qui perturbe la vision et nécessite une intervention chirurgicale pour changer le cristallin. La transparence du cristallin s'altère parce que les rayons ultraviolets et les rayons lumineux qui le traversent sont chargés d'une énergie capable de doper les électrons de l'oxygène, que l'on appelle alors « oxygène singulet ». Lorsque ces électrons dopés reviennent à leur état normal, ils dégagent leur excès d'énergie qui endommage les protéines du cristallin. Même s'il ne s'agit pas de radicaux libres (il n'y a pas d'électron en trop ou en moins, mais seulement des électrons surénergisés), le résultat est similaire : le cristallin subit un stress oxydatif lié à l'exposition au soleil. On comprend donc que la cataracte fasse partie de ce cortège de pathologies dites « dégénératives » dont la fréquence augmente avec l'âge. C'est en quelque sorte une pathologie d'usure moléculaire. Comme dans tous ces phénomènes liés à la sénescence, ce sont les antioxydants qui protègent les tissus. Mais il est évident qu'il est d'abord judicieux de se protéger du soleil par des lunettes anti-UVA et anti-UVB en fonction de l'intensité de l'ensoleillement : il y a trois fois plus de cataractes à Montpellier qu'à Lille et le rayonnement est plus agressif en montagne, encore plus l'hiver avec l'effet miroir dû à la neige, ou sur l'eau qui réfléchit aussi la lumière.

Les antioxydants qui sont en première ligne dans la protection du cristallin sont le glutathion et la vitamine C. La vitamine C, très concentrée dans le cristallin, maintient le glutathion sous sa forme active. Mais lorsqu'elle a été entièrement brûlée par le rayonnement, le glutathion actif disparaît et les protéines s'opacifient : dans un cristallin opéré suite à la cataracte, on ne trouve plus une trace de vitamine C.

Les autres antioxydants qui travaillent en synergie avec la vitamine C dans les autres tissus, et qui contribuent à l'épargner dans le cristallin, sont la vitamine E, le bêta-carotène et le sélénium. Des apports alimentaires et des compléments de vitamine C (encore plus efficaces, car les doses optimales se situent autour de 500 mg par jour) réduisent drastiquement la fréquence de la cataracte.

Mais une fois les rayons passés par le cristallin, ils se concentrent au fond de l'œil sur la rétine, le tissu nerveux qui transmet l'information au cerveau. Même si au passage ils ont un peu perdu de leur agressivité, ils restent corrosifs. Et avec l'âge, la région de la rétine qui concentre les images, la macula (« la tache »), s'use, lentement brûlée par les rayons lumineux. Le résultat : la dégénérescence maculaire, qui est la première cause de cécité chez la personne âgée. Malheureusement, on ne sait pas remplacer une rétine comme on remplace un cristallin. La prévention s'avère donc cruciale. Et de nouveau, c'est un antioxydant qui est l'acteur central de la protection : la lutéine, une molécule de la famille des caroténoïdes. C'est cette substance jaune qui donne sa couleur au maïs et à la macula, dans laquelle elle est très concentrée. Lorsque l'accumulation de rayonnement a consommé une lutéine insuffisamment renouvelée par un apport alimentaire ou complémentaire, la rétine est progressivement brûlée et la personne devient aveugle (il existe par ailleurs des formes de dégénérescence maculaire associées à une altération de la circulation).

De même que pour la cataracte, les apports en autres antioxydants favorisent la préservation de la lutéine et contribuent secondairement à la sauvegarde de la rétine.

Les flavonoïdes

Ces pigments, en plus d'être antioxydants et neutralisateurs des excès de fer (contribuant ainsi à la réduction des risques de cataracte et de dégénérescence maculaire) ont, pour certains d'entre eux, la capacité de freiner l'activité de l'aldose réductase (voir p. 204). Enfin, la plupart des flavonoïdes ont un impact bénéfique sur la circulation de l'œil, en particulier les anthocyanes de myrtilles.

EN PRATIQUE

Fatigue oculaire

• optimisez vos apports en magnésium : eau minérale contenant autour de 100 mg de magnésium par litre, oléagineux, céréales complètes, légumes verts, légumes secs. Prenez des compléments de glycérophosphate de magnésium pour compenser les pertes liées au stress (de 300 à 600 mg par jour de magnésium-élément associés à des fixateurs comme les antioxydants et la taurine) ;

• associez des exercices de relaxation oculaire (orthoptie, yoga des yeux…).

Pour réduire les risques de cataracte et de dégénérescence maculaire

• optimisez vos apports en antioxydants : chaque jour, consommez au moins trois fruits (et souvent des myrtilles), une salade verte, des crudités, un légume vert, des aromates (gingembre, curcuma), deux à trois tasses de thé, si possible vert, deux à trois verres de vin rouge par jour (sauf en cas de grossesse) ;

• à partir d'une trentaine d'années, ou plus tôt s'il existe des facteurs de risque (fort ensoleillement, mer ou montagne, stress oxydatif élevé lié au surmenage, à la pollution, etc.), prenez un complexe antioxydant comprenant 300 à 500 mg de vitamine C, 200 à 400 mg de vitamine E naturelle, 6 à 12 mg de bêta-carotène, 6 à 12 mg de lycopène, 6 à 12 mg de lutéine et 50 à 100 µg de sélénium ; après 60 ans ou en cas de cataracte ou de dégénérescence maculaire débutante ou plus évoluée, il faut parfois augmenter les doses, sous surveillance médicale. Attention : plus on avance en âge, plus on est exposé au soleil et plus il est important que le complexe contienne de la lutéine. On la trouve dans le brocoli, le maïs et les courges ;

• portez des lunettes anti-UVA et anti-UVB quand il y a du soleil ;

• évitez les excès de sucres rapides et de produits laitiers (à l'exception des yaourts).

→ Voir aussi : Minéraux (magnésium, sélénium), Vitamines (C, E), Antioxydants, Eau, Fruits (myrtilles), Thé, Vin, Épices, Légumes, Lait.

3

Aliments et nutriments soigneurs

Les algues

Histoire

Au Japon, des découvertes archéologiques révèlent que l'on consommait déjà des algues il y a 10 000 ans. Les algues grillées ont été utilisées par des médecins tout au long des siècles, même en Europe, au Moyen Âge. On retrouve, dans plusieurs régions du monde, des méthodes très anciennes pour réduire des algues en cendres et en extraire sel, iode et engrais. Actuellement, treize algues sont autorisées en France, en tant que légumes :

– six algues brunes (*Ascophyllum nodosum*, *Fucus vesiculosus*, *Himanthalia elongata* ou haricot de mer, *Undaria pinnatifida* ou wakamé, *Laminaria digitata* ou kombu, *Laminaria saccharina* ou kombu royal) ;

– quatre algues rouges (*Palmaria palmata* ou dulse, *Porphyra umbilicalis* ou nori, *Chondrus crispus* ou lichen ou irish moss, *Gracilaria verrucosa*) ;

– deux algues vertes (*Ulva* ou laitue de mer, *Enteromorpha* ou aonori) ;

– et une microalgue (*Spirulina*).

D'autres algues sont utilisées comme épaississant ou gélifiant, comme l'agar-agar.

Bénéfices santé

72 % de l'oxygène que nous respirons proviennent des algues. Elles puisent dans la mer une richesse incomparable d'éléments minéraux, qui peuvent représenter jusqu'à 36 % de leur masse sèche. Elles participent, grâce à ces minéraux et à d'autres nutriments indispensables, à la lutte contre le vieillissement, au bon développement cérébral, à la lutte contre certaines infections, et représentent une bonne source de fibres.

Leur action anti-vieillissement

L'action anti-vieillissement est liée à la présence de nombreux antioxydants et d'autres nutriments protecteurs. Parmi les antioxydants :

– les polyphénols : les algues brunes en sont les plus riches ;

– la vitamine C, présente en particulier dans les algues brunes et vertes ;

– la vitamine E, présente dans deux algues bretonnes : la kombu (*Laminaria digitata*) et la dulse (*Palmaria palmata*). L'activité antioxydante de cette vitamine est renforcée par la présence de la vitamine C et des polyphénols ;

– les caroténoïdes, qui luttent contre les effets néfastes des UV, stimulent et renforcent les réponses immunitaires, réduisent les risques de maladies coronariennes et d'artériosclérose. Ils sont présents surtout dans les algues rouges, notamment le nori.

Autres composés intéressants :

– les phospholipides, aux multiples rôles biologiques, en particulier au niveau des membranes cellulaires ;

– le calcium (dans la laitue de mer en particulier) et le magnésium (dans le wakamé).

Leur richesse en iode

Les algues sont les aliments les plus riches en iode (le *kombu* est le plus nanti), minéral indispensable au bon développement du cerveau. En effet, la carence en iode chez la femme enceinte entraîne un risque élevé de retard mental chez l'enfant et, même après la naissance, l'iode reste nécessaire au bon fonctionnement cérébral. Actuellement, l'apport moyen quotidien en iode dans nos sociétés est de 100 μg par jour alors qu'il devrait être le double, et cela malgré l'enrichissement du sel de table en iode et la bien meilleure distribution des fruits de mer. Résultat : 10 % des enfants se révèlent porteurs d'une hypothyroïdie fruste (sans signes cliniques apparents). Lorsque leur apport en iode est amélioré, leur QI et leurs performances scolaires s'améliorent. Les femmes enceintes et les jeunes enfants devraient être les premiers à bénéficier de l'introduction des algues dans leur alimentation. Par ailleurs, l'iode participe à la formation des hormones thyroïdiennes qui gouvernent le métabolisme de base, c'est-à-dire une grande partie de la dépense énergétique de repos, comprenant le maintien de la température corporelle. Ce sont aussi les hormones thyroïdiennes qui stimulent le développement cérébral. Certaines études suggèrent qu'un apport optimisé en iode contribue également à réduire les risques d'apparition de cancer du sein.

Leur action anti-infectieuse

Les algues aident à lutter contre certaines infections : des chercheurs de l'université de Berkeley ont mis en évidence, *in vitro*, l'action anti-herpès de certaines algues alimentaires, aussi bien le type 1 (responsable du bouton de fièvre) que le type 2 (agent pathogène de l'herpès génital).

Leur richesse en fibres

Les algues apportent beaucoup de fibres (qui facilitent la digestion) avec une fraction de fibres solubles importante, surtout dans les algues brunes.

Teneur en nutriments des algues les plus consommées en France : composition moyenne pour 10 g d'algues sèches, soit 30 g réhydratées (portion journalière recommandée).

Algues	Protéines en g	Lipides en g	Glucides en g 90 % Fibre non digestibles (polysaccharides)	Iode en µg	Calcium en mg	Magnésium en mg	Vitamine C en mg
Nori (pas de cuisson)	4,7	0,2	5,6	8	50	10	4,4
Kombu (à cuire 30 mn)	1,5	0,07	5,9	**680**	135	16	–
Wakamé (à cuire 30 mn)	2,1	0,2	5,7	56	115	80	1,5
Dulse (pas de cuisson)	3,5	0,3	7,4	120	95	60	3,5
Haricot de mer (à cuire 15 mn)	1	0,1	6	44	20	60	2,7
Laitue de mer (à cuire 15 mn)	3,4	0,3	6,2	24	**320**	29	–

Conseils pratiques

Saison

On peut acheter les algues loin du littoral, dans les magasins spécialisés (bio et diététique). Il est possible d'en consommer toute l'année, soit à cuisiner, soit toutes prêtes à être savourées dans des préparations culinaires variées.

Conservation

Quand elles sont fraîches, les algues se conservent comme n'importe quel légume frais, mais la déshydratation permet de les garder longtemps.

Consommation

On tirera profit de la teneur élevée en sel d'un petit morceau d'algue en l'utilisant pour saler une préparation culinaire ; on pourra aussi saupoudrer de très petits morceaux d'algues sur les salades ou les potages ou toute autre préparation culinaire. Elles se mangent cuites ou crues, selon les espèces. Ajoutées à l'eau de cuisson des légumineuses, elles permettent de réduire le temps de cuisson et contribuent ainsi à enrichir le plat en minéraux.

L'agar-agar (composé d'algues rouges) et les alginates extraits d'algues brunes (surtout la *Laminaria digitata*) servent d'épaississants et de gélifiants dans certains desserts et plats cuisinés : dans les crèmes, mousses, glaces, boissons fruitées, vinaigrette préparée, confiseries, sauces, plats surgelés.

Comment en manger au moins une fois par jour ?

Au petit déjeuner : pourquoi pas un flan préparé avec de l'agar-agar ? C'est une préparation culinaire très rapide et simple à faire ;

Au déjeuner ou au dîner : entourez les bouchées de poissons déjà cuits avec des feuilles de nori (à la manière des sushis) qui sont vendues toutes prêtes à l'emploi (dans certaines grandes surfaces), ou confectionnez de vrais sushis ;

– salez les mets avec des petits morceaux d'algues (il existe des préparations toutes faites à saupoudrer directement) ;

– faites cuire les soupes, les légumineuses, les pâtes et le riz avec des algues (la plupart des algues sont vendues prêtes à l'emploi) ;

– de temps en temps, consommez directement en salade les algues qui peuvent se manger crues, comme la dulse. Il existe des mélanges d'algues croquantes (comme le mesclun traditionnel).

✔ Astuces

• *Le plus souvent, quand les algues sont déshydratées, elles doivent subir un rapide rinçage suivi d'un trempage le plus court possible (à l'eau froide). Comme les précieux oligoéléments et minéraux se trouvent à la surface des algues séchées, il est donc judicieux de ne pas les rincer trop longtemps avant de les préparer ou de les consommer.*

• *L'eau de trempage (avec une eau minérale bien minéralisée de préférence) peut être réutilisée car elle est enrichie par les minéraux qui ont fui l'algue.*

• *Si les algues sont utilisées fraîches, il est nécessaire de les rincer à grande eau et rapidement, pour les débarrasser du sable et des petits coquillages, et surtout pour alléger un peu leur teneur en sel.*

→ Voir aussi : Système immunitaire, Cancers, Système digestif, Fatigue.

Les antioxydants

Qui sont-ils ?

Environ 10 000 chercheurs dans le monde travaillent actuellement sur le stress oxydant et les radicaux libres. Les radicaux libres sont des molécules ou atomes instables possédant un électron libre car non apparié, alors qu'à l'état d'équilibre, autour de leur noyau, les électrons sont habituellement réunis par paires. Il s'ensuit une série d'échanges entre deux corps. Le corps qui gagne les électrons est un oxydant, et on dit qu'il est réduit. Le corps qui cède les électrons est un réducteur, et on dit qu'il est oxydé.

Ces oxydants sont produits au cours de nombreuses réactions liées à des processus physiologiques comme la production d'énergie, au cours de certaines maladies (inflammation, infections…) ou encore lors d'expositions à des toxiques environnementaux (métaux lourds, ozone, rayonnements ionisants, xénobiotiques…). Ces molécules sont impliquées dans le processus du vieillissement et des maladies dont la fréquence augmente avec l'âge : cancers, maladies cardio-vasculaires, maladie d'Alzheimer, ostéoporose, cataracte…

Pour lutter contre ces agents agressifs, nos cellules disposent de systèmes de défense mais, avec le temps, ces antioxydants endogènes ne sont plus suffisants, et un apport extérieur est nécessaire, en favorisant certains aliments, mais aussi avec la prise incontournable de compléments alimentaires, comme l'ont montré de très nombreuses études. Et ce pour plusieurs raisons :

– les teneurs en antioxydants des aliments se sont affaiblies avec l'agriculture intensive, les modes de cuisson et de conservation ;

– la vie moderne est source de stress répétés, de pollution croissante, de repas déséquilibrés et de tabagisme actif ou passif, ce qui augmente les besoins en antioxydants ;

– et surtout, du fait des progrès technologiques, la ration calorique absorbée quotidiennement est réduite par rapport à il y a un siècle : la consommation moyenne est passée à 2 200 calories par jour pour l'homme, et 1 700 calories pour la femme. Même avec une alimentation « parfaite », il est techniquement impossible d'obtenir les quantités quotidiennes optimales de certaines vitamines et de certains minéraux.

Ces antioxydants sont :

– la vitamine C ;
– la vitamine E ;
– les caroténoïdes (bêta-carotène, lycopène, lutéine) ;
– le sélénium ;
– les polyphénols, dont la catégorie la plus connue est celle des flavonoïdes, employés principalement jusqu'à présent comme médicaments protecteurs des veines ; plus de 6 000 molécules différentes ont été identifiées ;
– l'acide alpha-lipoïque ;
– la coenzyme Q10.

Bénéfices santé

La vitamine C

La vitamine C ou acide ascorbique est l'antioxydant hydrosoluble (soluble dans l'eau) le plus important. Elle bloque, dans les milieux aqueux de l'organisme, la production des radicaux libres, et protège directement l'intérieur des cellules des dégâts qu'ils occasionnent. Elle régénère la vitamine E, principal antioxydant de la membrane cellulaire. Elle contribue à maintenir sous sa forme active le glutathion, nécessaire à la glutathion-peroxydase (une enzyme antioxydante).

La vitamine E ou tocophérol

Elle est liposoluble (soluble dans les graisses). Ce puissant antioxydant agit en prévenant ou en interrompant les réactions en chaîne que génèrent les radicaux libres. La vitamine E veille sur la surface des membranes cellulaires et sur l'enveloppe des graisses circulantes pour les protéger, se déplaçant entre quelques centaines d'acides gras polyinsaturés. Quand un radical agresse un acide gras polyinsaturé, la molécule de vitamine E s'interpose ou le répare en prenant sur elle l'électron célibataire ; dans ce dernier cas, elle-même oxydée, elle ne peut plus poursuivre sa mission réductrice. Elle est alors éliminée par l'organisme ou réduite par la vitamine C afin de reprendre du service, et c'est alors cette dernière qui sera éliminée.

Les caroténoïdes

Ce sont des pigments liposolubles de couleur jaune, orangée ou rouge ; il en existent plus de 600, mais seul un nombre limité d'entre eux sont présents en quantité notable dans le sang et les tissus humains. Parmi ces caroténoïdes, le bêta-carotène, le lycopène et la lutéine ont des propriétés antioxydantes importantes, à côté d'autres effets positifs sur la santé. Atteignant toutes les graisses circulantes, ils agissent plus en « profondeur » que la vitamine E. Ce sont de puissants lipoprotecteurs, qui nous protègent contre le « rancissement » des graisses responsable du vieillissement, et des maladies dites « dégénératives » qui lui sont associées (cancers, pathologies cardio-vasculaires, dégénérescence cérébrale…) :

– le bêta-carotène, pigment de couleur orange, précurseur de la vitamine A (qui, elle, n'a pas de rôle antioxydant), fait barrage contre l'initiation et la propagation des radicaux libres ;

– le lycopène, pigment de couleur rouge, a le taux le plus élevé dans le sang humain, le lait maternel, et dans certains organes comme la prostate. Ce puissant neutralisateur de l'« oxygène singulet » (forme réactive de l'oxygène liée au rayonnement cellulaire capable d'endommager l'ADN, support de l'hérédité ; voir p. 128) inhibe aussi la prolifération cancéreuse (en particulier au niveau des poumons et de la prostate) ;

– la lutéine, un pigment jaune qui colore la macula, tache jaune du pôle postérieur de la rétine (c'est en son centre, *fovea centralis*, que l'acuité visuelle est la meilleure). La lutéine aide à ralentir la baisse de la vision dans la dégénérescence maculaire liée à l'âge, cause fréquente de cécité chez les personnes âgées.

Le sélénium

C'est un oligoélément nécessaire à une enzyme antioxydante, la glutathion-peroxydase, qui répare les acides gras oxydés. Cette enzyme va neutraliser l'eau oxygénée avant qu'elle ne puisse former des radicaux libres hyperagressifs en présence de fer ou de cuivre. Par ailleurs, le sélénium contribue à réduire la toxicité de très nombreux produits (dont les métaux lourds par exemple). Le sélénium réduit la fréquence des pathologies cardio-vasculaires. De nombreux travaux indiquent que non seulement il peut prévenir des cancers, mais qu'à dose pharmacologique, il peut être utilisé dans le traitement de certains cancers, y compris métastasés et résistants à la chimiothérapie et à la radiothérapie (dans ce cas, il est nécessaire d'être suivi par un médecin nutrithérapeute, en plus d'un médecin cancérologue).

Les flavonoïdes

Grâce à leur puissante action antioxydante, ces pigments végétaux à l'origine de certaines couleurs des fruits et des légumes sont des éléments indispensables à la croissance des végétaux et à leur protection contre le rayonnement solaire et les autres agressions climatiques. Ce sont des antioxydants complémentaires très puissants. Ils exercent leur action par un mécanisme direct et deux mécanismes indirects :

– directement ils neutralisent les radicaux libres, en prévenant l'initiation de l'altération oxydative des graisses, des protéines ou des acides nucléiques, ou en cassant la propagation en chaîne des altérations induites ;

– indirectement, ils peuvent chélater[1] le fer et le cuivre, pro-oxydants terribles lorsqu'ils sont en excès. Après leur action antioxydante, ils ne deviennent pas pour autant « pro-oxydants » comme la vitamine C ou E en présence de ces deux minéraux corrosifs, et ils peuvent inhiber l'action des enzymes qui sont les sources d'agents majeurs d'inflammation, d'allergie, de dépression immunitaire, de vasoconstriction et d'hyperagrégation plaquettaire. Ils sont les principaux défenseurs contre le stress nitratif, qui est peu accessible aux antioxydants classiques.

Les flavonoïdes sont donc très efficaces pour protéger tout notre système cardio-vasculaire, sont anti-inflammatoires et ils présentent un grand intérêt dans la prévention et le traitement complémentaire des

1. La chélation consiste à former avec le métal toxique un complexe non toxique, soluble et rapidement éliminé par le rein.

cancers (ORL, digestifs, urinaires). Enfin, ils s'avèrent d'excellents neuroprotecteurs.

L'acide alpha-lipoïque ou acide thioctique

Il est liposoluble et protège contre le stress nitratif. De petite taille, il est capable de passer facilement dans toute la circulation sanguine. C'est un protecteur des neurones et des nerfs (c'est une sorte de vitamine B1 liposoluble). Dans le diabète, il prévient les neuropathies diabétiques. De plus, il peut chélater certains métaux toxiques.

La coenzyme Q10 ou ubiquinone

C'est une molécule liposoluble antioxydante. Elle est présente dans toutes nos membranes, mais surtout dans les mitochondries (les fabriques d'énergie présentes dans les cellules). C'est un puissant antioxydant protecteur des membranes et des mitochondries, qui permet une moindre fuite radicalaire au niveau de ces dernières. Elle est nécessaire à la production cellulaire d'énergie (ATP). Grâce à ces propriétés, c'est un protecteur cardiaque (utilisé dans le traitement de l'insuffisance cardiaque et de l'hypertrophie du myocarde, pour la régulation de la tension artérielle, dans la prévention de l'athérosclérose…).

Conseils pratiques

Sources alimentaires

• Vitamine C : voir *Vitamines*.

• Vitamine E : voir *Vitamines*.

• Caroténoïdes : le lycopène (dans la tomate, la goyave, la pastèque, le pamplemousse rose, l'abricot, le saumon) ; la lutéine (principalement dans l'épinard, le chou, le jaune d'œuf, le kiwi, le raisin, le jus d'orange). Ils sont mieux absorbés si les aliments qui les contiennent sont broyés et/ou cuits dans un corps gras.

• Sélénium. Voir *Minéraux*.

• Flavonoïdes : dans le thé vert, le vin rouge, les extraits de myrtille, le jus de raisin, l'huile d'olive, les oignons, les agrumes…

• Coenzyme Q10 : dans les sardines, les viandes et les volailles, l'épinard, les graines de soja, les noix et les amandes, les algues, les légumes secs…

Si vous prenez des suppléments nutritionnels

• Il est nécessaire d'associer les antioxydants « classiques » : la vitamine C, la vitamine E uniquement d'origine naturelle (alpha- et gamma-tocophérol), les caroténoïdes multiples et le sélénium.

• Il est préférable d'utiliser un spectre de flavonoïdes complémentaires et non pas une mégadose de flavonoïdes comme cela a été la règle jusqu'à présent avec les veino-protecteurs.

• L'acide alpha-lipoïque et la coenzyme Q10 existent en suppléments. Ils doivent être pris au cours d'un repas qui contient des graisses.

• La coenzyme Q10 est prescrite dès que c'est nécessaire (dosage sanguin) mais elle est particulièrement recommandée dans le traitement de l'insuffisance cardiaque et de certaines myopathies. Attention : un traitement par les statines (médicament de référence contre le cholestérol) diminue le taux de coenzyme Q10.

Examens utiles

Un bilan biologique effectué dans des laboratoires spécialisés (coordonnées p. 420) permet de quantifier des facteurs de risque liés à des déficits en micronutriments, à l'échelle moléculaire, qui ne sont pas dépistés habituellement ; cela permet leur correction et le suivi de la supplémentation (les techniques habituelles de laboratoire ne sont pas capables d'effectuer ces dosages).

Exemples d'examens à pratiquer :

• La mesure du « stress oxydant » qui renseigne sur le manque en vitamines antioxydantes (E, C, caroténoïdes) et sur le taux d'autres composés comme :

– le MDA, un marqueur très important du stress oxydatif, car il mesure les dégâts causés par celui-ci dans tout le corps (les graisses modifiées par les attaques des radicaux libres sont pratiquement les seules à se déposer dans les artères ; elles activent les plaquettes et augmentent ainsi le risque de bloquer les vaisseaux). Le MDA augmente avant même que les examens traditionnels (électrocardiogramme, Doppler…), qui mesurent les souffrances vasculaires, soient perturbés. Quand le MDA est élevé, une supplémentation antioxydante adaptée permet de l'abaisser. Ensuite, un dosage de contrôle permet de vérifier si le problème est maîtrisé ;

– les isoprostanes : autre marqueur de la peroxydation lipidique (l'augmentation de ce facteur est associée à des pathologies comme l'athérosclérose, les maladies inflammatoires, mais aussi des états de dégénérescence liés au vieillissement comme la maladie d'Alzheimer) ;

– les carbonyl protéines, qui mesurent la dégradation des protéines ;

– le 8OHdG, qui indique la vitesse de vieillissement des gènes, est surtout un marqueur de risque de cancers. En cas d'élévation, il est possible de le réduire en donnant des compléments spécifiques, comme le sulforaphane, différents des antioxydants traditionnels ;

– le taux sanguin de coenzyme Q10.

• Le bilan du fer est important à établir du fait de la grande toxicité de ce minéral quand il est en excès ; il en est de même pour le cuivre.

• Le profil des oligoéléments et des minéraux : magnésium et zinc érythrocytaires, sélénium, etc.

• Le dosage des enzymes n'est pas intéressant.

→ Voir aussi : Allergies et inflammations, Bouche, Cancers, Cheveux et ongles, Cœur et vaisseaux, Fatigue, Mémoire, Ménopause, Oreilles, Peau, Sexualité et fertilité, Tabagisme, Système digestif, Veines, Yeux.

La bière

Histoire

Le maltage est essentiel pour la fabrication de la plupart des bières : c'est une opération qui consiste à transformer l'orge en malt par germination de la céréale, car l'amidon contenu dans l'orge ne peut pas être fermenté par les levures à l'état naturel.

L'orge, déjà cultivée depuis 10 000 ans, est à l'origine des premières préparations de la bière. Cette céréale servait déjà à faire du pain et c'est la raison pour laquelle, au départ, la bière a été considérée comme du pain liquide et le pain comme une bière mangeable. Ce sont les Mésopotamiens (3000-2000 av. J.-C.) qui ont découvert le maltage, qui apporte une teneur en alcool plus élevée.

Au XIXe siècle, en Allemagne, la bière était prescrite par les médecins aux diabétiques, aux enfants et aux adultes souffrant de fatigue. Louis Pasteur, en montrant que la levure est un micro-organisme vivant, ouvrit la voie du contrôle précis de la transformation du sucre en alcool.

Bénéfices santé

La composition des nombreuses bières est très variée. Les bières les plus intéressantes sur le plan de la santé sont les bières dans la composition desquelles interviennent des fruits. La plus connue est la Kriek, une bière rouge à base de cerise. On utilise aussi la framboise, le cassis, la pêche, la pomme, etc. Ces bières fruitées sont enrichies par des antioxydants qui contribuent à ralentir la vitesse du vieillissement, à réduire les tendances à l'inflammation, à l'allergie et les risques de maladies dégénératives liées à l'âge.

Sur le système cardio-vasculaire

Plusieurs études ont montré un effet protecteur sur le système cardio-vasculaire de la consommation modérée de bière, sans préciser la qualité de bière choisie : elle augmente légèrement le « bon » cholestérol et réduit le « mauvais ». Par ailleurs, la bière diminue l'homocystéine plasmatique, dont l'augmentation correspond à un plus grand risque de maladies thrombo-emboliques (peut-être parce qu'elle contient des vitamines B9 et B6).

Sur le système digestif

La bière améliore la motilité[1] gastro-intestinale et la digestion ; elle accélère la vidange de l'estomac en libérant plus de gastrine (qui elle-même entraîne une sécrétion accrue d'acide chlorhydrique, nécessaire à une bonne digestion), et augmente les contractions de l'intestin, de la vésicule biliaire, et la sécrétion des enzymes pancréatiques.

Richesse en vitamines

La bière renferme de nombreuses vitamines (en particulier des vitamines B, B9, B6 et B2, nécessaires pour une utilisation optimale de l'énergie), des minéraux (magnésium, potassium), des acides aminés, des sucres lents, des phytœstrogènes et du malt, qui favorise la lactation (la bière, sans alcool, fabriquée avec du malt, est une boisson qui peut être conseillée à la femme allaitante).

Autres atouts

La bière est particulièrement riche en silicium, qui renforce les tissus conjonctifs (notamment les tendons et la trame osseuse). Elle est aussi légèrement sédative et favorise le sommeil.

Conseils pratiques

La bière, comme toute boisson alcoolique, doit faire l'objet d'une consommation modérée. Plus elle est foncée, plus elle contient du caramel. Or, le caramel, qui est une forme dégradée du sucre présent, a des

1. Mouvements des muscles lisses du système digestif.

inconvénients : il affaiblit les défenses immunitaires et s'avère carcinogène (car le sucre rapide qu'il contient « colle » entre elles les substances nutritives). Il est donc préférable, si on consomme régulièrement de la bière, de choisir des bières blondes, blanches ou enrichies en fruits.

→ Voir aussi : Cœur et vaisseaux, Système digestif, Appareil locomoteur.

Le café

Histoire

Le plant de café est originaire des hauts plateaux d'Éthiopie, mais sa culture et son usage comme boisson semble venir du Yémen (dans la province de Moka). Le mot « café » vient de l'arabe *kahoua* ou *qahwa* (« excitant »). Le café fut introduit en Europe grâce à la flotte de la république de Venise (1615), arriva ensuite en Allemagne (Jean-Sébastien Bach composa une *Cantate du café*) et enfin en France. La culture caféière s'étendit en Amérique du Sud (Brésil, 1827) et en Afrique (plantations françaises en Côte-d'Ivoire en 1880).

Bénéfices santé

La substance responsable des effets « santé » notables du café est la caféine :

– c'est un stimulant du système nerveux : à petites doses, elle améliore l'attention, la concentration et les performances intellectuelles ;

– elle augmente le métabolisme, la mobilisation des sucres et des graisses (petite augmentation de la thermogenèse du corps) et les capacités immédiates de dépense énergétique (mais de manière transitoire et avec un risque de redescente au-dessous du niveau de départ) ;

– elle possède une nette action anti-migraine, et peut avoir un effet transitoire anti-douleur ;

– elle favorise le transit intestinal et augmente la sécrétion d'acide gastrique, ce qui, chez certaines personnes, peut être bénéfique (chez d'autres, au contraire, cela sera source d'aigreurs et de brûlures d'estomac, voir ci-après « Consommation ») ;

– elle a un effet préventif vis-à-vis des calculs biliaires. Cet effet n'a pas été retrouvé avec le thé, ce qui suggère qu'une dose minimale de caféine est nécessaire (les chercheurs parlent de 4 tasses quotidiennes avec 140 mg de caféine par tasse, mais c'est une dose à éviter) ;

– la caféine peut revendiquer un effet « amaigrissant », mais uniquement en usage externe (topiques).

Conseils pratiques

Le café sera entreposé dans un endroit frais et sec pour qu'il conserve le maximum de ses arômes ; dans ce même but, il est toujours préférable d'en acheter en quantité réduite et plus souvent.

Consommation

On distingue deux variétés principales de caféier : le robusta et l'arabica. Elles diffèrent principalement par leur qualité aromatique (celle de l'arabica est supérieure) et par leur teneur en caféine : pour 100 g de matière sèche, l'arabica en contient entre 1 200 et 1 500 mg et le robusta, de 2 200 à 2 600 mg. Pour une tasse de 150 ml, on compte : café moulu, 80 à 90 mg ; instantané, 60 mg ; décaféiné, 3 mg.

Au-delà de 500 à 600 mg journaliers, la plupart des personnes expérimenteront des effets secondaires : nervosité, irritabilité, tremblements involontaires, baisse du niveau d'énergie, ce qui conduit à vouloir prendre une autre tasse de café pour se « défatiguer », entretenant ainsi un véritable cercle vicieux. Avec l'habitude, la caféine produit de moins en moins d'effets positifs (phénomène d'accoutumance), tout en ayant quand même des effets négatifs à long terme :

– des troubles du rythme cardiaque ;

– au niveau digestif : une amplification des sécrétions gastriques d'histamine, le déclencheur de la sécrétion d'acide chlorhydrique, ce qui peut entraîner des brûlures et des ulcères de l'estomac ;

– au niveau nutritionnel : baisse de l'absorption de plusieurs vitamines B, en particulier B1 et B6. La vitamine B1 est importante pour le métabolisme énergétique, ce qui fait qu'à long terme le café, paradoxalement, fatigue. La vitamine B6 est importante pour le contrôle des pulsions, et donc l'usage prolongé de cet excitant contribue à réduire la maîtrise de soi. La vitamine B6 est aussi nécessaire pour maintenir un taux bas d'homocystéine (dont l'augmentation est associée à un risque accru de phlébites, d'embolies, d'accidents vasculaires cérébraux) ;

– elle accroît l'élimination du magnésium et du calcium ;

– en augmentant le tonus cathécolaminergique (adrénaline, etc.), la caféine augmente le stress oxydatif par deux mécanismes : l'augmentation de la dépense énergétique et la pénétration intracellulaire du fer.

Au total, le café est plutôt conseillé en dégustation qu'en consommation courante, tout comme le vin, les alcools et les fromages gras. Recherchez plutôt des cafés de haute qualité et d'arômes intéressants. Vous pouvez l'utiliser comme ingrédient parfumant les pâtisseries, les chocolats, les glaces.

Contre-indications

• Pendant le premier trimestre de la grossesse : la consommation de plus de trois à quatre tasses par jour est associée à un risque de fausse couche. Pendant le reste de la grossesse, le café peut entraîner une accélération excessive du cœur du fœtus.

• Les troubles du rythme cardiaque : le café peut déclencher ou aggraver des arythmies et des tachycardies.

• Gastrites et ulcères de l'estomac et du duodénum.

• L'allergie alimentaire et les allergies en général : l'histamine, augmentée par la caféine, favorise une inflammation du tube digestif et le passage d'éléments insuffisamment digérés dans le sang qui provoquent des réactions.

• Les pathologies digestives inflammatoires comme la maladie de Crohn et la recto-colite hémorragique.

• La sensibilité au stress, la spasmophilie, le déficit magnésien.

• L'insomnie et la nécessité d'un éveil prolongé (comme chez les pilotes d'avion, à cause du risque de dépression secondaire de l'attention) ; le sport d'endurance pour les mêmes raisons.

• L'ostéoporose, les fractures, l'algodystrophie, les calculs rénaux calciques, l'insuffisance rénale.

• La thalassémie, l'hémochromatose et une ferritine (réserve de fer dans le foie du fer) élevée.

• Les pathologies dans lesquelles une surcharge en fer joue un rôle négatif : maladies cardio-vasculaires, cancers, maladies de Parkinson et d'Alzheimer.

✓ Astuce

Si on veut surprendre le dégustateur de café, on peut aromatiser le café de la même manière que le thé, en le mélangeant avec de toutes petites quantités d'épices, d'aromates ou de fruits (clou de girofle, baies roses, cannelle, écorces de citron…).

→ **Voir aussi : Fatigue, Système digestif.**

Les céréales

Histoire

Il y a plus de 8 000 ans étaient déjà cultivées des formes primitives d'orge et de blé. On trouve le blé sous deux formes :

– soit tendre (*Triticum aestivum*) : c'est la forme la plus cultivée, panifiable ;

– soit dur (*Triticum durum*) : cette espèce, qui sert à la fabrication des pâtes et des semoules, n'est pas panifiable.

En fait, en diététique et en cuisine, l'appellation « céréales » regroupe toutes les graines riches en amidon, sans distinguer leurs familles botaniques :

– les graminées : blé, épeautre, seigle, avoine, orge, riz, millet, maïs ;
– les polygonacées : sarrasin ;
– les chénopodiacées : quinoa ;
– l'amarante, une plante herbacée annuelle dont on peut aussi manger les feuilles.

Bénéfices santé

Les céréales apportent des glucides complexes (principalement des sucres lents), des protéines, des fibres, des vitamines, des minéraux et, pour certaines, des phytœstrogènes.

Des sucres lents

Les sucres rapides, à index glycémique (IG) élevé, sont digérés et assimilés rapidement, ce qui provoque une rapide augmentation du taux de glucose dans le sang. Malheureusement, le glucose a une fâcheuse tendance à se coller sur les protéines, les immobilisant : c'est ce qu'on appelle la glycation. C'est ce qui explique que, contrairement aux idées reçues, le sucre réduit l'énergie disponible et peut même provoquer une somnolence : l'énergie nécessaire au cerveau baisse, par exemple pour les enfants en fin de matinée s'ils ont consommé un petit déjeuner de sucres rapides (pain blanc et confiture). L'énergie nécessaire pour lutter contre les infections, celle pour réparer ses tissus, etc. diminuent également. C'est pourquoi le malade dont le diabète n'est pas correctement traité fait plus d'infections et meurt plus tôt que le non-diabétique.

Mais que l'on soit ou non diabétique, les fluctuations excessives du glucose dans le sang produisent les mêmes effets. De nombreuses études ont montré les effets nocifs pour la santé de la consommation fréquente d'aliments à IG élevé : ils favorisent les caries dentaires, les troubles de la régulation de la glycémie (hypoglycémie, diabète), l'obésité, les maladies cardio-vasculaires, une sensibilité accrue aux maladies infectieuses et plus largement une accélération du vieillissement, et peut-être aussi l'apparition de certains cancers (côlon, sein, endomètre). Les « sucres lents », à IG bas, se digèrent et s'assimilent lentement, ne provoquant ni pics d'hyperglycémie, ni les effets délétères précédemment décrits. Il est donc important de définir l'index glycémique (IG) d'un aliment, cette mesure physiologique évaluant la vitesse d'absorption du glucose. La référence est le glucose dont l'IG est 100. On considère comme élevé un IG supérieur à 70, comme bas un IG inférieur à 40 et comme modéré un IG situé entre 40 et 70.

Index glycémique (IG) de quelques aliments

IG élevé	**IG modéré**	**IG bas**
Glucose 100	Riz demi-complet 60	Orange 40
Miel 90	Banane 60	Haricot blanc 40
Purée de pomme de terre 80	Pâtes alimentaires 50	Yaourt sans sucre ajouté 30
Céréales de type corn flakes 80	Petits pois 50	Lentilles 30
Pain blanc 80	Pomme de terre 50	Pois chiches 30

En fait, de nombreux facteurs modulent l'IG des aliments :

– manger un aliment à IG élevé à la fin d'un repas est moins nocif que le consommer tout au long de la journée de manière isolée, en en-cas, l'association à des fibres et à des protéines ralentissant l'absorption des

sucres : cela explique que les jus de fruits pressés soient plus hyperglycémiants que le fruit entier, qui garde toutes ses fibres ;
– le degré de cuisson joue également : les sucres des pâtes *al dente* sont moins vite digérés que ceux des pâtes très cuites.

Les protéines

Elles représentent 8 à 14 % en moyenne de la composition totale de la céréale (selon l'espèce). Elles sont classées en quatre groupes :
– les albumines et les globulines, solubles dans l'eau ;
– les prolamines et les gluténines, insolubles dans l'eau et regroupées sous l'appellation « gluten ». Les farines issues des graines riches en ces protéines (blé, orge, seigle, avoine) ont des propriétés technologiques qui leur permettent de lever sous l'effet de la fermentation et de faire ainsi du pain ; mais ces céréales sont aussi responsables des maladies liées à l'« intolérance au gluten » et de la maladie cœliaque.

Valeur biologique : en général, les protéines des céréales ne contiennent que peu de lysine, d'isoleucine, de valine, de méthionine et de thréonine, des acides aminés essentiels. Le maïs est fortement carencé en tryptophane.

Les vitamines et les sels minéraux

La teneur en vitamines et en minéraux dépend du traitement physique de la céréale. La graine de céréale se compose de trois parties :
– l'amande centrale (qui représente 82 % du grain), très riche en amidon et qui donne, après mouture, la farine ;
– le germe (3 % du grain), riche en lipides, en protéines et en vitamine E ;
– les enveloppes (15 % du grain) qui protègent la graine : les couches les plus externes (les « glumelles » non comestibles), ensuite le péricarpe, ou son (très riche en fibres), et enfin l'assise protéique, riche en protéines, minéraux et vitamines du groupe B.

On appelle « céréale complète » toute céréale débarrassée de ses glumelles mais dont le péricarpe, l'assise protéique et le germe sont préservés. Les céréales « semi-complètes » perdent le péricarpe mais gardent la précieuse couche protéique et le germe. Ce sont donc ces deux formes qu'il est conseillé de consommer. Moins intéressantes, les céréales « raffinées » : farine, pâtes et pain blancs.

Composition des principales céréales complètes pour 100 g

CÉRÉALE (crue)	**Protides** en g	**Lipides** en g	**Glucides** en g	**Fibres** en g	**Phosphore** en mg
Blé*	11,5	2	70	10,6	406
Épeautre*	16	2,6	70	10	–
Riz	8	2,2	75	4	325
Orge*	10,5	2,1	75	9,8	342
Avoine*	12,6	7,1	61,2	5,6	342
Seigle*	8,6	1,7	53,5	13,5	373
Millet	10,6	3,9	60	3,8	310
Maïs	9,2	3,8	65,2	9,2	256
Sarrasin	9,8	1,7	71,3	3,7	310
Quinoa	13,8	5	60	–	–

* Céréale contenant du gluten

Les fibres

Les céréales, et notamment les formes complètes ou semi-complètes, sont riches en fibres. On en distingue deux sortes :

– celles qui facilitent le transit intestinal et diminuent ainsi le temps de contact entre les substances nocives des selles et les parois du côlon, exerçant ainsi une action préventive vis-à-vis du cancer du côlon. Ces mêmes fibres pourraient avoir une action protectrice contre le cancer du sein : plus une femme est exposée à l'œstrogène au cours de sa vie, plus son risque du cancer du sein augmente ; ces fibres insolubles se lient à l'œstrogène dans le tube digestif, réduisant le taux d'œstrogène circulant dans l'organisme ;

– celles, plus solubles, qui servent surtout à abaisser le cholestérol, participant ainsi à une protection cardio-vasculaire.

Enfin, les fibres donnent une impression de satiété qui limite les grignotages néfastes, et aident ainsi à réduire un surpoids éventuel.

Calcium en mg	Magnésium en mg	Vit. B1 en mg	Vit. B2 en mg	Vit. B3 en mg	Vit. B6 en mg	Vit. E en mg (surtout dans le germe)
44	149	**0,48**	0,14	5	0,44	1,4
–	–	–	–	–	–	–
100	157	0,4	0,09	**5,2**	0,67	0,2
38	114	0,43	0,18	4,8	0,3	1,65
79	130	0,5	0,17	2,4	**0,96**	0,85
64	120	0,35	0,17	1,8	0,29	**1,95**
30	170	0,26	0,14	1,8	0,75	0,07
15	120	0,36	0,2	1,5	0,4	**1,95**
90	**220**	0,47	**0,3**	3	0,3	–
85	204	–	–	–	–	–

Autres apports

Les céréales complètes ou semi-complètes apportent du sélénium (un antioxydant majeur), du silicium (nutriment nécessaire pour les os, la peau et les articulations) et des lignanes (une sorte de phytœstrogène). En revanche, elles ne contiennent ni vitamine B12 ni vitamine C. Les céréales sont aussi une bonne source de sucres « lents ».

Conseils pratiques

Conservation

Les céréales doivent être stockées dans des boîtes fermées à l'abri de l'humidité.

• Il est préférable de manger du pain au levain, qui ne contient presque plus d'acide phytique (substance qui s'oppose à l'absorption de minéraux comme le zinc), grâce à la fermentation lente du levain en opposition avec la fermentation plus rapide de la levure.

• Les céréales rendues brunies et durcies par un traitement thermique (croustillantes) ne sont pas conseillées : le brunissement entraîné par la chaleur altère la qualité des protéines, dont la valeur nutritionnelle baisse. Par ailleurs, ces protéines modifiées peuvent être à la source d'intolérances alimentaires. L'enrichissement en fer de certaines céréales, en particulier pour les enfants, peut poser problème. Il est donc préférable de choisir des céréales non grillées et non enrichies en fer.

• Les « graines » de céréales se rincent toujours à l'eau courante avant cuisson, même si elles sont biologiques.

Consommation

Principales formes de céréales et leur temps de cuisson

Céréales	Type de cuisson	Volume d'eau pour 1 volume de céréales	Temps de cuisson
Couscous	Vapeur	Mouiller avec 1 vol. d'eau avant cuisson vapeur	15 min, en détachant les graines à l'aide d'une fourchette tout au long de la cuisson
Boulgour	À l'étouffée	2 vol. d'eau froide	10 à 15 min, laisser reposer à couvert après cuisson
Quinoa, amarante	À l'étouffée	2 vol. d'eau	10 à 15 min, laisser reposer à couvert après cuisson
Orge ou blé ou épeautre en grains	Trempage 12 h + Cuisson à l'étouffée	4 vol. d'eau froide (cuisson dans l'eau de trempage)	45 min à 1 h, laisser reposer à couvert après cuisson
Sarrasin	Cuisson à l'étouffée	2 vol. d'eau bouillante	15 à 20 min, laisser reposer à couvert après cuisson
Riz blanc Riz complet précuit	Cuisson à l'étouffée	2,5 vol. d'eau froide minérale bien minéralisée	15 à 20 min
Semoule de blé	Cuisson à découvert	Jeter la semoule dans 2 vol. d'eau bouillante	10 min, cuire sans cesser de remuer
Flocons de céréales	Trempage + Cuisson à découvert	2 vol. d'eau minérale bien minéralisée ou de « lait » froid de soja enrichi en calcium	5 min
Pâtes	Cuisson à découvert	2 vol. d'eau minérale bien minéralisée	5 à 7 min, les goûter en cours de cuisson ; ajouter 1 c. à soupe d'huile d'olive dans l'eau de cuisson et égoutter aussitôt après cuisson

Les pains seront détaillés plus loin (voir p. 359).

Comment en manger plus souvent ?

Au petit déjeuner. Exemple de préparation de flocons : faire tremper toute la nuit les flocons dans de l'eau minérale bien minéralisée (voir p. 262), ou mieux, dans du « lait » de soja nature enrichi en calcium : le liquide doit recouvrir entièrement les flocons. Couvrir le récipient et mettre au frais. Le lendemain matin, verser le mélange dans une casserole, porter à ébullition pendant 2 à 3 minutes. Si on utilise la forme « graine », compter 20 à 40 g de graines sèches par personne. Si les bouillies de céréales ainsi obtenues semblent un peu fades au goût, on peut ajouter une purée de fruits frais ou des fruits coupés en petits dés. Le petit plus, pour un petit déjeuner plus complet, est d'incorporer en fin de cuisson des oléagineux (amandes, noisettes, noix) soit sous forme de purée, soit entiers. Pour varier, il est possible d'utiliser des « crèmes » de céréales (magasins bio et de diététique) qui sont des farines finement moulues et précuites, très rapidement préparées (2 à 5 minutes), à base de riz et d'orge principalement.

Au goûter ou en en-cas, des barres de céréales à la teneur réduite en sucres rapides (boutiques bio) pour les enfants ou les sportifs en particulier.

Au déjeuner ou au dîner, il est aisé d'ajouter dans la soupe de légumes un peu de flocon de céréales ou de la semoule, ou d'épaissir une sauce avec un peu de petits flocons.

En pratique, consommez plutôt des céréales semi-complètes biologiques, car les résidus des traitements phytosanitaires ont tendance à se fixer et à se concentrer dans les enveloppes des céréales.

Certaines personnes sont intolérantes voire allergiques au gluten, une protéine présente dans le blé, l'orge, le seigle et l'avoine. Le riz, le quinoa, le millet, le sarrasin, l'amarante, le maïs n'en contiennent pas.

Les parties grillées ou brûlées des céréales contiennent de l'acrylamide (transformation d'un acide aminé lors de la cuisson à haute température) potentiellement cancérogène. À ne pas consommer, donc.

✓ Astuce

Il est intéressant de découvrir une céréale peu goûtée, l'amarante. Les Aztèques, au Mexique, en faisaient la culture intensive avant que Cortés menace de mort tout producteur de cette plante herbacée. Après des siècles d'éclipse, elle revient grâce à sa grande valeur nutritive et à sa résistance, en particulier à la sécheresse. Un plant peut produire jusqu'à 500 000 graines. Celles-ci peuvent se cuire en graines entières, ou être réduites en farine. La farine obtenue ne contient pas de gluten et ne lève donc pas à la cuisson.

Elle est employée en pâtisserie et se conserve plus longtemps que la farine de blé. L'amarante contient plus de protéines que la plupart des céréales, avec une richesse accrue en lysine, en méthionine et en tryptophane. Elle offre du magnésium, du calcium (4 fois plus que le blé dur) et les autres vitamines et minéraux des autres céréales. L'amarante est disponible dans les magasins bio et de diététique.

→ **Voir aussi : Fatigue, Stress et anxiété, Tube digestif, Sommeil, *Tabagisme*.**

Le chocolat

Histoire

Le chocolat est extrait des fèves de cacao produites par le cacaoyer (arbuste nommé aussi *theobroma*, « nourriture des dieux »). Consommé d'abord par les Mayas, il y a plus de 1 000 ans, le breuvage rouge cacao, censé soigner un grand nombre de maladies physiques et psychiques (toux, brûlures, impuissance sexuelle, timidité, apathie…), fut introduit en Espagne par le conquistador Cortés, puis en France en 1615.

À partir du XIXe siècle, les plantations de cacaoyers se développèrent dans le monde et l'industrie du chocolat prospéra en Angleterre et en Suisse en multipliant les formes de consommation du chocolat et les ajouts (de lait, d'oléagineux, de sucre, de crème fraîche, etc.). La révolution industrielle transforma ainsi la boisson en plaques solides : naquirent alors les tablettes, les bouchées, les poudres et toutes les préparations culinaires connues à ce jour.

Bénéfices santé

Les fèves de cacao fraîches subissent d'abord une fermentation, avant d'être séchées et torréfiées. Elles sont ensuite broyées et décortiquées pour séparer les coques de l'amande. Les amandes sont broyées et donnent la « pâte de cacao », mélange de beurre de cacao (matière grasse blanchâtre) et de poudre de cacao. Le chocolat est à base de « beurre » de cacao, donc riche en graisses réparties en acides gras saturés (61 %) et en acides gras insaturés (39 %) dont 36 % de mono-insaturés et 3 % de polyinsaturés.

Les différents ajouts font varier la composition du « chocolat » dégusté. Le chocolat est donc un mélange complexe avec une teneur plus ou moins variable en cacao. C'est ce dernier qui présente les bénéfices santé imputés au chocolat (même si souvent le chocolat est surtout consommé parce qu'il apporte du plaisir et un certain bien-être). Il contient :

– des méthylxanthines, dont les trois principales sont la théobromine, la caféine et la phényléthylamine. La théobromine, légèrement diurétique, améliore les performances musculaires (le chocolat noir de cuisine contient près de dix fois plus de théobromine que le chocolat au lait ordinaire). La caféine a une action stimulante (surtout sur le système nerveux central) et la phényléthylamine est une substance dotée d'effets antidépresseurs ;

– des antioxydants, les polyphénols (flavonols) complexes, qui protègent le système cardio-vasculaire et contribuent à une longévité plus grande ; de plus, ils provoquent une inhibition de l'agrégation plaquettaire semblable à celle de l'aspirine et participent aussi de cette manière à la prévention de maladies cardio-vasculaires. Ces flavonols, présents initialement à des taux très importants, diminuent jusqu'à 95 % au cours de la transformation du cacao (apparence du produit, réduction de l'amertume…). Ils sont beaucoup moins absorbés si le cacao est mélangé au lait ou s'il est consommé noir, avec du lait en accompagnement ;

– du magnésium. Mais celui-ci est mal absorbé car il forme des « savons » inabsorbables avec les graisses du chocolat.

Conseils pratiques

Conservation

Il est judicieux de conserver le chocolat uniquement au frais et au sec (jamais à une température négative ou supérieure à 30 °C, parce que ces températures altèrent l'aspect et le goût du chocolat). Le « bon » chocolat présente une surface lisse, brillante, et il est onctueux en bouche.

Consommation

Étant donné la richesse en antioxydants du chocolat, il est préférable de consommer des confiseries et des pâtisseries riches en cacao, plutôt que riches en sucres rapides. Évidemment, plus on ajoute du sucre au chocolat, plus le bénéfice est réduit (de même lorsqu'il est associé au lait). Ses qualités dynamisantes en font une bonne alternative au café, sans qu'il présente les effets secondaires de ce dernier.

Évitez certains chocolats industriels dans lesquels sont ajoutées des graisses qui ne proviennent pas du cacao. Préférez les chocolats de qualité ou artisanaux. Comme pour le café ou le vin, on trouve des grands crus.

La consommation de chocolat doit rester modérée car c'est un aliment très calorique.

✔ Astuce

Il est fréquent de rencontrer des personnes qui ne peuvent pas s'empêcher de manger une plaquette entière de chocolat une fois celle-ci entamée ou qui utilisent le chocolat comme une véritable drogue. La plupart du temps, ce sont les personnes qui ont des difficultés de contrôle pulsionnel et une tendance à la dépendance qui peut aussi toucher le sucré, l'alcool, la cigarette – un profil lié à des déséquilibres d'un neurotransmetteur appelé sérotonine (voir p. 164).

Alors comment faire pour que la dégustation de chocolat soit un plaisir et non pas une source de culpabilité et de surpoids ? Mettez la bouchée chocolatée, ou juste un petit carré de chocolat, dans la bouche ; laissez-la fondre tranquillement ; fermez les yeux au besoin pour découvrir la sensation savoureuse au niveau du palais, en laissant remonter les souvenirs agréables qui s'y rattachent éventuellement, et différez le moment de mastiquer cette bouchée. Tous les arômes du chocolat ont ainsi le temps d'envahir la bouche et de vous combler de délice. La qualité de la dégustation entraînera alors une satisfaction plus intense que le remplissage de l'estomac.

→ **Voir aussi : Fatigue, Stress et anxiété.**

Les crustacés

Généralités

Le crabe vit en mer, en eau douce ou en eau saumâtre. Il se cache sous les rochers, dans les algues et dans les crevasses. Ce crustacé est muni de cinq paires de pattes, dont la première est modifiée en pinces puissantes (si une patte est cassée ou attrapée par un ennemi, il peut s'en séparer et, au bout de trois mues, elle aura complètement repoussé).

Le homard vit dans les eaux profondes de la mer. Il se déplace sur les fonds rocheux, ce qui rend sa capture facile grâce aux cages posées dans les roches. Il vit principalement en Atlantique. Il mue lors de sa croissance : à 5 ans, il aura mué douze fois, changeant de carapace chaque fois ; il pèse alors 500 g environ et mesure en moyenne 30 cm.

La langouste ressemble au homard mais sa carapace est épineuse ; elle possède une paire de longues antennes. Ses pattes sont dépourvues de pinces volumineuses mais elles sont munies de crochets.

La langoustine n'est pas une petite langouste, mais une espèce de crustacé différente ; les pinces de la première paire de pattes ont une forme prismatique caractéristique. Elle est connue sous le nom italien de scampi ; contrairement aux autres crustacés, la langoustine change très peu de coloration à la cuisson.

L'oursin possède dans sa carapace sphérique hérissée de piquants cinq glandes génitales (de couleur jaune ou orangée), qui sont les parties comestibles, consommées le plus souvent crues.

Les écrevisses habitent les rivières, les lacs, les étangs. Parmi les 300 espèces connues, seules quelques-unes sont suffisamment grosses pour être consommées (en moyenne, elles mesurent 10 cm) ; elles sont très nombreuses en Louisiane (90 % de la production américaine).

Nous détaillerons ici les propriétés des crevettes, crustacés les plus courants.

Les crevettes

Bénéfices santé

Les crevettes sont des aliments riches en protéines, de grande valeur biologique, avec un fort CUD (coefficient d'utilisation digestive). Les teneurs en protéines des différents aliments n'ont de signification nutritionnelle que dans la mesure où elles sont absorbées et retenues par l'organisme. Le CUD correspond en théorie à la quantité d'azote réellement absorbée par l'organisme : cette valeur est en moyenne de 81 pour les crevettes, 76 pour les poissons, 74,3 pour le bœuf et le poulet. En comparaison, on relève 52 pour le riz et les haricots secs, et l'association de 70 % de riz et de 30 % de haricots porte le CUD à 68, d'où l'intérêt d'associer les céréales et les légumineuses, comme dans beaucoup de plats traditionnels (couscous/pois chiches, minestrone, maïs/haricots rouges…). Les aliments dont le CUD est élevé sont riches en protéines de grande valeur biologique.

Les protéines

Définition. Les protéines sont des constituants fondamentaux de tous les tissus vivants. Toutes les cellules et tous les tissus du corps humain en contiennent. Elles sont composées de longues chaînes d'éléments simples appelés « acides aminés », qui peuvent être disposés selon des millions de combinaisons et constituer des formes spatiales très diverses. En fonction des arrangements, les protéines engendrées occupent dans le corps des fonctions spécifiques : on retrouve les protéines de structure dans les muscles, les os, les cheveux, les ongles, la peau, etc. et les protéines de fonction (enzymes ou hormones), qui sont des outils qui nous permettent de fonctionner.

La forme d'une protéine varie selon les acides aminés en présence, et selon la séquence adoptée dans la chaîne des acides aminés. Les protéines contenues dans notre nourriture libèrent leurs acides aminés au cours de la digestion (grâce aux sucs digestifs : pepsine, trypsine, érepsine...) ; ils seront absorbés par l'organisme et reconstruits selon de nouveaux schémas correspondant à ses besoins. Cette reconstruction est génétiquement programmée.

Les acides aminés sont classés en deux groupes :

– les acides aminés « essentiels », que le corps ne peut pas fabriquer. Ils sont obligatoirement apportés par l'alimentation : ce sont la phénylalanine, le tryptophane, la méthionine, la lysine, l'histidine, la valine, la leucine, l'isoleucine, la thréonine et la sélénocystéine. La taurine est un acide aminé essentiel chez le nourrisson, et la cystéine chez le prématuré ;

– les acides aminés « conditionnellement essentiels », qui peuvent être synthétisés par l'organisme mais qui dans certaines conditions, ne sont pas apportés en quantité suffisante. C'est le cas pour la taurine, la cystéine, la tyrosine, l'arginine, la glutamine, l'alanine et l'hydroxyproline.

Rôles. Les protéines constituent la plupart de nos tissus nobles. Elles sont nécessaires à la croissance, à l'entretien et à la réparation de notre organisme, et jouent donc un rôle plastique. Elles servent à l'édification des cellules et des tissus (l'anabolisme), en particulier au moment de la croissance chez l'enfant. Les tissus se renouvellent sans cesse : c'est pourquoi, même après la fin de la période de croissance, ils utilisent toujours les protéines. Il existe un équilibre entre l'édification des tissus et leur dégradation (appelée catabolisme). Cet équilibre est modulé par les apports de protéines alimentaires et régulé par l'action de certaines hormones soit anabolisantes, soit catabolisantes. Ce processus ininterrompu et permanent de construction et de destruction des tissus nécessite un apport constant de protéines dans l'alimentation.

Elles ont également *un rôle métabolique et immunitaire* : les protéines sont les éléments de base de la synthèse des enzymes, des anticorps, de certaines hormones et du lait (pour les femmes qui allaitent).

Et enfin les protéines ont *un rôle énergétique*, même s'il est faible : 1 g de protéine apporte 4 calories (contre 9 calories pour 1 gramme de lipides et 4 calories pour 1 gramme de glucides).

Sources alimentaires des protéines

Pour la plupart des personnes, l'apport d'énergie provenant des protéines doit représenter de 10 à 15 % de **l'apport de l'énergie totale de la journée**, ce qui équivaut à une dose variant de 0,75 g à 1 g de protéines par jour et par kilo de poids corporel, soit une consommation d'environ 150 à 200 g de viande ou de poisson ; il est important de diversifier les sources alimentaires de protéines au cours de la journée. On dit des aliments qui renferment tous les acides aminés essentiels qu'ils fournissent des protéines « complètes ».

Il existe deux sortes de protéines : les protéines animales et les protéines végétales.

- Les protéines animales sont apportées par les viandes, les poissons, les crustacés, les œufs et les produits laitiers. Elles contiennent tous les acides aminés indispensables, sont associées à du zinc et à du fer bien absorbés, à des vitamines B (en particulier la B12), à des vitamines liposolubles, à des graisses de constitution et sont pauvres en fibres. Elles sont bien absorbées.
- Les protéines d'origine végétale sont apportées par les céréales, les légumineuses (dont le soja), les oléagineux et les algues. Elles sont pauvres en graisses mais n'apportent pas tous les acides aminés essentiels dans le même aliment. Elles sont de bonnes sources de magnésium, de calcium et d'autres minéraux ainsi que de fibres. Elles sont moins bien absorbées que les protéines d'origine animale.

Les corps gras

Les crustacés possèdent des corps gras intéressants : 75,4 % d'acides gras polyinsaturés (dont 29 % de mono-insaturés et 40 % d'oméga 3) et 21,8 % d'acides gras saturés. Dans les pays occidentaux, on consomme trop d'aliments riches en acides gras saturés et pas assez de ceux qui apportent des acides gras polyinsaturés et plus particulièrement les acides gras oméga 3. Les acides gras de la série oméga 3 sont élaborés à partir d'un acide gras essentiel (l'acide alphalinolénique) que le corps ne peut pas synthétiser : il doit être apporté obligatoirement par l'alimentation (par exemple par l'huile de colza, une huile d'assaisonnement apportant des oméga 3 et contenant peu d'oméga 6). Deux acides gras (EPA et DHA) qui peuvent être synthétisés à partir de cet acide gras essentiel sont naturellement présents dans les crustacés. Les acides gras oméga 3 ont des effets positifs sur la santé : ils sont protecteurs cardio-vasculaires, anti-inflammatoires, aident à réduire le surpoids, et sont indispensables au développement et au bon fonctionnement du cerveau.

Les minéraux, les oligoéléments et les vitamines

– calcium : 55 à 160 mg pour 100 g (plus que les poissons et les coquillages) ;

– magnésium : teneur supérieure à celle des poissons dépassant souvent 100 mg pour 100 g ;

– zinc : 2,64 mg pour 100 g contre 0,76 mg pour 100 g pour les poissons. Ce minéral joue un rôle important dans les défenses immunitaires ;

– fer : 0,2 à 10 mg pour 100 g. C'est un constituant de l'hémoglobine (chargée de véhiculer l'oxygène dans l'organisme) ;

– iode (10 à 100 μg pour 100 g), indispensable au développement du système nerveux ;

– sélénium : 33,6 à 60 μg pour 100 g. Cet antioxydant, associé aux autres antioxydants, protège contre les corrosions moléculaires induites par la production de radicaux libres responsables de vieillissement prématuré et contre les effets délétères des métaux lourds (toxiques) ;

– vitamines du groupe B, en particulier la vitamine B9 (10 à 45 μg pour 100 g de crevettes contre 9 μg pour la chair de poissons) et la vitamine B12 (80 à 150 μg pour 100 g de crevettes contre 5 μg pour la chair de poisson).

Les glucides

Les crustacés contiennent un peu de sucres (1 à 2 g pour 100 g) à l'inverse de la chair des poissons, qui n'en contient pas.

Conseils pratiques

Conservation

Achetées fraîches, les crevettes ne se conservent pas longtemps (pas plus de 24 heures au réfrigérateur). Il faut toujours les garder au froid, en évitant les récipients ou les films plastique. Choisissez-les ni molles ni visqueuses, et sans odeur d'ammoniaque.

Consommation

Les crustacés sont vendus cuits, surgelés, ou parfois vivants, stockés sur de la glace. Les crevettes congelées se décortiquent plus facilement, et elles sont meilleures quand elles sont cuisinées sans décongélation préalable. Avant toute utilisation, rincez-les à l'eau froide rapidement.

Les crustacés se mangent entiers. Il faut les cuire très rapidement à une température la plus basse possible, autour de 60 °C maximum, pour éviter l'altération des acides gras et la production de dérivés aux effets négatifs sur la santé ; de plus, la chair peut devenir caoutchouteuse et coriace si la cuisson est trop longue. Les crustacés peuvent être également dégustés crus, décortiqués et marinés dans de l'huile et du citron. Il est possible de les manger mi-cuits en les plongeant, décortiqués, dans une soupe de tomates bien relevée et très chaude. Ils s'incorporent parfaitement dans les plats de poissons, mais également dans les plats à base de viande de porc ou de volaille. Ils peuvent entrer dans la composition d'une farce. Les têtes peuvent servir à préparer un fond de sauce pour accompagner les plats de poisson.

Chez la femme enceinte, la consommation de crevettes doit être réduite (ainsi que celle des coquillages et des poissons gras) parce que dans certaines mers comme la Baltique, les crustacés accumulent des polluants.

✓ Astuce

La fraîcheur des crustacés surgelés (crus, cuits ou cuisinés) se vérifie par l'absence de givre à l'intérieur de l'emballage ou de dessèchement de la chair.

→ Voir aussi : Allergies et inflammations, Bouche, Cancers, Cheveux et ongles, Cœur et vaisseaux, Fatigue, Système immunitaire, Mémoire, Eau, Peau, Sexualité et fertilité, Tabagisme.

La cuisson

Histoire

La cuisson des aliments remonte à l'époque de la « révolution du feu », pendant la préhistoire. Pierrade, cuisson sous la cendre, mets rôtis et bouillis, cuisson en vase clos, etc., les modes de cuisson ont évolué rapidement et en nombre depuis le Paléolithique, mais cela n'a pas empêché certaines civilisations de continuer à consommer nombre d'aliments crus, comme par exemple au Japon ou dans les pays scandinaves.

Bénéfices santé

Le « cuit » à la chaleur et le « cru » ont chacun des avantages différents sur la santé.

Avantages de la cuisson à la chaleur

– certains aliments ne sont comestibles que cuits, par exemple les légumes secs, la viande de porc (la plus parasitée), le soja, les céréales ;

– la cuisson facilite la digestion des pâtes, de certains légumes, de certains fruits, de certaines viandes, et rend plus tendres les viandes et les légumes ;

– elle permet de rendre plus biodisponibles certains nutriments essentiels tels les caroténoïdes, en les libérant des fibres qui empêchent leur absorption ;

– elle donne lieu à différentes réalisations culinaires qui permettent de varier les formes de consommation des aliments, leurs goûts, en les rendant parfois plus appétissants ;

– elle détruit certains microbes et parasites de l'aliment ;

– la cuisson conserve les aliments plus longtemps (stérilisation).

Avantages du « cru »

– l'aliment mangé cru garde un maximum de vitamines sensibles à la chaleur, en particulier la vitamine C et la vitamine B1. La vitamine B9, la vitamine E et la vitamine D sont également très sensibles à la chaleur ;

– les aliments riches en acides gras polyinsaturés (huile de colza, poissons gras, crustacés) gardent leurs propriétés bénéfiques (la chaleur dénature ces « bonnes » graisses) ;

– le goût et l'apparence de la nourriture restent inchangés, ce qui permet de profiter de l'extrême variété de couleurs et de parfums des fruits et légumes, en particulier.

Inconvénients de la cuisson à la chaleur

Déformation des molécules

• Les acides aminés se déforment à une température de cuisson relativement basse et produisent des amines génotoxiques (nuisibles pour les gènes) et des carbolines, autres composés toxiques, à des températures de cuisson supérieures à 250 °C. Ces composés, même en petites quantités, entraînent la formation d'adduits sur les gènes (addition d'un produit à la molécule d'ADN, dépôt toxique) : c'est l'un des principaux mécanismes du vieillissement et de la formation de tumeurs.

• Les acides gras (en particulier polyinsaturés) sont modifiés par la chaleur et s'oxydent. À l'état naturel, ils présentent une angulation à chaque double liaison et restent liquides à température ordinaire. C'est à cause de ces doubles liaisons qu'ils sont appelés « insaturés », à la différence d'acides gras dits « saturés » qui n'ont pas de doubles liaisons : c'est la position « cis ». Une température élevée, comme celle des bains de friture, modifie la configuration spatiale des doubles liaisons : il y a perte de l'angulation et la structure de l'acide gras devient linéaire, rigide : c'est la forme « trans », le corps gras n'est plus liquide à température ambiante, comme les margarines (obtenu par un procédé industriel appelé « isomérisation »). Les formes « cis » gardent les propriétés physiologiques des acides gras, à l'inverse des formes « trans » qui les perdent. Par ailleurs, les graisses « trans » gênent l'action de certains acides gras importants, comme les oméga 3, et sont encore plus néfastes que les acides gras saturés dans le surpoids et les pathologies cardio-vasculaires. L'oxydation après un excès de chaleur, rendant les membranes cellulaires plus rigides, réduit la communication entre les organes, crée des adduits sur l'ADN responsables de vieillissement et de cancers, déclenche des réactions inflammatoires et allergiques, active les plaquettes et favorise l'obstruction des artères par des caillots.

Pertes en vitamines

Il s'agit principalement de la perte en vitamines hydrosolubles :

• la plus sensible à la chaleur est la vitamine C : une cuisson lente, durant laquelle elle a le temps de s'oxyder, l'altère davantage qu'une cuisson courte à haute température ; on constate 30 à 50 % de perte en vitamine C lors d'une cuisson à l'eau ou à la vapeur et 90 % de perte dans les autres modes de cuisson (four, fritures, etc.) ;

• la plus fragile après la vitamine C est la vitamine B1 : elle est dénaturée à 100 °C en milieu alcalin[1] et aqueux ; soluble dans l'eau, elle est détruite par le lavage des aliments ;

• la vitamine B9 est détruite à 90 % en moyenne au cours de la cuisson. Celle contenue dans les légumes est la plus fragile ;

• quant à la vitamine B6, elle est dégradée uniquement en solution neutre ou alcaline.

Inconvénients du cru

• des parasites sont parfois présents dans les viandes et les poissons crus ; une congélation de 24 heures minimum détruit un parasite du poisson : l'anisakis ;

• il existe des facteurs « antinutritionnels » : des « antivitaminiques » (comme l'avidine, anti-vitamine B8), des anti-enzymes et des lectines qui peuvent altérer les villosités de la muqueuse intestinale quand certains aliments, comme les légumineuses, sont consommés crus (provoquant par exemple le favisme, une réaction aux fèves).

Conseils pratiques

Évitez le pire : le barbecue. En particulier le barbecue horizontal,

1. Avec du bicarbonate de soude, utilisé dans la cuisine traditionnelle pour accélérer la cuisson.

dont les flammes ou les braises sont proches de l'aliment. Dans ce mode de cuisson se forment des dérivés très toxiques au niveau des gènes de différents types, principalement :

• des hydrocarbures aromatiques polycycliques (ou HAP) du type benzopyrène, qui sont dans les fumées dégagées par les gouttelettes de graisse qui tombent sur les braises et qui « fument » l'aliment en cours de cuisson (de plus, la chaleur favorise la pénétration des hydrocarbures aromatiques à l'intérieur des aliments) ;

• des amines, produits qui se forment principalement au cours des cuissons longues et quand la température est élevée (ce qui est justement le cas pour le barbecue, le niveau thermique pouvant atteindre 350 °C au niveau de la braise). Elles concernent surtout les aliments riches en protéines, comme les viandes et les poissons (le poulet grillé en possède le taux le plus élevé).

L'alternative consiste à utiliser le barbecue vertical, et à éloigner au maximum les aliments des flammes.

Pour un barbecue moins toxique

En raison de son caractère convivial, le barbecue peut être utilisé :

– si on maintient toujours une bonne distance entre la flamme et l'aliment (jamais en contact direct) ;

– si on utilise des grils à source de chaleur verticale ;

– si on enveloppe l'aliment avec du papier sulfurisé.

Évitez aussi :

• le noirci des viandes et des poissons. Toute viande ou poisson trop cuit, avec des parties grillées, roussies, est dangereux pour la santé parce que des substances cancérogènes sont formées au cours de ces cuissons à forte température. Découpez ces parties brûlées et ne les mangez pas ;

• les graisses cuites, et surtout les graisses qui contiennent des acides gras polyinsaturés, en particulier certaines huiles (colza, tournesol, noix…) et les poissons gras. Les acides gras polyinsaturés sont formés d'une chaîne carbonée ; ils s'oxydent au cours des cuissons, même à faible température, et leurs chaînes carbonées se fragmentent quand on les chauffe ; ces modifications nuisent à leurs propriétés bénéfiques pour la santé ;

- les céréales grillées. Elles sont moins nuisibles à la santé que les protéines animales grillées mais il est préférable, comme pour les viandes et les poissons, de laisser de côté les parties grillées des pains et des gâteaux, d'éviter les céréales du petit déjeuner « toastées », celles qui croquent, parce que leurs molécules sont déformées et nous sont moins profitables.

Recommandations

Choisissez le cru pour la plupart des légumes feuilles (salades, épinards), certains poissons et mollusques (saumon, sardine, hareng, maquereau, dorade, coquilles Saint-Jacques...), les crustacés, ou diminuez la température de cuisson (inférieure à 100 °C) en utilisant le bain-marie, la vapeur douce, la cuisson à l'eau, la cuisson à l'étouffée. La femme enceinte évitera les huîtres et la viande crue (risques d'hépatites et de toxoplasmose).

Cuisson à froid : les marinades

Le fait de mettre en contact le jus d'un fruit pressé ou du vinaigre avec du poisson cuit celui-ci (par coagulation de ses protéines), comme s'il avait été poché dans de l'eau bouillante. On peut aussi utiliser l'ananas et la papaye qui contiennent des enzymes protéolytiques (respectivement broméline et papaïne), c'est-à-dire qui prédigèrent les protéines des poissons. Dans les deux cas, les acides gras des aliments ne sont pas modifiés et on évite la création de substances toxiques, inévitable lors d'une cuisson à forte chaleur. La marinade peut être également réalisée en salant l'aliment et en le couvrant d'huile d'olive ou de colza.

Pour préserver les vitamines et les minéraux

Utilisez les modes de cuisson suivants :

Cuisson à la vapeur. Il est préférable de ne pas émincer les légumes avant la cuisson et de laisser la peau (les légumes coupés en trop petits morceaux présentent une surface avec l'oxygène de l'air plus grande, ce qui augmente les pertes en vitamine C). Chaque légume sera cuit séparément pour ne pas prolonger inutilement la cuisson de légumes vite cuits, comme la courgette par exemple.

Cuisson sans eau ou avec un minimum d'eau pour réduire la solubilisation des vitamines hydrosolubles et des minéraux.

Huiles de cuisson et d'assaisonnement

Les huiles de colza sont réservées exclusivement à l'assaisonnement ; l'huile d'olive peut servir à cuire mais attention à ne jamais la faire fumer.

Les bains de friture (faits avec de l'huile d'olive de préférence, d'arachide éventuellement) doivent être entièrement changés au bout de six utilisations au maximum (pour éviter la formation d'acroléine, une molécule cancérogène, et d'autres dérivés oxydés ou trans).

Comment cuire les poissons ?

Pour conserver les acides gras polyinsaturés que contiennent les poissons, il vaut mieux les cuire :

– à la poêle, dans un filet d'huile d'olive, une minute sur chaque face quand le poisson est débité en filets ; par exemple, sur un lit d'oignons chauds, rissolés, ou des lamelles de légumes cuits et chauds (poivrons, aubergines…), faites revenir des escalopes fines de poisson une minute sur chaque face ;

– à la vapeur douce, pendant quelques minutes, en fonction de l'épaisseur du morceau de poisson ;

– dans un court-bouillon, poché, feu éteint.

Comment cuire les viandes ?

Il faut privilégier, quand le morceau et la qualité de viande (bœuf et agneau) le permettent, la cuisson qui laisse la viande saignante. **Attention** : le porc se mange bien cuit, afin que les parasites qu'il contient soient détruits.

Les principales techniques de cuisson sont :

– l'immersion dans un liquide de cuisson (bouillon de légumes, eau, bière, vin, etc.) ou l'exposition à la vapeur ;

– le sauté : la viande est en général détaillée en morceaux réguliers et cuite dans un corps gras, opération suivie ou non de la poursuite de la cuisson avec un autre liquide de cuisson ;

– le poêlage : cuisson à l'aide d'un corps gras dans une poêle ;

– le rôti : la viande est le plus souvent enduite de corps gras puis soumise dans la plupart des cas à la chaleur rayonnante d'un four ;

– la grillade : l'aliment est exposé à l'action directe de la chaleur par rayonnement ou par contact ;

– la friture : immersion de la viande dans un bain de matière grasse porté à une température de 140 à 180 °C.

Comment cuire les volailles ?

Les volailles se cuisent comme les viandes, mais ne se mangent pas saignantes (à l'exception du steak d'autruche et du magret de canard). Il est préférable également de ne pas « saucer » le jus de cuisson des viandes, qui est un concentré des dérivés toxiques liés à la cuisson.

À propos du micro-ondes

La cuisson au four à micro-ondes fait appel à l'action d'ondes électromagnétiques qui font vibrer et tourner les molécules d'eau de l'aliment à cuire, qui elles-mêmes excitent les autres composants de l'aliment qui sont à leur tour mis en mouvement et ainsi chauffés ; la température de cuisson reste autour de 100 °C, ce qui, le plus souvent, est inférieur à la température des fours traditionnels. En conséquence, en dehors de l'aspect gustatif, ce mode de cuisson est à préférer à la cuisson au four, qui entraîne la formation de molécules nuisibles pour notre santé. Mais elle altère quand même les acides gras polyinsaturés (oméga 3).

Comment cuire les fruits et les légumes ?

Les fruits et légumes restent, même après cuisson, une source très intéressante de vitamines et de minéraux. Crus, ils garderont un maximum de vertus. Cuits, ils seront plus ou moins affectés par le mode de cuisson choisi :

– à l'eau bouillante : les déperditions en minéraux et en vitamines, par la dissolution et la chaleur, sont très importantes (40 % au moins). Il est donc judicieux de ne pas prolonger inutilement la cuisson ;

– à l'étouffée : les légumes et les fruits cuisent dans leur eau de constitution. Plus le temps de cuisson et la température sont réduits, plus les vitamines sont préservées (seulement 30 % de perte). Les minéraux seront concentrés dans ce type de préparation ;

– à la vapeur : les pertes en vitamine C avoisinent 30 à 35 %, mais les minéraux sont préservés. Pour réduire ces pertes, la cuisson sera la plus courte possible ;

– à l'autocuiseur : la diminution du temps de cuisson préserve les vitamines (environ 30 % de perte). Pour limiter la fuite des minéraux, utilisez le panier vapeur ;

– sautés dans un wok ou dans une poêle à couvert à feu très doux. Ce mode d'apprêt est le plus économe : aucun appauvrissement en minéraux et seulement 25 % de perte de vitamines. Dans le wok, les légumes ou les fruits seront finement émincés : dans cette grande poêle, l'extérieur seul de l'aliment est saisi et il absorbe peu de matières grasses, l'intérieur restant presque cru, préservant ainsi un maximum de propriétés bénéfiques ; le fait que les fruits et les légumes soient débités en petits morceaux permet de réduire le temps de cuisson.

Tableau par ordre de sensibilité décroissante à la chaleur

Catégories d'aliments	**Conseil de cuisson**
Huiles polyinsaturées (en particulier l'huile de colza, la plus recommandable)	Ne jamais les cuire Les ajouter en fin de cuisson dans tous les plats de légumes, viandes, pâtes… et en assaisonnement de crudités
Poissons gras	Crus (après 24 h au moins de congélation pour éliminer les parasites) Marinés Pochés, feu éteint
Autres poissons, crustacés, coquillages…	Crus (après 24 h au moins de congélation pour les poissons) Cuisson minimale
Viandes	Crues, quand c'est possible Cuites, en coupant toujours le « noirci »
Fruits et légumes	Crus Cuisson minimale
Protéines végétales	Ne pas manger les parties brunes

→ Voir aussi : Allergies et inflammations, Cancers, Système immunitaire.

L'eau

Histoire

C'est la seule boisson indispensable à la vie. La plupart des mythologies lui ont conféré un pouvoir magique et les sources ont longtemps été consi dérées comme une offrande divine. Tous les cultes autour de l'eau célébraient en fait son caractère vital. L'eau est la boisson la plus naturelle. Elle n'est pas toujours potable, en particulier à cause de la pollution de la nappe phréatique par les produits chimiques utilisés par l'industrie et l'agriculture, et à cause des divers agents microbiens ou viraux qu'elle peut contenir. L'eau potable existe sous trois formes : l'eau minérale, l'eau de source et l'eau du robinet (dont la qualité reste à vérifier, selon votre lieu d'habitation).

Bénéfices santé

L'eau est un aliment vital. Un apport d'eau insuffisant entraîne une déshydratation. Il faut savoir qu'une baisse de 2 % d'eau dans le corps réduit de 20 % la capacité de travail et qu'une diminution de 5 à 7 % peut être mortelle. Mais une déshydratation même minime peut provoquer des crampes, des tendinites, de la constipation, la formation de calculs rénaux, une baisse de l'activité intellectuelle, de la fatigue, etc.

L'eau augmente le volume sanguin et favorise l'apport d'oxygène et de glucose aux muscles. Elle permet l'élimination des déchets métaboliques, le transport des vitamines hydrosolubles (solubles dans l'eau) et des minéraux vers les cellules du corps, elle sert de lubrifiant (notamment pour les paupières) et participe à la prévention du vieillissement de la peau.

Le corps ne possède pas de réserve d'eau. C'est pourquoi il est nécessaire de boire au fur et à mesure que nous en dépensons. Nous perdons chaque jour en moyenne de 1 à 1,5 litre d'eau dans les urines, 0,5 litre par la peau et 0,4 litre par les poumons. Ces quantités peuvent être multipliées par deux ou trois en cas d'efforts physiques ou de chaleur extérieure importante.

L'eau n'apporte aucune calorie, quelle que soit sa composition en minéraux et en oligoéléments. Pour mieux choisir quelle eau utiliser, il faut avoir à l'esprit quelques notions sur les trois sortes d'eau potable disponible : l'eau minérale, l'eau de source et l'eau du robinet.

L'eau minérale naturelle

Elle garde une composition stable en minéraux, en oligoéléments et autres constituants. C'est une eau naturellement pure, à l'abri de la pollution, dont les effets bénéfiques sont reconnus par l'Académie de médecine et le ministère de la Santé. La constance de ses paramètres physico-chimiques doit être assurée ainsi que sa protection sanitaire. C'est pourquoi l'eau minérale fait l'objet d'une surveillance réglementaire effectuée par des laboratoires agréés par le ministère de la Santé. La biodisponibilité de ses minéraux, en particulier le calcium et le magnésium, a fait l'objet de nombreuses études qui montrent qu'elle est identique à celle du lait pour le calcium, et à celle des compléments ou des médicaments pour le magnésium. L'eau minérale est dite :

Composition des principales eaux minérales vendues en France

Eaux	**Calcium** en mg/l	**Magnésium** en mg/l	**Potassium** en mg/l	**Sodium** en mg/l	**Chlorure** en mg/l
Plates					
Hépar	555	110	4	14	11
Contrex	486	84	3,2	9,1	8,6
Vittel	202	36	2	3,8	7,2
Évian	78	24	1	5	4,5
Talians	596	77	2	7	8
Volvic	9,9	6,1	5,7	9,4	8,4
Gazeuses					
Saint-Yorre	78	9	115	1 744	329
Vichy Célestin	90	9	71	1 265	227
Badoit	200	100	10,9	171	64,5
San Pellegrino	206,4	58,4	3	41,5	73,9
Salvetat	295	15	3	7	3,6

– sulfatée, quand sa teneur en sulfate est supérieure à 200 mg par litre ;
– sodique, quand sa teneur en sodium est supérieure à 200 mg par litre ;
– hyposodique, quand sa teneur en sodium est inférieure à 20 mg par litre ;
– calcique, quand sa teneur en calcium est supérieure à 150 mg par litre ;
– magnésienne, quand sa teneur en magnésium est supérieure à 50 mg par litre ;
– fluorée, quand sa teneur en fluor est supérieure à 1 mg par litre.

Une information utile pour les personnes intolérantes au lait ou qui souffrent de surpoids (et qui doivent donc limiter leur consommation de produits laitiers) : le calcium de l'eau minérale est très bien absorbé, aussi bien que celui du lait ou que le calcium médicamenteux. Les sulfates peuvent accélérer le transit au-dessus de 250 mg par litre et jouent un rôle majeur dans l'élimination des déchets toxiques : chaque jour, 2 à 3,5 g de sulfates sont éliminés dans les urines. Ils ont un effet préventif contre la cristallisation de l'acide urique, qui est la première étape de la formation des calculs rénaux.

Sulfates en mg/l	**Nitrates** en mg/l	**Fluor** en µg/l	**Silice** en µg/l	**Lithium** en µg/l	**Nature**
1479	2,9	0,4	8,5	0,07	Eau sulfatée, calcique et magnésienne
1187	2,4	0,32	9,1	< 0,06	Eau sulfatée, calcique et magnésienne
306	6	0,28	7,8	0,02	Eau sulfatée et calcique
10	3,8	0,1	13,5	0,01	Eau faiblement minéralisée
1530	0,5	0,35	12	0	Eau sulfatée, calcique et magnésienne
6,9	6,3	0	29,2	0	Eau faiblement minéralisée
182	0	8	12,5	4,7	Eau bicarbonatée sodique
129	2	5,9	37,3	3,4	Eau bicarbonatée sodique
48,1	5,3	1,5	36,2	0,8	Eau magnésienne calcique et bicarbonatée
549,7	0,7	0,6	6,4	0,17	Eau sulfatée, calcique et magnésienne
13	0	–	80	–	Eau calcique bicarbonatée

Attention :

– l'excès de sel (sodium), en dehors des déshydratations et des hypotensions, peut contribuer à la rétention d'eau et à l'aggravation d'une hypertension ;

– l'excès de chlorure est un facteur de cancer de l'estomac ; plus une eau est sodique, plus elle contient de chlorure ;

– l'excès de fluor peut entraîner une altération de l'émail dentaire (fluorose), une fragilisation des os au niveau de leur enveloppe (os cortical) et l'apparition de dérivés accélérant le processus de vieillissement.

L'eau de source

Elle est protégée des pollutions extérieures, car elle est d'origine souterraine. Elle ne subit aucun traitement, aucune adjonction de chlore ou d'autre purificateur. Elle est bactériologiquement saine mais sa composition est instable : elle ne peut donc pas revendiquer d'effets bénéfiques sur la santé.

L'eau du robinet

L'eau du robinet ou eau de ville ne présente pas une composition constante en minéraux. Pour connaître sa formule, qui varie d'une région à l'autre, il faut s'adresser à la mairie ou à la préfecture. Cette eau est traitée physiquement et chimiquement (décantation, filtration, addition de chlore...) afin de satisfaire aux soixante-trois critères de potabilité. Très surveillée, elle doit répondre en permanence à des critères bactériologiques très précis. Ce qui ne l'empêche pas de contenir des substances nocives : nitrates, chlore, chloroforme, aluminium, plomb, cuivre, arsenic, hydrocarbures, pesticides, amiante, etc.

Conseils pratiques

L'eau « adoucie », c'est-à-dire privée d'une partie de son calcium par un adoucisseur, ne doit jamais être utilisée pour la consommation, surtout quand les canalisations sont en cuivre ou en plomb, parce qu'elle attaque ces canalisations en libérant ainsi ces métaux toxiques. Cette eau doit être réservée à la toilette et aux lessives.

L'eau « pure », c'est-à-dire déminéralisée, parfois valorisée par certaines « philosophies », ne peut être consommée qu'en très petite quantité pour la raison suivante : physiologiquement, les minéraux passent toujours du milieu cellulaire le moins minéralisé vers le milieu le plus minéralisé pour établir un équilibre ; si l'eau bue est trop pauvre en minéraux, elle peut entrer dans les cellules en trop grande quantité, provoquant un œdème.

Quand et quoi boire ?

• N'attendez pas d'avoir soif pour boire, car nous ne sentons pas toujours que nous sommes en train de nous déshydrater. Et moins nous buvons, moins nous percevons les signes de cette déshydratation, qui se traduit souvent par de la fatigue et des crampes.

• Buvez au moins cinq fois par jour, en dehors ou lors des repas.

• En cas d'efforts physiques (sport, bricolage, jardinage), buvez avant, pendant, et après les efforts pour compenser les pertes d'eau liées à la sudation.

• Buvez suffisamment : 1,5 litre par jour (sauf cas particuliers), pour compléter l'apport d'eau contenue dans les aliments et parvenir aux 2,5 litres par jour conseillés. L'eau peut être bue sous forme de thé, de tisanes, ou aromatisée avec un jus de fruits pressés, ou encore en soupes si vous avez du mal à la boire nature.

• Une bouteille d'eau minérale ouverte doit être conservée au frais. Stocker les bouteilles d'eau dans le congélateur, ou longtemps dans le coffre d'une voiture en été, peut altérer l'étanchéité des bouchons et contaminer l'eau, même si les bouteilles n'ont pas été ouvertes.

Cas particuliers

Les personnes qui ont tendance à faire des calculs rénaux oxalo-calciques (80 % des calculs rénaux) souffrent souvent de déshydratation. Pour prévenir la maladie lithiasique, des apports liquides réguliers sont indispensables. Les études faites sur des sujets sains montrent que le risque de survenue d'une lithiase oxalo-calcique est inversement proportionnel à l'apport calcique journalier : les apports calciques importants, pendant les repas, limitent l'absorption intestinale des oxalates, par le biais de l'association « calcium-oxalate » qui, elle, ne sera pas absorbée dans l'intestin. Les personnes souffrant de calculs calciques ne doivent pas boire des eaux riches en calcium en dehors des repas.

Critères de choix généraux d'une eau

Magnésium	Supérieur à 80 mg/l
Calcium	Supérieur à 300 mg/l
Sulfates	Supérieur à 300 mg/l
Silicium	Supérieur à 10 mg/l
Fluor	Inférieur à 4 mg/l
Sodium	Inférieur à 200 mg/l sauf hypotension
Nitrates	Taux le plus bas possible

→ **Voir aussi : Fatigue, Bouche, Appareil locomoteur, Tabagisme.**

Les épices

Histoire

Une épice est une substance aromatique végétale dont la saveur est plus ou moins parfumée ou piquante et qui sert à assaisonner les mets. L'aromate se prête également à cette définition, contrairement au condiment, qui est un produit élaboré ou cuisiné, relevé d'épices ou d'aromates. La première mention connue d'une épice, le cinnamome, est retrouvée dans la Bible, sur des papyrus égyptiens datant de 2800 av. J.-C. et sur des tablettes sumériennes de 2200 av. J.-C.

Les épices sont obtenues à partir de bourgeons, d'écorces, de fruits, de racines ou de graines ; elles peuvent être séchées, ce qui permet de les conserver plus longtemps et le séchage n'altère pas leurs principes actifs. Les fines herbes font également partie de la grande famille des épices. Elles ont toutes en commun :

– une action antibactérienne. Ainsi, les propriétés bactéricides de la coriandre sont employées de longue date. Cette vertu pourrait expliquer leur large emploi sous les tropiques ;

– une action protectrice sur la santé, grâce à leurs antioxydants.

Quelques épices seront présentées ci-après pour leurs vertus « santé » particulières (la cannelle, le curcuma, le gingembre et le safran), ainsi que les fines herbes.

La cannelle

C'est l'écorce séchée du cannelier (arbre de la même famille que le laurier et l'avocatier). Elle est utilisée pour aromatiser bon nombre d'aliments et de friandises, ainsi que certains dentifrices. Elle est commercialisée en bâtonnets, en poudre ou en huile essentielle. La cannelle moulue a une saveur plus prononcée que la cannelle en bâtonnets et est plus pratique à utiliser.

Bénéfices santé

Elle est traditionnellement employée comme antispasmodique, antiseptique, stimulant et vermifuge, mais sa propriété la plus intéressante est son effet hypoglycémiant : cela justifie sa large utilisation dans les préparations sucrées.

Le curcuma

Le curcuma, proche cousin du gingembre, est le rhizome (tige souterraine) d'une jolie plante vivace à larges feuilles rappelant celles du lis, à fleurs jaunes. Cette épice non irritante est cultivée en Asie, en Afrique et aux Antilles.

Bénéfices santé

Le curcuma renferme un pigment jaune antioxydant, la curcumine. Pris au cours d'un repas, il réduit le nombre de tumeurs de l'estomac induites par le benzopyrène (une substance cancérogène apparaissant lors des cuissons au barbecue). En Chine, l'administration préventive de curcuma est la règle en cas de prédisposition aux cancers de l'œsophage. On reconnaît son action antibactérienne, anti-inflammatoire et antiallergique. Cette molécule complète la panoplie des antioxydants (vitamine C, E, caroténoïdes, sélénium, flavonoïdes…). Sa consommation fréquente contribue donc au ralentissement du vieillissement et à la prévention des pathologies dégénératives.

Conseils pratiques

Le curcuma est surtout utilisé moulu et séché. Il apporte aux mets une saveur chaude et suave tout en colorant les plats d'une belle teinte jaune d'or. On peut l'utiliser seul ou mêlé à d'autres épices. Il entre dans la composition des currys, de moutardes et de certaines sauces. Utilisé traditionnellement pour colorer le riz blanc, il peut être aussi employé dans n'importe quelle préparation culinaire chaude ou froide, salée ou sucrée : par exemple dans une salade de fruits, où il sera ajouté en début de préparation et en toute petite quantité, ou dans les flocons de céréales du petit déjeuner, en début de cuisson. Il existe aussi en compléments alimentaires (en gélules ou en comprimés).

Le gingembre

Histoire

Cette épice (*Zingiber officinale*, en sanskrit *singabera*) est inconnue à l'état sauvage, et son origine est incertaine (Chine, Inde). De nombreux cultivars[1] sont produits en Inde, en Malaisie, en Chine, mais aussi en Sierra Leone, au Nigeria et en Australie. Le gingembre est le rhizome d'une grande herbe tropicale vivace, à port de roseau : ses longues tiges possèdent une inflorescence dense et les rhizomes ont la forme d'une main (gingembre gris) et sont souvent pelés (gingembre blanc). Il fait partie des pharmacopées anciennes indienne et chinoise et a été introduit en Europe en aromathérapie et comme stimulant stomachique (qui favorise la digestion gastrique) et antinauséeux. C'est une épice très répandue dans le monde.

Bénéfices santé

Le gingembre a des actions bénéfiques sur la santé d'abord grâce à une résine (qui lui donne sa saveur « piquante ») riche en gingérols qui favorisent la digestion, et aussi grâce à la composition de son huile essentielle (qui lui donne son odeur) qui protège l'estomac.

Le gingembre est capable d'augmenter le flux salivaire et le tonus de la

1. Variétés d'une espèce végétale obtenue artificiellement et cultivée.

musculature intestinale en activant les mouvements intestinaux. C'est la raison pour laquelle il est utilisé comme remède contre les nausées matinales et le mal des transports. De plus, chez l'animal, des expérimentations ont mis en évidence son action hépatoprotectrice et antiulcéreuse. D'autres expérimentations ont montré son rôle bactéricide, fongicide, antitumoral (sur des cellules cancéreuses humaines et de rats en culture) et anti-inflammatoire.

Riche en zinc, le gingembre est parfaitement bien toléré : il peut être employé même sur un estomac « fragile ». Seul son goût peut limiter son usage.

Conseils pratiques

Il est disponible toute l'année au rayon des fruits et légumes exotiques. Il faut le tâter et le choisir ferme, et non fripé (sinon, il sera trop fibreux). On peut le consommer :

Cru (après avoir gratté la fine pellicule externe) : soit râpé, soit coupé en petites lamelles fines ou en minuscules dés, pour garnir des plats sucrés ou salés, pour aromatiser le thé (une râpe spéciale, l'*oroshigane*, est vendue dans les boutiques japonaises).

Cuit, ajouté en début de cuisson pour celles ou ceux qui n'aiment pas son goût; et en fin de cuisson si on veut préserver tout son arôme. Le plus simple est de l'utiliser en poudre.

✓ Astuce

On peut remplacer la pincée de poivre des recettes traditionnelles par une touche de gingembre, dont la quantité sera fonction du goût de chacun.

Les fines herbes

Elles sont disponibles toute l'année, sèches ou surgelées, mais c'est quand on les utilise fraîches qu'elles libèrent toute la richesse de leur parfum.

Bénéfices santé

Chacune des fines herbes possède des vertus particulières.

Le basilic est une plante aromatique originaire de l'Inde dont le nom dérivé du grec *basilikos* signifie « royal ». Il est très riche en calcium (2 100 mg pour 100 g), en magnésium (420 mg pour 100 g) et en potassium (3 500 mg pour 100 g). Il contient également des polyphénols qui lui conféreraient des propriétés anticancéreuses. Le basilic s'abîme vite quand il est frais, c'est pourquoi il faut le ciseler avec des ciseaux très fins (et non avec un couteau) et l'immerger dans de l'huile de colza pour les assaisonnements ou dans de l'huile d'olive si on veut le cuisiner.

La sauge. Son nom dérive du latin *salvare*, qui signifie « guérir » ou « sauver ». La sauge était une herbe sacrée pour les Romains. Les feuilles de sauge renferment des antioxydants et des substances aux propriétés œstrogéniques. Son utilisation en cuisine est sans restriction (attention toutefois à son goût légèrement amer et piquant), mais il n'est pas conseillé de la boire en tisane de manière intensive et prolongée car sa richesse en principes actifs peut en faire un médicament qui agit comme une hormone.

Le thym. Il accompagne la vie des hommes depuis plus de cinq mille ans : à Rome, Pline le conseillait pour ses vertus stimulantes et dans les traitements des douleurs ; Charlemagne ordonna sa culture dans l'ensemble de son empire. Le thym peut être brûlé pour purifier l'air avec ses effluves aromatiques, utilisé comme condiment ou en décoction. Il contient du thymol, un antiseptique, et des phénols antibactériens et antioxydants capables de protéger les cellules contre la peroxydation lipidique (le rancissement des graisses).

Le romarin. C'est un arbuste aromatique originaire du littoral méditerranéen riche en légendes, dont le nom signifie « rosée de mer » : pour les Grecs, il était le symbole de l'immortalité, du souvenir, de la fécondité et de la loyauté. Il fut employé en traitement préventif, plus tard, lors des grandes épidémies de peste. Son bénéfice santé est, en partie, dû à la présence d'un flavonoïde, la silymarine. Comme d'autres flavonoïdes, la silymarine se comporte comme un antioxydant puissant qui protège le foie contre les toxiques divers (comme les virus, l'alcool, les poisons de l'amanite phalloïde, certains médicaments, le toluène, etc.). Par ailleurs, elle serait capable de gêner la croissance de certaines tumeurs (prostate, peau). La silymarine est présente dans d'autres végétaux consommables comme l'artichaut et les zestes d'agrumes, et dans des compléments alimentaires (qui contiennent la silymarine extraite des graines du chardon-Marie) prescrits en cas d'hépatite. L'infusion de romarin à boire, froide ou chaude, du matin au soir, non sucrée de préférence, est à préparer avec une eau bien minéralisée pour accroître le taux de minéraux de la boisson. Cette infusion, qui a une jolie couleur rouge, peut servir de base pour la cuisson de potages, de pâtes, de riz et de légumes. Un brin de romarin peut être toujours ajouté en fin de cuisson dans la préparation d'une viande, dans le bouillon de cuisson d'un crustacé ou dans le thé.

Le safran, la plus rare des épices

Quelques lignes sur une épice rare qui n'a jamais connu la disgrâce tout au long des siècles. Ce n'est ni une racine, ni une tige, ni une feuille, ni un fruit ! Ce n'est que le stigmate (extrémité supérieure du pistil) de la fleur d'une certaine variété de crocus (*Crocus sativus linnaeus*). C'est la plus rare des épices : il faut cueillir au minimum 120 fleurs chaque matin, durant un mois, pour produire 1 g de brins séchés. C'est la raison pour laquelle il est parfois appelé « or rouge ». Le safran se vend en poudre, en filaments, et reste un condiment très précieux, délicat à manier, au parfum exceptionnel. Il ne supporte pas de rissoler (cuisson à forte température dans un corps gras). Des substances complexes extraites du safran, dans le cadre d'études en laboratoire, ont été déposées sur des cellules cancéreuses prélevées chez l'être humain, et ont stoppé la croissance des cellules anormales, sans altérer les cellules saines.

Conseils pratiques

Les épices agressives, comme le poivre, le paprika, certains piments, le chili, la harissa, peuvent provoquer une inflammation du tube digestif et des vaisseaux. L'inflammation du tube digestif permet le passage d'éléments non digérés (mécanisme de l'intolérance alimentaire). Elles peuvent aussi aggraver une inflammation préexistante de la bouche comme les aphtes, de l'œsophage comme dans le reflux gastro-œsophagien, de l'estomac comme la gastrite, de l'intestin comme la maladie de Crohn, du côlon comme la recto-colite hémorragique. Elles sont aussi contre-indiquées en cas d'hémorroïdes et d'insuffisance veineuse circulatoire. Une vasodilatation excessive peut aller jusqu'à favoriser la formation de caillots (phlébites avec risque d'embolie).

L'intérêt des épices plus douces, comme celles qui ont été décrites, certaines étant intermédiaires comme la moutarde, est que non seulement elles n'ont pas les inconvénients des épices agressives mais qu'au contraire, elles ont toutes d'importantes capacités protectrices liées à leurs fortes teneurs en antioxydants.

Enfin, elles permettent d'utiliser moins de sel. On peut les incorporer pratiquement dans toutes les préparations salées et sucrées. Quelques exemples : infusions, cocktails, soupes, salades, sur les poissons, les viandes, les légumes et dans les salades de fruits.

→ Voir aussi : Cancers, Système immunitaire, Système digestif.

Les fibres

Histoire et définition

Il y a un siècle, les progrès de la technologie alimentaire ont permis de mettre à la disposition des populations aisées (en particulier urbaines) des aliments transformés dits « raffinés », dont on a ôté la majeure partie des fibres, leur faisant perdre dans cette opération l'essentiel de leurs minéraux et de leurs vitamines. La consommation de ces aliments, liée à une augmentation de celle des produits animaux et laitiers, au détriment des fruits et légumes, des céréales complètes et des légumineuses, a entraîné une baisse de l'apport en minéraux, en vitamines et en fibres. Or, une alimentation riche en fibres permet de réduire les risques d'apparition du cancer du côlon, du diabète et du surpoids.

Les fibres alimentaires sont des composants des végétaux comestibles qui résistent à la digestion et à l'absorption dans l'intestin grêle, et qui subissent une fermentation partielle ou totale dans le côlon. On distingue les fibres « solubles » des fibres « insolubles » : les fibres « solubles » forment avec l'eau des solutions de viscosité plus ou moins importante, sont détériorées par les bactéries coliques et fermentent, alors que les fibres « insolubles » restent en suspension dans l'eau, ont un pouvoir de gonflement élevé, et sont plus lentement dégradées par les bactéries.

Après fermentation, certains dérivés des fibres sont absorbés dans le côlon et c'est ainsi qu'elles fournissent une partie de notre énergie. Les fibres alimentaires les plus importantes sont : la cellulose (la plus courante), les dérivés de la cellulose, les hémicelluloses, les bêta-glucanes, les pectines, les gommes, les polysaccharides hétérogènes extraits des algues et les fructo-oligosaccharides.

Bénéfices santé

Les fibres réduisent le risque d'apparition du cancer du côlon, améliorent le métabolisme des sucres et des graisses, régulent le transit intestinal, participent à la prévention de la diverticulose intestinale[1] et diminuent les risques de formation de calculs biliaires grâce à trois propriétés principales.

Une augmentation du bol fécal

Les fibres augmentent le volume du bol fécal, parce qu'elles ne sont pas décomposées et absorbées au cours de la digestion. Ce bol constitue une sorte de barrière entre la muqueuse digestive et les nombreuses substances mutagènes capables d'entraîner la formation de cancers comme les dérivés du grillé des viandes et des poissons, les polluants, etc. Ces toxiques sont donc moins en contact avec la muqueuse digestive et sont éliminés plus rapidement, d'où une certaine protection contre les cancers. Cette propriété volumique aide également à réduire l'absorption des sucres[2] et des graisses, avec en particulier une élimination accrue du cholestérol en excès. De plus, elle donne une impression de satiété, ce qui réduit les grignotages et aide à lutter contre le surpoids.

Une meilleure hydratation des selles

Les fibres solubles, en particulier, ont un très grand pouvoir absorbant et lorsqu'elles traversent l'intestin, elles peuvent se gonfler d'eau, ce qui rend les selles plus volumineuses et plus faciles à éliminer. Cela permet d'éviter la constipation et de réduire les risques d'apparition de diverticulose intestinale ; de plus, les selles s'évacuant plus rapidement, les déchets nocifs qu'elles contiennent – susceptibles d'entraîner des lésions pouvant conduire à des cancers –, restent moins longtemps au contact de la muqueuse de l'intestin.

---

1. Présence de petites hernies de la muqueuse digestive.
2. En effet, le ralentissement de l'évacuation gastrique entraîne une diminution de la disponibilité du glucose libéré au niveau intestinal.

De bons acides gras

Fermentées sous l'action de certaines souches de bactéries anaérobies, les probiotiques (voir p. 373), certaines fibres (hémicelluloses, cellulose des parois jeunes, pectines, gommes et amidons résistants) donnent des acides gras à chaînes courtes ou acides organiques. L'un d'eux, le butyrate, est particulièrement intéressant, puisqu'il participe à la protection contre le cancer du côlon.

Conseils pratiques

Où les trouver ?

Aliments	en mg pour 100 g
Figues sèches	9 à 12
Amandes	11,2
Haricots secs cuits	4 à 9
Pain complet	7 à 8
Fruit de la passion	7,3
Pruneaux secs	7,3
Avocat	6,8
Artichaut	6,5
Goyave	6
Lentilles	5,3
Petits pois cuits	3 à 6
Kiwi	3,4
Poire	3

Mais tous les fruits, les légumes, les céréales semi-complètes ou complètes et les légumineuses sont riches en fibres des deux types : solubles et insolubles.

Au quotidien

Au petit déjeuner : un bol de céréales semi-complètes, avec des amandes et des figues sèches réhydratées dans de l'eau minérale.

Au déjeuner : un poisson ou une viande accompagnés d'un légume ou d'une salade, avec une part de céréales semi-complètes (riz, pâtes, semoule) et une salade de fruits en dessert.

Au dîner : une soupe de légumes avec une à deux cuillères à soupe de haricots blancs ou rouges, ou de pois chiches ou de lentilles mixés, avec un peu de poisson ou de volaille, et un fruit en dessert.

La dégradation digestive des fibres augmente la production d'acides gras volatils, de gaz carbonique, d'hydrogène et de méthane. Plus une fibre est dégradée, plus la production de gaz est élevée, d'où un risque de ballonnement et d'inconfort. Pour éviter cela chez les personnes sensibles à de tels phénomènes (colopathes), l'apport des fibres doit se faire progressivement sur plusieurs semaines. Chez le sportif de haut niveau et avant les compétitions, il est préférable de choisir un régime pauvre en fibres.

✓ Astuce

Mixer les légumes ou les fruits permet de mieux tolérer leurs fibres.

→ Voir aussi : Cancers, Cœur et vaisseaux, Système digestif, Tabagisme.

Les fruits

Histoire

En botanique, le fruit est le produit de la transformation d'une fleur après sa fécondation. Ainsi, la plupart de nos « légumes » sont en réalité des fruits (aubergine, tomate, courge, olive, etc.). D'ailleurs, au XVIIIe siècle, fruits et légumes étaient nommés « fruits de la terre ». En diététique et en cuisine, un fruit est un végétal de saveur sucrée. Les fruits sont cultivés et consommés depuis les temps préhistoriques ; l'homme a appris à les sécher pour les consommer hors saison, à sélectionner des plants d'espèces plus résistantes, à échanger entre pays lointains ces plants, à créer à travers le monde des jardins botaniques pour les préserver.

De nos jours, l'amélioration des procédés de conservation permet d'offrir une plus grande variété de fruits disponibles tout au long de l'année et le développement du marché international rend accessibles les fruits exotiques. On note aussi un réel engouement pour redécouvrir des fruits délaissés comme les innombrables variétés de pommes (McIntosh, Spartan), de poires (Rocha) qui sont peu commercialisées parce qu'elles ne sont pas rentables, le maracuja (fruit de la passion), des agrumes (limette, limequat), etc., et consommer des fruits dits « sauvages », par opposition à ceux obtenus par une agriculture intensive. Exemples : les myrtilles, les mûres, les baies de sorbier.

Bénéfices santé

Les fruits sont des sources importantes d'eau, de sucres, de fibres, d'antioxydants, de minéraux et d'acides organiques. Ils contiennent très peu de protéines et de graisses.

L'eau

Elle représente entre 80 et 90 % du fruit. Les fruits rouges, la pastèque et les agrumes en sont les plus riches. Cela en fait des aliments peu caloriques qui participent à l'hydratation du corps.

Les sucres

Ils représentent 12 % en moyenne du fruit. Ils fournissent l'énergie. Ce sont essentiellement des sucres simples (fructose, glucose) mais dont l'index glycémique est bas grâce à la présence de fibres associées (IG = 30 en moyenne ; voir p. 234). On trouve également de l'amidon (3 % dans la banane, davantage quand le fruit n'est pas mûr) et du sorbitol (2 à 3 % dans les poires et les prunes), qui est un peu laxatif.

Les fibres

Les fibres insolubles se trouvent principalement dans la peau : c'est pour cette raison qu'il est recommandé d'éplucher les fruits en cas de colopathies ou lorsque le transit est accéléré. Les fibres solubles (comme la pectine) sont dans la chair : elles régulent le transit intestinal et l'absorption des sucres et du cholestérol, entre autres actions bénéfiques.

Les antioxydants

Il s'agit principalement de la vitamine C, des caroténoïdes et des flavonoïdes. Les antioxydants ralentissent le processus du vieillissement et participent à la prévention des pathologies dont la fréquence augmente avec l'âge. Un très grand nombre d'études ont montré l'efficacité d'une alimentation riche en fruits et légumes dans la prévention des cancers, maladies cardio-vasculaires et autres pathologies dégénératives. D'autres études montrent qu'une consommation intense de fruits participe à la réduction du risque d'ostéoporose (grâce autant à la présence d'antioxydants qu'à celle de minéraux biodisponibles).

La vitamine C est surtout présente dans les fruits crus (non épluchés quand cela est possible) ou quand les fruits cuits ont une peau épaisse (peau qui protège la vitamine C, à condition que le fruit n'ait pas été trop longtemps conservé à température élevée). Le cassis et les fruits exotiques (kiwi, papaye) sont, en moyenne, plus riches en vitamine C que les agrumes et les fraises.

Les caroténoïdes sont d'autant plus présents dans le fruit que celui-ci est coloré. Les fruits exotiques en sont particulièrement riches. Le bêta-carotène donne une couleur orange (abricot, mangue, etc.), le lycopène une couleur rouge (pastèque, pamplemousse rose, etc.).

Les flavonoïdes

Ils sont abondants surtout dans la peau des fruits, ce qui incite à manger des fruits biologiques. Il est donc préférable de manger les fruits non pelés, mais seulement après les avoir soigneusement lavés, car la peau concentre les traitements phytosanitaires (cette recommandation est valable même pour les raisins biologiques, car ils sont traités avec de la bouillie bordelaise, dont la richesse en cuivre, puissant oxydant, pose problème). **Attention** : il faut éplucher les fruits biologiques s'ils sont tachés (ces taches peuvent indiquer la présence d'un pesticide naturel parfois plus toxique que les pesticides de synthèse).

Les minéraux

Les fruits sont riches en minéraux, en particulier en potassium, mais pauvres en sodium. C'est une des raisons pour lesquelles leur consommation est recommandée. En effet, notre alimentation apporte trop de sodium (sous forme de sel) par rapport au potassium. Or le sodium attire l'eau dans les cellules et contribue à la rétention d'eau et à l'hypertension. Par ailleurs, le manque chronique de magnésium (qui permet de refouler le sodium hors des cellules) aggrave cette situation.

Les acides organiques

(Acides citrique, malique, lactique, oxalique). Les fruits en contiennent beaucoup mais avec des teneurs variables. Ces acides favorisent[1] l'absorption du calcium et de certains ions métalliques (comme le fer). Les fruits les plus riches en oxalates sont les fraises. À savoir : il y a plus de légumes que de fruits qui contiennent des oxalates : rhubarbe, oseille, betterave rouge, épinards…

1. Sauf l'acide oxalique ou oxalate, qui fait l'inverse.

Conseils pratiques

Consommation

Frais : tous les fruits peuvent être mangés frais et crus sauf les coings (qui ne peuvent être digérés que cuits). Mangez-les en saison et ne les stockez pas trop longtemps, afin qu'ils conservent une teneur optimale en vitamines.

Surgelés : la vitamine C est conservée mais sa teneur diminue avec l'allongement de la durée de conservation. Les caroténoïdes et les flavonoïdes sont préservés également.

En jus frais, pasteurisé et réfrigéré. Les jus frais, bus immédiatement, congelés ou réfrigérés, conservent leur vitamine C ; la mention « teneur garantie » signifie qu'on leur en a rajouté. Attention aux jus longue conservation, dont l'index glycémique est très élevé.

En coulis, en sorbets.

En compote, en limitant le temps de cuisson pour réduire les pertes de vitamine C.

Cuisinés. Exemples : canard à l'orange, porc à l'ananas, gibier aux airelles, lapin aux pruneaux, etc.

Secs. Ce sont des fruits séchés, ayant perdu 75 % de leur eau, particulièrement riches en sucres. Il s'agit le plus souvent de raisins, de dattes, de bananes, d'abricots, de pruneaux, de mangues et d'ananas. Ils perdent la plupart de leurs vitamines quand la déshydratation est faite au four. Il vaut mieux éviter les fruits secs non biologiques[1]. Sinon, lavez-les bien car ils contiennent des sulfites, agents antibrunissement aussi utilisés pour stabiliser les salades et les vins blancs, qui peuvent entraîner l'émission de gaz à partir de l'estomac et qui, réinhalés, sont responsables de nombreuses allergies dont certaines formes d'asthme (comme l'asthme d'effort). Consommez-les en quantité modérée à cause de leur richesse en sucres. Néanmoins, ils offrent des minéraux intéressants et sont très riches en fibres :

1. Conservés à l'aide de dioxyde de soufre (SO_2 ou E220) ou de butylhydroxytoluène (BHT ou E320).

Apports en minéraux des fruits secs (pour 100 g)

Fruits secs	Fibres	Potassium	Magnésium	Calcium
Abricot	3 g	1 600 mg	60 mg	80 mg
Banane	1,9 g	1 300 mg	106 mg	21 mg
Datte	8,7 g	750 mg	59 mg	68 mg
Figue	12 g	980 mg	70 mg	200 mg
Pruneau	7,3 g	950 mg	40 mg	45 mg
Raisin	6,5 g	630 mg	36 mg	40 mg

D'autres formes, comme les confitures, les pâtes de fruits, les bonbons, qui présentent l'inconvénient d'un excès de sucres (mais se trouvent de plus en plus facilement avec des teneurs réduites en sucres rapides) et d'ajouts d'additifs.

Les additifs

Il existe une liste impressionnante d'additifs alimentaires de toute sorte, environ 250 autorisés en France (2 000 aux États-Unis, sans compter les 3 000 à 10 000 additifs indirects provenant des emballages) ; on peut citer les colorants, les acidifiants, les émulsifiants, les conservateurs, les agents antioxydants, etc.[1]. Un livre entier pourrait être consacré à ce sujet et il est bien difficile de résumer tous les « risques » éventuels liés à l'emploi de ces produits : risques allergiques, cancérogènes, de malformation embryonnaire, de modification du comportement... Certains additifs présentent de réels bénéfices santé comme les vitamines C et E, ou les caroténoïdes. D'autres sont beaucoup plus discutables, comme le BHT.

Les produits biologiques ne contiennent aucun colorant, aucun parfum, aucun conservant, aucun stabilisant non naturels. Cela montre que ces additifs artificiels ne sont pas indispensables et qu'ils peuvent être remplacés par des additifs naturels !

1. Pour plus de détails, voir
www.cndp.fr/lesScripts/bandeau/bandeau.asp?bas=http://www.cndp.fr/themadoc/risque/additifs.htm

Attention. Devant l'accumulation des études mettant en garde contre les excès de sucres rapides, l'industrie agroalimentaire remplace de plus en plus le glucose ou le saccharose par des sirops de fructose. Malheureusement, l'excès de fructose fait monter les triglycérides, des graisses indésirables quand elles sont élevées dans le sang, et surtout bloque les outils biochimiques qui nous font fonctionner, les enzymes. En effet, le fructose se colle sur elles comme le glucose, et la fructation s'avère aussi dangereuse que la glycation. C'est pour cette raison que le fait de substituer chez les diabétiques le saccharose par du fructose est une erreur.

Au quotidien

Au petit déjeuner : un fruit pressé bu de suite, accompagné d'un yaourt mélangé avec un fruit écrasé.

Au dîner et au déjeuner : un plat de poisson ou de viande servi avec des fruits crus ou cuits (boudin aux pommes, canard à l'orange, carpaccio de poisson avec une salade de mangue, crudités avec un coulis de fruits comme sauce, gibier avec du chutney d'ananas, de papayes vertes, bananes à cuire, etc.) ; un fruit en dessert, soit tel quel, soit sous forme de salade de fruits agrémentée d'une boule de sorbet de fruits.

✓ Astuce

On peut consommer des fruits à volonté, sauf en cas d'intolérance aux fibres (à cause de leur effet laxatif). Cela concerne en particulier les personnes atteintes de colopathie et celles qui pratiquent des sports de manière intensive. Dans le premier cas, commencez par manger des fruits pelés, sans graines, en coulis frais passé au « chinois », en petites quantités ; puis augmentez très progressivement la quantité, selon la tolérance, en consommant au cours du même repas des aliments pauvres en fibres (riz blanc, pâtes blanches par exemple). Quant aux sportifs, ils doivent éviter les fruits avant une compétition.

Nous allons maintenant passer en revue quelques-uns des fruits parmi les plus courants (abricot, agrumes, avocat, baies, kiwi et fruits exotiques).

L'abricot

Histoire

C'est sans doute par la célèbre route de la soie que l'abricotier, originaire de Chine, parvint jusqu'au Moyen-Orient. C'est après avoir vaincu beaucoup de préjugés défavorables au sujet de ce fruit que La Quintinie fit planter des abricotiers dans le potager du roi à Versailles au XVIIIe siècle. On prétend qu'un peuple du Cachemire, les Hunza, qui en font une grande consommation, gardent une vitalité hors norme, et que les vieillards grimpent encore aux arbres pour la cueillette. Actuellement, il existe plus de quarante variétés d'abricotiers dans le monde.

Bénéfices santé

L'abricot contient en quantités très intéressantes plusieurs nutriments protecteurs.

Le bêta-carotène

Il lui donne sa belle couleur orangée, et plus celle-ci est intense, plus la teneur est élevée : deux petits abricots (soit 100 g de fruit) en offrent 1,5 à 3 mg, autant que la mangue et le melon. L'abricot apporte également du lycopène, un pigment rouge, qui appartient à la même famille que le bêta-carotène, celle des caroténoïdes.

Le potassium

On le trouve en quantité assez importante (315 mg pour 100 g), comme dans tous les fruits et les légumes, les céréales complètes ou demi-complètes et les légumes secs. L'intérêt principal d'avoir des apports supérieurs en potassium par rapport au sodium (les fruits et légumes sont pauvres en sodium) est de diminuer la rétention d'eau dans les artères comme dans les tissus, c'est-à-dire de réduire les risques d'hypertension artérielle et de gonflements (les plus bénins étant ceux du syndrome prémenstruel et de la « cellulite »).

Les caroténoïdes

En dehors des belles couleurs qu'ils donnent aux fruits et légumes, les caroténoïdes sont bénéfiques pour la santé. Certains d'entre eux sont des précurseurs de la vitamine A : c'est le cas du bêta-carotène, appelé pour cela « provitamine A ». La vitamine A contribue à une bonne vue la nuit, à augmenter les défenses anti-infectieuses et les capacités de cicatrisation. En revanche, elle n'est pas antioxydante, comme les caroténoïdes, et en excès, elle peut favoriser des malformations au premier trimestre de la grossesse.

L'apport de caroténoïdes, par l'abricot et les autres fruits et légumes colorés du jaune au rouge (parfois vert si la chlorophylle prédomine), présente donc de nombreux avantages par rapport aux aliments sources de vitamine A. Les caroténoïdes les plus communs (bêta-carotène, lycopène, lutéine) sont tous antioxydants, et jouent donc un rôle essentiel dans la lutte contre les radicaux libres qui sont les agents principaux du vieillissement.

La consommation fréquente de fruits et de légumes riches en caroténoïdes participe activement à la protection de la peau, à la lutte contre les effets de l'âge et du soleil, mais protège aussi tout l'organisme, y compris le système cardio-vasculaire et le cerveau.

Les caroténoïdes s'avèrent également essentiels aux défenses anti-infectieuses et à la prévention de la plupart des cancers. Les principes actifs responsables de cet effet protecteur sont le bêta-carotène et le lycopène, un de ses cousins.

Les fibres

On les trouve dans la peau et dans la pulpe ; celle-ci renferme des fibres solubles tendres, les pectines, plutôt bien tolérées par les intestins. L'abricot contient 3 g de fibres pour 100 g de fruits.

L'intérêt des fibres

Les fibres retiennent l'eau dans le tube digestif, et favorisent ainsi un bon transit intestinal. Elles ralentissent légèrement le passage des sucres et des graisses dans le sang, ce qui est un petit avantage contre le surpoids, le diabète et les maladies cardio-vasculaires. De plus, elles réduisent la durée de contact entre les toxiques et la muqueuse du côlon, ce qui explique leur rôle dans la protection contre les cancers du côlon et du rectum (voir aussi p. 270).

Conseils pratiques

Saison

La saison de l'abricot commence en juin, culmine habituellement en juillet, et se termine fin août. En fait, comme il existe des variétés dites précoces et d'autres tardives, ce ne sont pas les mêmes qui sont sur nos marchés en juin et en août. Mais le principal est de savourer l'abricot en pleine saison et de le choisir mûr au moment de l'achat, parce qu'il ne mûrit plus après la cueillette et ne peut alors que se gâter. On le trouve aussi surgelé, ce qui permet de le consommer en dehors des saisons de récolte (sans oublier que le froid améliore la conservation des vitamines).

Consommation

Cru, il est plus riche en vitamine C. Il est souhaitable de le choisir encore un peu ferme, mais mûr. Plus il est mûr, plus il est riche en bêta-carotène mais plus il s'appauvrit en vitamine C.

Cuit. La cuisson permet de libérer le bêta-carotène hors des fibres et de le rendre plus disponible. Pour augmenter encore son absorption, on peut déguster l'abricot avec des corps gras comme une purée d'amandes ou de noisettes, le bêta-carotène étant soluble dans les graisses. L'abricot peut s'accommoder en compotes ou en tartes, mais il faut le cuire au minimum afin de préserver ses vitamines. On peut, par exemple, cuire complètement le fond de tarte avant de le garnir de fruits.

Secs, préférez-les « faits maison » ou biologiques, sinon ils contiennent des sulfites destinés à empêcher qu'ils prennent une teinte trop foncée. En excès, ces sulfites peuvent favoriser des crises d'asthme.

Jus, coulis, confectionnés à la maison pour maîtriser la quantité de sucre, pour le plaisir de la variété, mais aussi pour optimiser l'absorption du bêta-carotène. Attention, le nectar d'abricot reste toujours trop enrichi en sucres.

En milk-shakes, mixés avec un autre jus de fruit frais, ou avec du « lait » de soja (enrichi en calcium), d'amandes ou de riz de préférence au lait de vache.

En sorbets…

N'oubliez pas l'abricot en sauce salée, en chutney, qui se marie très bien avec les épices, les oignons, l'ail, le gingembre, le cumin et le curcuma.

✔ Astuce

Pour remplacer les friandises, on peut confectionner des petites boulettes d'abricots secs :

– découpez-les en fines lanières ;

– dans le creux de la main, écrasez-les doucement de manière à faire des petites boules ;

– roulez ensuite ces boulettes dans de la poudre d'amande.

L'avocat

Histoire

Mayas et Aztèques mangeaient couramment de l'avocat. Certaines fouilles ont montré la présence de ce fruit dans les forêts tropicales du Mexique 8 000 ans avant notre ère. L'avocat fut rapporté à la cour d'Espagne au début du XVIIe siècle. L'avocat, qui est un fruit, est souvent mangé comme un « légume » en Occident.

Bénéfices santé

L'avocat est riche en corps gras intéressants, en particulier en acide oléique (mono-insaturé) qui représente 59 % de ses acides gras totaux. Il ne contient que 21 % d'acides gras saturés. Les vitamines sont nombreuses : vitamine C, toutes les vitamines B (en particulier la B9) et provitamine A. Il est riche en fibres tendres et digestes (6,8 g pour 100 g) : un seul avocat en contient plus qu'un petit pain au son. L'avocat contient de l'asclédine, une substance utile aux tissus conjonctifs.

Attention. Il est conseillé de limiter sa consommation en cas de diabète insulinodépendant (diabète de type 1) car l'avocat contient du manno-heptulose qui inhibe la sécrétion d'insuline. En revanche, l'avocat est recommandé aux autres diabétiques. Par ailleurs, il modifie l'action des anticoagulants.

Conseils pratiques

Saison

On peut déguster des avocats presque toute l'année, de janvier à novembre, grâce aux nombreuses variétés qui se succèdent venant de pays différents. Il faut le choisir lourd, avec une peau sans taches ni meurtrissures. L'avocat est mûr quand il cède à une légère pression du doigt. La couleur de la peau n'est pas un indice de maturité. Pour accélérer le mûrissement, placez l'avocat avec deux pommes dans une poche plastique, dans un endroit tiède ou chaud ; l'éthylène dégagé par les pommes accélérera la maturation. Pour l'arrêter : conservez l'avocat au réfrigérateur.

Conservation

L'avocat entamé peut se garder une à deux journées au réfrigérateur s'il a été, au préalable, citronné sur la partie exposée à l'air : retournez cette face contre un récipient, sans enlever le noyau. Si malgré cela, la tranche est noircie, il suffit, au moment de le déguster, d'ôter cette fine partie altérée. Il se congèle bien s'il est réduit en purée avec un jus d'agrumes.

Consommation

Il peut être dégusté simplement fendu en deux, dans le sens de la longueur, assaisonné de vinaigrettes variées aux fines herbes (aneth, basilic, cerfeuil, ciboulette, coriandre, estragon, fenouil, menthe, persil, romarin, sauge, thym), aux épices (gingembre, cannelle, cumin, curcuma) et à l'huile de colza.

La pulpe peut être mixée, comme une crème, toujours avec de l'huile de colza, pour être mangée froide, tranchée ou cuite quelques minutes, avec de la volaille ou du poisson (à ajouter seulement en fin de cuisson). L'avocat s'utilise facilement dans les salades ou les sandwichs. Il ne faut pas oublier que l'avocat est un fruit : il supporte bien les apprêts sucrés, en particulier avec des coulis de fruits rouges, en crème glacée ou en salade de fruits avec des fruits bien sucrés.

Sans oublier le guacamole, une forme de consommation traditionnelle venue des pays d'Amérique latine.

→ Voir aussi : Bouche, Appareil locomoteur, Cancers, Cœur et vaisseaux.

Les agrumes

Les agrumes que l'on trouve le plus facilement sont l'orange (*Citrus sinensis*), le pomelo ou pamplemousse, le pamplemousse rose, le citron (*Citrus limonum*), le citron vert, la mandarine, la clémentine et le kumquat.

Histoire

Les agrumes (du latin *acrumen*, « saveur âcre ») que nous venons de citer sont tous originaires d'Asie, sauf le pomelo, qui apparaît à partir du XVIIIe siècle en provenance des Barbades. L'orange est probablement originaire de Chine, où elle est décrite 2 200 ans avant notre ère (Ninon de Lenclos attribuait son inaltérable jeunesse à son habitude de manger une douzaine d'oranges par jour !). Le citronnier est originaire de l'Inde, où on le trouve à l'état sauvage dans les monts Nilghim, au pied de l'Himalaya.

La clémentine est une jeunesse puisqu'elle est née au début du XXe siècle et porte le nom de son père, « le père Clément », qui l'a créée à Oran.

Bénéfices santé

La vitamine C et les flavonoïdes

La vitamine C est la star des vitamines et la plus connue des vitamines antioxydantes. Elle participe donc, en famille avec les autres antioxydants (comme les caroténoïdes et la vitamine E), au ralentissement de la corrosion de nos tissus, liée au vieillissement et aux maladies qui découlent du même phénomène, et dont les risques augmentent avec l'âge (comme les pathologies cardio-vasculaires, les cancers, la cataracte). Bien sûr, la vitamine C est surtout connue pour son action renforçatrice des défenses anti-infections, mais il est à noter qu'elle agit davantage contre les virus que contre les bactéries. Elle aide aussi à lutter contre la pollution en bloquant les toxiques circulant dans le sang et les liquides extracellulaires, et en entraînant leur élimination dans les urines.

Plus connu, elle augmente le tonus des cellules et joue donc un rôle anti-fatigue, qui concerne aussi l'adaptation au stress : en effet, elle est nécessaire à la fabrication de neurotransmetteurs, comme les catécholamines et la noradrénaline. On a pu montrer une réduction des accidents du travail chez des ouvriers qui consomment plus de vitamine C, et une baisse de la vigilance et des performances chez les sportifs qui en manquent. Il y a plus de vitamine C dans le kiwi, la goyave, la papaye ou le cassis que dans les agrumes, et il est étonnant que l'on continue aujourd'hui à penser que les agrumes sont la principale source de vitamine C.

Les acides organiques

Avec les antioxydants, ils protègent la peau. C'est l'équilibre entre ses acides organiques naturels et ses sucres qui confère à chaque orange sa saveur caractéristique, plus ou moins douce ou acidulée.

Les minéraux

Les agrumes contiennent du potassium et aussi un peu de calcium. Avec les antioxydants, ces minéraux contribuent à réduire les risques de rétention d'eau et d'hypertension artérielle.

Les atouts des zestes d'agrumes

La vitamine C est bien présente dans les zestes, ainsi que certains flavonoïdes avec lesquels elle agit en synergie. Parmi ces derniers, on trouve l'hespéridine, un antioxydant puissant. De nombreuses substances aromatiques complexes sont concentrées dans des vacuoles sécrétrices de l'écorce (citrals, limonènes, aldéhydes, triterpènes, esters...). Des huiles essentielles en sont extraites pour l'alimentation, la pharmacopée et la parfumerie. Le principe actif le plus prometteur que l'on trouve dans les zestes des agrumes est le limonène, un composé volatil qui s'est avéré capable, en situation expérimentale, de s'opposer au développement de tumeurs mammaires. On utilise aussi l'eau de fleur d'oranger comme sédatif.

Attention. La présence de naringine (un flavonoïde) dans le pomelo augmente l'absorption de certains médicaments, en particulier les œstrogènes et les anti-protéases utilisés contre le virus du sida. La prise simultanée de ces médicaments avec le jus de pamplemousse peut entraîner un surdosage.

Conseils pratiques

Saison

Les citrons et les pamplemousses sont maintenant disponibles toute l'année grâce aux importations.

La meilleure saison pour les oranges est de début novembre à fin avril.

Les clémentines sont commercialisées d'octobre à février.

Les mandarines sont surtout présentes en janvier-février et on trouve le kumquat en janvier.

Il est préférable de choisir les fruits avec une peau bien tendue. Les cultures intensives utilisant un nombre particulièrement important de traitements chimiques, choisissez, autant que possible, des agrumes de culture biologique, surtout si vous souhaitez utiliser les zestes.

Conservation

Il est recommandé de conserver les agrumes au frais, afin de préserver leur vitamine C, très vulnérable à l'oxydation.

Consommation

Crus. L'exposition à la lumière et à l'air d'un jus fraîchement pressé entraîne une perte d'environ 30 % de sa vitamine C au bout d'une demi-heure : autant le boire tout de suite. À défaut, choisissez au rayon frais les agrumes pressés plutôt que les jus et nectars à longue conservation.

Cuits. La cuisson détruit presque complètement la vitamine C, mais n'altère pas les autres principes actifs : au contraire, les caroténoïdes sont mieux absorbés après cuisson. À savoir : l'absorption du lycopène (un caroténoïde) est augmentée par la présence de lipides ; c'est pourquoi il est recommandé, par exemple, d'agrémenter une salade assaisonnée avec de la pulpe de pamplemousse rose.

Frais : entiers, en granités, en sorbets, dans le thé, dans les tisanes, pressés. Le jus de citron est traditionnellement utilisé pour réaliser des sauces, pour mariner des poissons, des fruits de mer, et pour rehausser et conserver la couleur de certains aliments. Pensez à mélanger le jus de citron à celui des autres agrumes, ou à utiliser seuls ces derniers, pour varier le parfum des marinades.

Cuisinés : en rondelles sur les viandes (recette classique du canard à l'orange) ou sur les poissons, pour allonger les sauces tièdes ; en compotes ; en confitures ; en tartes ou dans d'autres pâtisseries.

Les zestes

– râpés ou en filaments fins, servis dans les salades, les sauces sucrées et salées, les semoules, les purées, les pâtisseries, les thés ou les tisanes ;

– dégustés avec le fruit entier, comme le kumquat ;

– en fruits confits ou dans les confitures…

Les zestes, à condition qu'ils proviennent de fruits biologiques, pourraient être utilisés plus souvent. Ils peuvent être saupoudrés largement sur les préparations salées et sucrées, permettant ainsi de varier la palette des saveurs, des odeurs et des couleurs suivant l'agrume choisi. Si vous consommez la pulpe ou le jus d'un agrume biologique, profitez-en pour râper ou zester l'écorce afin de la congeler en vue d'un usage ultérieur. On peut aussi la faire sécher.

✓ Astuce

Pour extraire le maximum de jus d'un agrume, celui-ci doit être roulé d'avant en arrière, sur une surface plane et dure, en exerçant une pression avec la main, avant de le couper, jusqu'à ce qu'il paraisse plus souple au toucher.

→ Voir aussi : Cancers, Cœur et vaisseaux, Fatigue, Peau, Tabagisme, Système digestif, Veines, Yeux.

Les baies

Ce sont tous les fruits charnus sans noyau, à graines ou à pépins. Les baies les plus consommées sont les fraises, les framboises, le cassis, les mûres, les myrtilles, les groseilles, les airelles et la canneberge.

Histoire

Ces différents fruits ont des origines diverses.

Le cassis a été utilisé à partir de la Renaissance, grâce, en particulier, au traité que lui avait consacré le botaniste Gaspar Bauhin, qui affirmait qu'aucune maladie ne saurait lui résister !

La framboise serait originaire des zones montagneuses d'Europe. Elle est cultivée depuis la Renaissance et sa saison est courte.

La fraise poussait dès la plus haute Antiquité à l'état sauvage en Amérique et en Asie, ainsi que dans les zones submontagneuses d'Europe occidentale. Elle fut consommée largement dès la Renaissance. Mais les grosses fraises de nos marchés ne furent introduites en France qu'en 1713 par un officier de marine : Frézier. « Fraise » vient de *fragaria*, du verbe latin *fragare*, qui signifie « embaumer ».

Les mûres sont connues depuis longtemps. Pour Pline, elles « combattent le venin des serpents les plus dangereux ». Même leurs feuilles sont utilisées à des fins thérapeutiques, en particulier pour fortifier les gencives et guérir les ulcérations de la bouche.

La myrtille. Sauvage, elle ne peut être cueillie que dans des zones très limitées (vieux massifs français tels que les Vosges, les Cévennes et le

Limousin). La myrtille cultivée est originaire d'Amérique du Nord : c'est là qu'en 1908, le docteur Cole sélectionna le myrtillier à gros fruits, dont la culture ne nécessite pas encore de traitements chimiques, du fait de son implantation relativement récente en France.

Les groseilles, à grappes ou à maquereau, ne sont répertoriées en France qu'au XVe siècle. Apportées par les Normands ou les Danois, les groseilles à maquereau étaient communes au Moyen Âge dans l'Hexagone et en Angleterre comme garniture du poisson, d'où leur nom.

Les airelles ou la canneberge (autre variété d'airelle aux États-Unis) : ce sont des baies rouges dont on mange la pulpe et le jus. Leurs bénéfices santé sont connus et utilisés depuis longtemps par les Indiens d'Amérique du Nord. Les Américains utilisaient le jus de canneberge pour traiter et prévenir les crises de cystite et, dès le milieu du XIXe siècle, des médecins allemands répandirent cette utilisation de la canneberge jusqu'à la découverte des antibiotiques. De nos jours, des études scientifiques confirment le bien-fondé de cette pratique : en effet, la canneberge empêche les bactéries d'adhérer aux parois des voies urinaires, bloquant ainsi leur développement ; mais le principe actif responsable n'est pas encore identifié.

Bénéfices santé

Les baies sont parmi les fruits les plus riches en vitamine C et en flavonoïdes, deux antioxydants puissants qui potentialisent leurs effets bénéfiques ; s'y ajoutent les effets protecteurs des caroténoïdes et des fibres. Les flavonoïdes (du latin *flavus*, « jaune ») et les caroténoïdes sont des pigments colorés présents en abondance dans les baies et qui leur donnent leurs teintes appétissantes. Ils sont liposolubles, c'est-à-dire solubles dans les graisses. Les mûres contiennent du resvératrol, un puissant antioxydant. Lorsque l'on compare les capacités antioxydantes de différents extraits de fruits, les deux fruits qui apparaissent les plus puissants sont la myrtille et la fraise. Sur le cerveau animal, un chercheur américain a même pu démontrer un effet rajeunissant du jus de myrtilles.

Conseils pratiques

Les principales baies sont disponibles en été, mais elles conservent la majeure partie de leurs bienfaits même surgelées, ce qui permet d'en consommer toute l'année. Ces fruits peuvent être savourés sous forme de coulis passé au « chinois », pour être mieux tolérés du point de vue digestif. La pulpe peut être incorporée dans les yaourts, ou dans une vinaigrette quand la saveur est acide. Le fait de les arroser avec du jus d'agrumes frais renforce leur saveur.

Les baies peuvent être utilisées dans des plats salés (comme accompagnement de poissons) et dans des salades composées pour ajouter des couleurs, encore plus d'arômes et de bénéfices santé.

✔ Astuce

Un conseil : décongelez uniquement la portion à consommer le jour même, et gardez les fruits dans un récipient couvert jusqu'à leur dégustation.

Le kiwi

Histoire

Lors de son introduction en Europe, le kiwi (*Actinidia deliciosa*) fut appelé « groseille de Chine ». Ce sont les Néo-Zélandais qui l'ont baptisé « kiwi » (en 1953), en hommage à leur oiseau emblématique, l'aptéryx, à cause de son apparence velue. Actuellement, la France est le quatrième producteur mondial de kiwis après l'Italie, la Nouvelle-Zélande et le Chili, alors que sa culture n'y a commencé que dans les années 1970. La seule variété vendue en France pour le moment est la variété Hayward.

Bénéfices santé

Le kiwi est un fruit qui possède une excellente densité nutritionnelle : en vitamines, minéraux, polyphénols et caroténoïdes. Il contient :

– de la vitamine C en grande quantité : entre 80 et 130 mg pour 100 g, voire plus, contre 46 mg en moyenne pour les agrumes. On voit apparaître sur le marché le kiwi « doré », jaune, plus gros et plus doux que le seul kiwi qui avait été jusqu'à présent commercialisé. Il faut savoir qu'il y a des centaines d'espèces de kiwis dont la teneur en vitamine C varie de 300 mg à plus de 1 g pour 100 g, et que l'écrasement de cette biodiversité par la culture intensive d'une seule espèce a mené à une régression. Cette espèce cultivée ne contient plus que 85 mg pour 100 g ;

– de la vitamine E, principalement dans les petites graines que nous mangeons avec la pulpe (3 mg pour 100 g) ;

– des polyphénols (presque autant que le vin) ;

– des caroténoïdes en quantité appréciable (lutéine, zéaxanthine, alpha- et bêta-carotène) ; la vitamine C, la vitamine E, les polyphénols et les caroténoïdes sont des antioxydants qui agissent en synergie et contribuent à une prévention optimale pour une meilleure santé. Le kiwi a donc une activité antioxydante élevée ;

– du potassium (287 mg pour 100 g) ;

– des fibres (2/3 de fibres solubles et 1/3 de fibres insolubles) qui stimulent, en douceur, le fonctionnement intestinal : le kiwi reste bien toléré par les intestins sensibles ;

– une enzyme particulière, l'actinidine, une protéase qui, comme la papaïne de la papaye, la ficine de la figue et la bromélaïne de l'ananas, scinde les protéines en plus petites molécules, facilitant ainsi leur digestion. Cette enzyme est rendue inefficace par la chaleur et l'action du suc gastrique.

La culture du kiwi nécessite peu l'emploi de produits phytosanitaires, grâce à sa résistance naturelle aux maladies, aux insectes et aux prédateurs indésirables.

Conseils pratiques

Comment le choisir ?

Le kiwi idéal est brun clair, souple au toucher, cédant presque sous la pression des doigts. S'il est trop mou, c'est qu'il est trop mûr, voire fermenté.

Quand peut-on en manger ?

Au petit déjeuner : coupé en deux, dans le sens de la largeur, sans l'éplucher : il se mange comme un œuf à la coque, à la petite cuillère, en le vidant de sa pulpe.

Au déjeuner ou dîner : les kiwis un peu fermes et acides peuvent garnir et décorer un plat de poisson, de viande blanche ou de volaille froide. Il

peut être dégusté en sorbet fait maison, ou en salade de fruits : sa jolie couleur verte tranchera avec des fruits à dominante jaune ou rouge.
Attention : il perd ses vitamines à la cuisson.

✓ Astuce

Pour conserver le kiwi dans de bonnes conditions, gardez-le au réfrigérateur, dans une boîte entrouverte pour éviter l'excès de condensation. Il n'aime pas partager son espace avec les pommes et les bananes, qui accélèrent sa maturation en dégageant de l'éthylène.

Les fruits exotiques

Les plus disponibles sont la banane, l'ananas, la mangue, la papaye et la goyave. Ces fruits contiennent tous les nutriments bénéfiques de ceux déjà cités, mais avec quelques avantages supplémentaires : ils sont plus riches en vitamine C et en caroténoïdes (bêta-carotène, lutéine et zéaxanthine pour la mangue et la papaye, lutéine et lycopène pour la goyave), et en fibres (surtout la goyave). Par ailleurs, la papaye et l'ananas crus contiennent des enzymes qui facilitent la digestion des protéines : il s'agit respectivement de la papaïne et de la bromélaïne. Ces enzymes sont détruites par la chaleur et la cuisson.

Il existe des milliers de fruits exotiques. Certains nous parviennent de manière très confidentielle, comme les fruits du dragon du Vietnam, le tamarillo, les fruits de la passion, l'anone, les mangoustans (tellement délicieux que la reine Victoria se serait déplacée en Asie pour en consommer...). Certains d'entre eux ont des bénéfices santé particuliers, par exemple la goyave, riche en quercétine, un puissant antidiarrhéique. D'autres ont des qualités nutritionnelles exceptionnelles, comme la cerise acérola des Antilles, qui contient jusqu'à 1,5 g de vitamine C pour 100 g. Il est à espérer que les richesses de cette biodiversité vont devenir de plus en plus accessibles.

Conseils pratiques

Comment les choisir ?

Le plus difficile est de déterminer la maturité du fruit. Fiez-vous d'abord à son odeur : plus elle est agréable, plus le fruit est proche de la maturité. Ensuite, palpez-le : s'il est très ferme, il faut sûrement le laisser mûrir, dans un endroit sec et frais (mais pas au réfrigérateur).

Consommation

Si malgré ces précautions, le fruit ne vous semble pas assez sucré, pas assez mûr, vous pouvez le cuisiner : les fruits exotiques peuvent tous accompagner des plats de poisson et de viande, et la cuisson à l'huile d'olive rend plus disponibles leurs caroténoïdes (en revanche, une grande partie des vitamines est détruite). On peut aussi les manger en salade, finement hachés ou en julienne.

À l'inverse, si le fruit paraît trop mur, la pulpe peut être mixée, passée au chinois, et servir de marinade pour du poisson cru ou pour attendrir de la volaille, ou encore pour être servie en coulis dans une salade de fruits.

Les huiles

Histoire

Les huiles végétales alimentaires sont extraites de légumineuses (soja, arachide ; voir p. 324), de graines (tournesol, colza) et de fruits oléagineux (olive, noix, noisette, amande douce…). Il existe aussi des huiles animales qui ne sont pas disponibles pour la consommation courante (exemples : huiles de baleine, de flétan, de morue ou de phoque). Seules les graisses de canard et d'oie et l'huile d'olive, riches en acides gras mono-insaturés, peuvent être recommandées pour les cuissons. L'huile de colza, fabriquée à partir des graines de *Brassica napus oleifera*, fut consommée en Europe occidentale jusqu'à la fin du XIXe siècle, avant de céder la place à l'huile d'arachide. Aujourd'hui, l'huile de colza est de nouveau sur le devant de la scène, en raison de sa richesse en oméga 3.

Bénéfices santé

Les huiles sont des lipides ou graisses. Elles sont constituées de triglycérides (accrochage de trois acides gras sur le squelette en forme de trident d'un glycérophosphate). Leurs bénéfices santé dépendent essentiellement de la nature de leurs acides gras et de leur teneur en vitamines et en antioxydants.

Les acides gras

Les acides gras de l'huile sont soit majoritairement des acides gras « saturés », soit des acides gras « mono-insaturés », soit « polyinsaturés ». Il n'existe pas d'huile qui n'ait qu'un seul type d'acides gras et nos membranes cellulaires reflètent le type d'acides gras que nous consommons.

• Les acides gras saturés (AGS). Les plus connus sont les acides myristique, palmitique et stéarique ; ils sont rigides (ils ne possèdent pas de double liaison dans leur formule chimique), sont les plus stables à la chaleur et sont à employer pour les fritures (sans jamais faire fumer) ; il est recommandé de limiter leur usage et leur consommation parce qu'ils favorisent la rigidification des membranes, avec toutes les conséquences délétères que cela entraîne (installation de maladies cardio-vasculaires, prolifération de cellules tumorales, surpoids et obésité…).

• Les acides gras mono-insaturés (AGMI). Le plus célèbre est l'acide oléique, qui se trouve dans l'huile d'olive ; ils sont également stables à la chaleur (ils possèdent une double liaison dans leur formule chimique), permettent de faire frire, toujours sans faire fumer, et sont à privilégier par rapport aux précédents. En effet, les huiles riches en AGMI participent à la prévention de maladies cardio-vasculaires.

• Les acides gras polyinsaturés (AGPI, c'est-à-dire avec plusieurs doubles liaisons dans leur formule chimique). Les huiles riches en AGPI sont fluides, fragiles, sensibles aux rayons UV et à la chaleur, ne doivent jamais être chauffées, se conservent à l'abri de la lumière dans des bouteilles teintées ou des bidons opaques, au réfrigérateur une fois la bouteille ou le bidon ouverts. On distingue deux familles de ces huiles :

– les huiles qui contiennent en majorité des AGPI de la série oméga 6 représentées par l'acide linoléique et ses dérivés ;

– les huiles qui contiennent des AGPI de la série oméga 3, représentées par l'acide alpha-linolénique et ses dérivés.

Elles n'ont pas les mêmes effets sur la santé, et les connaissances actuelles montrent que la consommation d'huiles riches en oméga 6 est trop importante, alors que celle d'huiles riches en oméga 3 est insuffisante.

Les effets bénéfiques des huiles riches en oméga 3 sont les suivants :

– elles favorisent l'énergie physique. Lorsque ces graisses insaturées et flexibles se retrouvent dans les membranes cellulaires et celles des organelles[1], ces dernières deviennent plus souples, permettent un meilleur passage et une distribution plus importante des nutriments, dynamisent

1. Éléments présents dans les cellules.

la transformation des calories en énergie et toute l'information de l'organisme du cerveau jusqu'aux muscles ;

– elles augmentent le tonus psychique. Le cerveau est riche en DHA, un AGPI synthétisé à partir de l'acide alpha-linolénique qui aide à apprendre et à mémoriser, qui exerce un effet antidépresseur et qui aide à lutter contre le surpoids (les graisses polyinsaturées, à l'inverse des graisses saturées, n'ont pas tendance à se stocker dans les cellules adipeuses). Pour maigrir, il est nécessaire de consommer des huiles riches en oméga 3, à la place d'autres corps gras saturés et trans ou trop riches en oméga 6 (acide linoléique). L'acide alpha-linolénique améliore le diabète, en provoquant une activation plus importante des récepteurs spécifiques à l'insuline, ce qui augmente la sensibilité à l'insuline ;

– elles protègent le système cardio-vasculaire : amélioration de tout le profil lipidique, prévention de la mort subite et des troubles du rythme cardiaque, réduction de la formation de caillots sanguins qui bouchent les vaisseaux… ;

– elles exercent une action anti-inflammatoire et antiallergique ;

– elles empêchent les virus et les cellules cancéreuses, qui utilisent les acides gras fournis par l'alimentation, de se multiplier. Si ce sont des graisses saturées (rillettes, fromages, etc.) qui forment les membranes, elles sont très difficiles à attaquer. Si ce sont des acides gras oméga 3 très accessibles à l'oxydation, elles sont beaucoup plus vulnérables aux attaques par les globules blancs et les traitements (chimio- et radiothérapie).

Par ailleurs, les huiles nous fournissent de l'énergie. Chaque gramme de graisse apporte 9 kilocalories ; cette énergie sert de carburant pour maintenir la température du corps et pour couvrir les besoins liés à nos activités (travail, sport…). Remarque : aucune huile (100 % végétale) ne contient du cholestérol.

Attention : en excès, les oméga 3 peuvent provoquer des saignements. À éviter donc en cas d'hémophilie, de risque d'accident vasculaire-cérébral, au cours du 3e trimestre de la grossesse, et pendant les trois semaines précédant une intervention chirurgicale.

Les vitamines

Les huiles sont riches en vitamines (en particulier en vitamine K pour l'huile d'olive et de colza). La vitamine E qu'elles contiennent est presque exclusivement utilisée pour les protéger de l'oxydation et ne peut pas être considérée comme une source intéressante pour nous, sauf en ce qui concerne l'huile de tournesol. Mais cette dernière n'est pas à privilégier à cause de sa trop grande richesse en oméga 6.

Les antioxydants

L'huile d'olive contient plusieurs phénols (hydroxytyrosol, lignanes) capables de protéger nos cellules contre des agents oxydants comme le péroxyde d'hydrogène[1], et de réduire les risques de cancer (grâce aux lignanes, en particulier pour le cancer du sein). L'huile d'olive biologique contient 86,4 % de polyphénols en plus par rapport à celle de l'agriculture conventionnelle.

Le squalène

L'huile d'olive contient également de fortes concentrations de squalène, qui protège contre les cancers de la peau.

Tableau comparatif de quelques huiles de consommation courante de première pression à froid

Huiles	**AGS (%) (%)**	**AGMI (%) (%)**	**Oméga 6 (%)**	**Oméga 3 (%)**	**Utilisation**	**Remarques**
Arachide	20	45	35	0,1	Cuisson Friture sans faire fumer	À utiliser de manière occasionnelle
Colza	7 à 8	64	19	8 à 9	Assaisonnement exclusivement	À privilégier Riche en oméga 3 protecteur
Olive	15	76	7 à 9	0,5	Assaisonnement Cuisson modérée Friture sans faire fumer	À privilégier, en particulier pour la cuisson
Tournesol	12	22 à 26	62 à 66	0,5	Assaisonnement exclusivement	À éviter : trop riche en oméga 6

1. Eau oxygénée fabriquée par les cellules pour lutter contre les agressions.

Conseils pratiques

À savoir

• Plus une huile est riche en oméga 3 et pauvre en oméga 6, plus ses bénéfices santé sont importants.

• Privilégiez l'huile d'olive pour la cuisson et l'assaisonnement et l'huile de colza pour l'assaisonnement. Les huiles de noix, de noisettes et l'huile de soja sont riches en oméga 3 mais elles sont en même temps trop riches en oméga 6 (acide linoléique) : il faut donc limiter leur emploi.

• Attention à l'huile de tournesol et à l'huile de maïs, trop riches en oméga 6 (acide linoléique) et pauvres en oméga 3.

Huile de première pression à froid

Il est préférable que la mention « huile de première pression à froid » soit indiquée. Elle assure, en principe, qu'il s'agit d'une huile pressée sans chauffage à partir de graines pouvant subir un préchauffage de 40 °C à 60 °C qui n'altère pas les AGPI, si fragiles. Les conditions d'extraction à froid ne garantissent pas toujours une température de sortie de l'huile inférieure à 40 °C.

Ce procédé de pression à froid est le seul à préserver les qualités biochimiques des acides gras. Il est nécessaire, quand on consomme une huile « de première pression à froid », qu'elle soit biologique, c'est-à-dire sans résidus, hexane et autres solvants, et n'ayant subi aucun traitement ni aucune altération (tel le développement de moisissures toxiques comme les aflatoxines au cours du stockage).

Il ne faut jamais utiliser une huile riche en AGPI pour la cuisson, particulièrement celles riches en oméga 3, parce que les doubles liaisons des AGPI ne sont pas stables à haute température, et qu'elles s'oxydent, formant ainsi des dérivés toxiques.

Conservation

Il est nécessaire de protéger les huiles AGPI de première pression à froid (les plus fragiles) de l'action de la lumière, de la chaleur et de l'oxygène de l'air. Il est donc préférable de les conserver dans des bouteilles en verre sombre, au réfrigérateur, pas trop longtemps, jamais dans des bouteilles plastique (pour éviter le passage d'éléments du plastique dans l'huile). Quand l'huile, au réfrigérateur, forme des amas blanchâtres (on parle de floconnage), elle n'est pas pour autant altérée.

Consommation

Pour consommer les trois cuillères à soupe d'huile de colza nécessaires chaque jour, c'est facile : soit dans la vinaigrette, soit à la place d'autres matières grasses dans la soupe une fois servie dans l'assiette, soit dans les purées de légumes, soit sur tous les légumes d'accompagnement, même sur les plats de viande ou de poisson, ajoutées toujours au moment de les manger (pas pendant la cuisson). Si on n'apprécie pas le goût de l'huile de colza, on peut le masquer en la mélangeant avec de l'huile d'olive.

L'huile d'olive sert à cuire, sans faire fumer l'huile ; elle peut aussi être ajoutée à la marinade d'une viande pour l'attendrir, ou d'un poisson pour diminuer le temps de cuisson. Enfin, elle peut servir d'agent de conservation pour les fines herbes ciselées, l'ail et les oignons hachés, l'ensemble dans un récipient couvert et conservé au frais.

Pour les fritures à haute température (à ne pas pratiquer trop souvent), employez l'huile d'olive, sinon l'huile d'arachide. Pour éviter que les pâtes ou le riz ne collent, mettez une à deux cuillères à soupe d'huile d'olive dans l'eau de cuisson.

Une huile particulière : l'huile de caméline

L'huile de caméline, très riche en oméga 3, est utilisée comme un complément d'oméga 3 (à dose pharmacologique) pour traiter les hypertriglycéridémies, le surpoids, le diabète, les maladies cardio-vasculaires, les allergies, les pathologies auto-immunes, les affections virales et les cancers. Elle ne se consomme pas pure sauf exception : mélangez 1/3 d'huile de caméline avec 2/3 d'huile d'olive, par exemple.

→ Voir aussi : Allergies et inflammations, Cancers, Cœur et vaisseaux, Mémoire, Peau, Sexualité et fertilité.

Le lait

Histoire

Le terme « lait », sans autre qualificatif, désigne le lait de vache, mais d'autres laits d'origine animale sont commercialisés : lait de chèvre, lait de brebis, lait de jument, etc. La prédominance du lait de vache est écrasante à l'échelle mondiale. Avec le lait, on fabrique bien sûr du beurre, des fromages, des yaourts et plus récemment des produits divers (crèmes glacées de toutes sortes, entremets, desserts sucrés…). Au XIVe siècle, le beurre était délaissé par la grande cuisine. Mais à partir de XVIe siècle, la cuisine au beurre devint synonyme de richesse, délice et abondance et, petit à petit, jusqu'au XXe siècle, on utilisa de plus en plus de beurre pour confectionner les plats, les desserts et les sauces.

Bénéfices santé

Le lait contient :

– de l'eau : 87 % ;

– des protéines : 30 à 40 g par litre (principalement de la caséine, des lactoglobulines et des lactalbumines). La caséine est riche en lysine, un acide aminé qui favorise la prise de poids, ce qui signifie que même les produits laitiers écrémés peuvent faire grossir (à l'inverse des aliments riches en arginine – autre acide aminé –, comme les oléagineux). Le lait facilite l'absorption des graisses (notamment celles nécessaires à la maturation globale et cérébrale du nouveau-né) ;

– des minéraux : calcium, phosphore ;

– des matières grasses : 36 g par litre, en majorité des acides gras saturés (AGS), environ un tiers d'acides gras mono-insaturés (AGMI), très peu d'acides gras polyinsaturés (AGPI, dans le lait entier uniquement), et des graisses trans liées à la rumination de l'animal ;

– des glucides : 4 à 5,1 %. Le lactose est le sucre du lait. Il sert de substrat énergétique aux bactéries lactiques qui le transforment en acide lactique, sous l'action duquel la caséine coagule, produisant ainsi fromages fermentés et yaourts. Au fur et à fur mesure que l'on vieillit, le lactose est de moins en moins bien digéré : en effet, notre organisme fabrique moins de lactase, une enzyme de l'intestin qui divise le lactose en glucose et en galactose ;

– des vitamines : principalement la vitamine A (qui n'est présente que dans le lait entier), la vitamine B2 et la vitamine B12.

Attention. De nombreux auteurs signalent que :

– les protéines de lait sont les plus allergisantes qui existent ;

– le lait, même écrémé, peut faire grossir, car son rapport lysine-arginine élevé favorise la prise de poids ;

– le rapport phosphore/calcium, qui devrait être de deux fois en faveur du calcium pour une absorption optimale, n'est que de un, et par ailleurs, les graisses saturées du fromage bloquent l'absorption du calcium, en formant des « savons » peu absorbés ;

– le lait inhibe l'absorption du magnésium à cause de l'excès de phosphore ;

– ses graisses (saturées et trans) sont néfastes pour la santé ;

– le sucre du lait, le lactose, favorise la cataracte ;

– l'ajout de lait dans le chocolat et le thé empêche l'assimilation de composés protecteurs que sont les flavonoïdes ;

– des résidus d'herbicides et de pesticides sont retrouvés dans le lait : il est donc préférable de choisir des laits d'animaux élevés biologiquement.

Conseils pratiques

Consommation

Au petit déjeuner, ainsi qu'au déjeuner et au dîner, prenez un aliment lacté fermenté au bifidus et/ou au *Lactobacillus*.

Dégustez les fromages en toute petite quantité, jamais de manière quotidienne ; choisissez de préférence les fromages biologiques et ceux qui sont les plus secs (comme les fromages de montagne). Exemples : le parmesan, le beaufort, le comté, les tomes ou les fromages de chèvre.

Dans les recettes, il est préférable d'utiliser à la place du lait du « lait » de soja enrichi en calcium qui, cuisiné, ne modifie pas le goût des préparations culinaires. De même pour les enfants habitués à la saveur du lait : on coupe progressivement le lait avec du lait de soja enrichi en calcium, qui est une meilleure alternative à cet aliment.

À savoir : le dérivé du lait le plus intéressant est l'aliment lacté fermenté au bifidus ou au *Lactobacillus* (en France, la législation n'autorise pas les produits fermentés au bifidus à porter le nom de « yaourt »). La fermentation permet de transformer le lactose (sucre du lait), non bénéfique pour la santé, en acide lactique, favorable à l'organisme ; de plus, elle apporte des probiotiques (voir p. 373) qui ont des propriétés immunostimulantes et détoxifiantes, qui sont résistants à l'acide chlorhydrique de l'estomac. Elle permet d'enrichir la flore intestinale où ces composés utiles poursuivent leur synthèse d'éléments bénéfiques.

→ **Voir aussi : Système immunitaire, Probiotiques et prébiotiques, Appareil locomoteur, Yeux, Cœur et vaisseaux, Allergies et inflammations.**

Les légumes

Histoire et définition

À l'origine, le mot latin *legumen* désignait « toute graine comestible enfermée dans une gousse et pouvant se réduire en purée et en bouillon ». De nos jours, on appelle « légume » un végétal de saveur non sucrée consommé cuit ou cru. On distingue :

– les légumes feuilles ou tiges (chou, salade, épinard, asperge) ;

– les légumes fruits : cucurbitacées (courge, par exemple), solanacés (tomate, aubergine…) ;

– les légumineuses, mangées sous leurs formes non matures (haricot vert, petit pois) ou matures (légumes secs) ;

– les légumes fleurs (artichaut, chou-fleur, brocoli…) ;

– les légumes racines (carotte, navet, ail, oignon) ;

– les tubercules (pomme de terre, topinambour, patate douce…).

Bénéfices santé

Malgré la très grande variété des légumes et de leurs propriétés spécifiques respectives, il est possible de lister les intérêts nutritionnels communs aux légumes :

– ils sont riches en eau. Ce sont des aliments peu caloriques qui calment bien la faim parce qu'ils occupent un volume important ;

– ils constituent une source importante de fibres (surtout quand ils sont cueillis à maturité). Il s'agit en général de fibres insolubles dont la dureté est réduite par la cuisson ;

– ils contiennent peu de glucides (sauf les légumineuses et les tubercules) et peu de graisses ;

– ils apportent des protéines, surtout les légumineuses ;

– ils sont d'excellentes sources de minéraux (potassium, magnésium, calcium, surtout pour les légumes feuilles) ;

– ils contiennent des antioxydants comme la vitamine C, les caroténoïdes, des flavonoïdes (dont la quantité dépend de l'intensité de la coloration du légume), des vitamines (en particulier des vitamines B) et sont pauvres en sodium.

Toutes ces propriétés ont conduit à conseiller, sans équivoque, la consommation des légumes en prévention du surpoids, du diabète de type 2, des maladies cardio-vasculaires (dont l'hypertension artérielle) et enfin des cancers. Les recommandations actuelles sont de consommer deux à quatre légumes différents par jour, crus et/ou cuits (ce qui représente entre 300 et 400 g par jour).

Attention. En cas de colopathie, remplacez les crudités par des jus de légumes frais et choisissez des légumes à cuire aux fibres tendres, comme les courgettes jeunes, les carottes, les haricots verts extra-fins, les cœurs de laitue. De même, réduisez la consommation des légumes les jours qui précèdent les compétitions sportives parce que les fibres attirent l'eau et accélèrent le transit. Par ailleurs, les fibres sont en général irritantes si le tube digestif est enflammé, sauf les fibres tendres de très jeunes légumes.

Conseils pratiques

Conservation

Les légumes sont principalement proposés à la consommation sous sept formes différentes, offrant chacune ses avantages et ses inconvénients.

Frais : les apports en vitamines sont maximaux si les légumes sont mangés crus, mais on ne peut pas les conserver longtemps.

Conditionnés frais, crus, prêts à l'emploi, après découpage et épluchage : on apprécie la facilité et la rapidité d'emploi, mais il est nécessaire de rincer les salades parce qu'elles ont souvent reçu un traitement antibrunissement à base de sulfites[1] qui peuvent entraîner l'émission de gaz à partir de l'estomac (gaz qui, réinhalés, sont responsables d'asthme d'effort).

1. Aussi utilisés pour stabiliser les fruits secs et les vins blancs.

Marinés comme les achards. Dans le citron, le vinaigre et l'huile, on observe une bonne conservation des vitamines, meilleure que par le sel, qui peut induire et aggraver l'hypertension artérielle.

Surgelés : pour éviter des pertes de vitamines trop importantes, il faut les cuire sans les décongeler.

Surgélation et congélation

La surgélation est un procédé de conservation appelé également « congélation ultrarapide », au cours duquel l'abaissement de la température, rapide et poussé jusqu'à – 50 °C, permet d'obtenir une température inférieure à – 18 °C au cœur de l'aliment ; c'est la raison pour laquelle elle est pratiquée uniquement à l'échelon industriel et concerne des produits de faible épaisseur.

La congélation consiste simplement à soumettre une denrée périssable à l'action du froid pour la conserver (la température au cœur de l'aliment doit également atteindre – 18 °C) : l'industrie alimentaire congèle les grosses pièces alimentaires, et le particulier peut congeler presque tous les aliments à condition qu'ils soient d'une fraîcheur absolue.

Lactofermentés : la conservation des vitamines est optimale et on peut même observer une augmentation de la teneur en certaines vitamines ainsi que l'apparition de principes actifs protecteurs. Par exemple, la consommation fréquente de chou exerce une action anticancéreuse ; la choucroute, qui est fermentée, est plus efficace que le chou contre le cancer du côlon.

Appertisés (en conserve après avoir été stérilisés) : plus faciles et rapides d'emploi, ils peuvent se garder plus longtemps que les légumes frais, mais leur teneur en vitamines est réduite.

Conservés sous vide : si les légumes sont crus, voir « Conditionnés frais » p. 312 ; si les légumes sont cuits, on a les mêmes inconvénients que l'appertisation, mais ils gardent un meilleur goût qu'avec le procédé classique.

La lactofermentation

La lactofermentation, ou fermentation lactique, est un procédé de conservation des aliments (du chou, mais aussi de bien d'autres légumes). Elle consiste à transformer les légumes par des enzymes ou des « ferments » produits par des micro-organismes (bactéries et/ou champignons microscopiques). Cette fermentation lactique se fait en l'absence d'oxygène et aboutit à la transformation des sucres de l'aliment en acide lactique. On peut distinguer trois phases :

• la préfermentation, qui dure deux à trois jours, durant laquelle les légumes commencent à se décomposer et apparaissent de très nombreuses espèces de micro-organismes ;

• l'acidification : les bactéries lactiques prennent le dessus sur les autres organismes. De nouvelles substances sont produites : de l'acide lactique mais aussi des vitamines et d'autres composés ;

• le stockage : quand le milieu est suffisamment acide (pH entre 3,5 et 4), au bout de deux à trois semaines, la multiplication des bactéries lactiques s'arrête (de même que celle des autres micro-organismes indésirables).

Les légumes lactofermentés peuvent se conserver au moins un an.

Irradiés ou séchés : en général, ces traitements entraînent des pertes de vitamines importantes.

Consommation

Afin de profiter au maximum de la richesse en vitamines, en caroténoïdes et en fibres des légumes frais, il est recommandé :

– de bien les choisir : peau tendue, lisse, couleurs vives, sans taches, ni parties jaunies. Le plus simple est de faire son marché plusieurs fois par semaine et de les conserver au frais et dans l'obscurité ;

– de les laver rapidement sous l'eau courante en évitant de les tremper ; il faut les éplucher au dernier moment. S'il s'agit de légumes primeurs, issus de l'agriculture biologique, gardez la peau. Éventuellement, arrosez d'un jus de citron les légumes une fois pelés pour inhiber l'oxydation ;

– de préférer les cuissons courtes, si possible à température peu élevée (à l'étouffée, à la vapeur douce, mijotés à couvert avec un peu d'huile d'olive) ; la cuisson à l'eau présente des inconvénients parce que tous les minéraux et vitamines sont perdus dans le liquide de cuisson, sauf si on consomme ou si on utilise celui-ci pour une autre préparation culinaire (dans les soupes par exemple).

Nous allons maintenant passer en revue quelques légumes : les courges, l'ail, les crucifères, les légumineuses, les oignons et les salades.

Les courges

Quelques courges comestibles : la courgette, le potiron, le potimarron, le pâtisson, la doubeurre, la cornue d'hiver, la pomarine, la sucrine du Berry, la moschata, la melonette, etc.

Histoire

La courge est le fruit d'une plante annuelle, et il en existe de nombreuses variétés, redécouvertes de nos jours. Les ancêtres des courges, les courges sauvages, semblent être originaires d'Amérique centrale, où elles étaient consommées dès 6 000 à 7 000 ans avant notre ère. Leur culture s'est étendue jusqu'en Amérique du Nord et du Sud. Le potiron fut introduit en Europe dès 1550. Ce n'est que vers le XVIIIe siècle que les Italiens eurent l'idée de déguster les courges avant leur maturité : ce fut l'acte de naissance des courgettes que nous consommons de nos jours.

Bénéfices santé

Les courges sont des aliments très riches en eau, mais elles sont aussi très intéressantes sur le plan nutritionnel parce qu'elles contiennent des fibres, des caroténoïdes, des vitamines et des minéraux.

Les fibres

Leurs fibres sont très digestes : la courgette jeune, épluchée et cuite, fait partie des premiers aliments autorisés dans l'alimentation des opérés du tube digestif.

Les caroténoïdes

Les courges sont riches en alpha- et en bêta-carotène. Plus leur chair est colorée, plus elles contiennent de ces précieux antioxydants, présents aussi dans la peau (qu'il ne faut pas hésiter à consommer lorsqu'elle est comestible). Le potimarron est la courge la plus riche en bêta-carotène, parce qu'il se mange avec la peau : 200 g de potimarron en apportent 5 mg (2 fois plus que les carottes). La cuisson et le broyage libèrent les caroténoïdes des fibres, ce qui les rend mieux absorbables.

Les vitamines

Les courges sont riches en vitamine C, vitamine antioxydante, anti-infectieuse et anti-fatigue, surtout quand elles sont mangées crues (courgettes, doubeurre).

Les minéraux

Les courges sont de bonnes sources de calcium et de magnésium. Pour 100 g, elles apportent 50 mg de magnésium et 135 mg de calcium (à titre de comparaison, 100 g de fromage blanc apportent 96 mg de calcium).

Conseils pratiques

Saison

On distingue les courges d'été des courges d'hiver :

– les courges d'été sont cueillies très jeunes, alors que leur peau est encore tendre. Il faut les choisir fermes, intactes, avec une peau brillante, sans taches ni écorchures, de taille moyenne. Les plus grosses sont fibreuses et amères et les plus petites manquent de saveur ;

– les courges d'hiver sont à choisir fermes, lourdes, avec une peau terne qui révèle qu'elles ont été cueillies à maturité.

Afin de ralentir leur déshydratation, il faut conserver une partie de la tige qui les relie à la plante.

Conservation

Les courgettes (courges d'été) se conservent peu de temps, sauf si on les congèle, mais dans ce cas, il est préférable de les débiter au préalable soit en lanières, soit en rondelles, après avoir épongé l'excès d'humidité. Les courges d'hiver peuvent se garder plusieurs semaines dans un endroit frais et sec (leur pulpe se congèle aussi très bien).

Consommation

Certaines courges peuvent se déguster crues :

– les courgettes très jeunes, coupées en très fins filaments ou en rondelles minces, en vinaigrette ou marinées ; il n'est pas nécessaire de les éplucher, mais il est préférable dans ce cas d'acheter des courgettes biologiques ; mélangées à des œufs et à de la farine, elles peuvent se transformer en petites crêpes ;

– la « doubeurre » ou *butternut*, mangée râpée en vinaigrette ;

– les pâtissons jeunes et petits, avec une sauce froide au yaourt ou à la mayonnaise allégée à l'huile de colza.

Mais la plupart du temps, elles se prêtent à la cuisson. La pulpe des courges peut être poêlée, mais jamais à feu vif. Les durées de cuisson dépendent des variétés : pour les courgettes jeunes, quelques minutes suffisent. Un conseil : farinez la pulpe avant de la poêler, pour qu'elle soit moins grasse et un peu plus croquante. Salez les courgettes en fin de cuisson, d'une part pour consommer moins de sel et surtout pour qu'elles gardent leur tenue.

Les courges se dégustent aussi en purée, en soupe, en rubans, en tagliatelles, en fagots, en dés.

La courge « spaghetti », dont la chair ressemble à du spaghetti, peut se cuire entière au four ou à l'eau bouillante ; plus la courge est mûre, plus la cuisson est courte. Une fois la courge cuite, enlevez les graines logées dans la cavité centrale et détachez la chair à l'aide d'une fourchette : les spaghettis ainsi obtenus sont assaisonnés comme des pâtes.

✔ Astuce

La peau des courgettes est parfaitement consommable ; si elle est ôtée, elle peut être débitée en très fines lanières et agrémenter les pâtes, le riz ou autres préparations culinaires, pour varier un peu le plaisir visuel, gustatif et enrichir le plat en caroténoïdes.

→ **Voir aussi : Cancers, Cœur et vaisseaux, Peau, Système digestif, Veines.**

L'ail

Histoire

Dès l'Antiquité, l'ail (*Allium sativum L.*) acquiert la réputation de favoriser la circulation sanguine, l'énergie à court terme et à long terme, et de réduire les risques de cancer. On le trouve au centre de l'alimentation quotidienne des bâtisseurs de la grande pyramide de Gizeh et au menu de la plupart des peuples antiques : les Chinois (pour lesquels il est un symbole de santé surnommé « herbe à neuf feuilles »), les Hébreux, les Grecs, les Romains et les Gaulois. Dès 1858, Pasteur lui découvre des propriétés anti-infectieuses. Les recherches scientifiques modernes ont confirmé la présence dans l'ail de nombreux principes actifs antibiotiques, antitoxiques, antitumoraux et fluidifiants du sang, expliquant ainsi en grande partie sa réputation antique.

Bénéfices santé

Ses propriétés médicinales sont liées à la présence de substances soufrées originales, responsables également de son odeur et de sa saveur incomparables :

– dès que le bulbe d'ail est coupé, l'allinine et ses dérivés se décomposent en acide pyruvique et en allicine ; lors du chauffage, cette dernière donne naissance à d'autres composés soufrés, qui confèrent à l'ail ses propriétés antioxydantes. Propriétés qu'il doit aussi au sélénium (7 à 20 μg par 100 g) ;

– grâce à ces dérivés soufrés, l'ail est capable de fluidifier le sang. C'est pour cette raison que l'on recommande d'en consommer lors des repas de fête ou d'affaires, afin de diminuer le risque d'accident cardiaque, connu pour être augmenté dans ces circonstances : l'excès de graisses circulantes favorise la formation de caillots dans les vaisseaux, et les composés de l'ail stimulent l'élimination de ces derniers (fibrinolyse) ;

– l'ail peut activer les voies de détoxification et contient des principes antibactériens, antiviraux et antifongiques ;

– il exerce une action antitumorale, en particulier grâce au trisulfure de diallyle. On dénombre moins de cancers du tube digestif chez les consommateurs réguliers d'ail.

Attention. La prise quotidienne de l'équivalent de deux gousses d'ail diminue de moitié le taux de saquinavir (médicament de la classe des inhibiteurs de protéases, utilisé dans le traitement du sida).

Conseils pratiques

Saison

C'est le bulbe souterrain, constitué de cinq à vingt gousses (ou caïeux) qui est le plus couramment utilisé. Au moment de la floraison, la fleur d'ail peut servir dans les préparations culinaires et les salades. L'ail se vend toute l'année, mais les meilleures têtes arrivent sur les marchés à la fin du printemps et au début de l'été.

Conservation

Au frais et au sec.

Consommation

Cru. Traditionnellement, dans les campagnes, l'ail est consommé cru, frotté sur le pain ou croqué, et, bien sûr, haché pour rehausser les vinaigrettes. Ainsi que dans les fameux aïolis, purées, tapenades, pesto (sauce au basilic), beurre d'ail… et autres recettes méditerranéennes.

En suc. Le suc de l'ail est obtenu en utilisant un presse-ail : ce jus est mieux supporté du point de vue digestif que la gousse entière, et peut être utilisé dans n'importe quelle préparation culinaire.

Divers. Incorporé dans de nombreuses viandes, la plus classique étant l'agneau en gigot, peuvent être piquées de gousses avant la cuisson, ainsi que les poissons. L'ail peut être utilisé soit en gousse, soit émincé, soit pilé, soit haché, soit en poudre, dans la préparation de farces et de boulettes. Si l'ail n'est pas introduit dans les chairs des viandes et poissons, mais simplement déposé à leur côté, il est préférable de le placer en fin de cuisson pour qu'il fonde sans trop réduire, devenir âcre ou noircir.

Blanchir la gousse d'ail (la tremper quelques secondes dans l'eau bouillante) sans l'éplucher permet de l'utiliser plus facilement sans trop se parfumer les doigts, et de récupérer plus facilement la pulpe.

✓ Astuce

Le persil, le clou de girofle et le grain de café à mâchonner sont souvent conseillés pour combattre l'haleine particulière après la consommation d'ail ! Autre solution : retirer systématiquement le germe avant d'utiliser la gousse.

→ Voir aussi : Cancers, Cheveux et ongles, Cœur et vaisseaux, Système immunitaire.

Les crucifères

Leur nom vient de la forme de leurs fleurs, qui possèdent quatre pétales évoquant une croix. Les plus couramment consommés sont le chou, le chou-fleur, le brocoli et le chou de Bruxelles.

Histoire

Le chou est une plante spontanée que l'on trouve sur l'île de Jersey, sur les côtes normandes anglaises, danoises et méditerranéennes. C'est à l'extrême variabilité des espèces et à 4 000 ans de culture que nous devons la gamme étendue de nos choux actuels. Le chou de Bruxelles est d'apparition assez récente, puisqu'il n'a que quelques centaines d'années d'existence. Le chou-fleur serait originaire du Proche-Orient et ce n'est qu'à la fin du XVIIe qu'on réussit à le multiplier par semis ; la France est devenue de nos jours l'un des spécialistes de ce légume. Le brocoli, qui s'écrit avec un seul *c* depuis 1530, fut présenté par Catherine de Médicis aux Français.

Bénéfices santé

Tous les choux contiennent des nutriments protecteurs (vitamines, minéraux, fibres, dérivés soufrés, flavonoïdes et caroténoïdes) qui leur confèrent une action antioxydante, détoxifiante et anti-cancer.

Les vitamines et les minéraux

– vitamine C. Pour les choux à feuilles, elle est dense surtout dans les feuilles les plus externes. Le chou-fleur et le brocoli en contiennent beaucoup : trois inflorescences de chou-fleur cru en apportent plus qu'une mandarine ou qu'un pomelo. Même une fois cuits (*a minima*), ces aliments gardent un taux très intéressant de ce puissant antioxydant ;

– vitamines du groupe B, en particulier B8 au cœur du chou-fleur, et B9 pour le brocoli et les choux à feuilles (la vitamine B8 intervient, de façon indirecte, à la production d'énergie et la vitamine B9 participe à la maturation et à la division cellulaire) ;

– vitamine K, dans le brocoli (88 µg pour 100 g), et surtout dans les choux de Bruxelles (225 µg pour 100 g). Cette vitamine est nécessaire à la minéralisation osseuse : une diminution appréciable du risque de fracture existe chez les femmes consommant au moins trois fois par semaine ces légumes ;

– calcium, très assimilable : dans le brocoli (93 mg pour 100 g), les choux à feuilles (60 mg pour 100 g), le chou-fleur (20 mg pour 100 g). Celui du chou frisé est le mieux absorbé.

Les fibres

Elles sont abondantes, plus ou moins tendres suivant les variétés. Les crucifères, et en particulier les choux de Bruxelles, contiennent principalement des fibres solubles, bien tolérées, qui aident à réguler le transit, à réduire les risques de maladies cardio-vasculaires et à protéger des risques de cancer du côlon.

Des dérivés soufrés

Les isothiocyanates (dont le sulforaphane) sont présents dans les choux à feuilles (70 mg pour 100 g) et surtout dans les boutons floraux du brocoli[1] (140 mg pour 100 g), dans le chou-fleur (85 mg pour 100 g) et dans les choux de Bruxelles. Ils accélèrent l'élimination de substances toxiques et cancérogènes, et protègent donc les tissus d'agressions très diverses. Ils contribuent à réduire la vitesse du vieillissement, objectivité par la baisse de marqueurs biologiques (8OHdG). Les crucifères sont les aliments dont la consommation fréquente réduit de la manière la plus marquante les risques de cancers.

Les indoles (dont l'indole-3 carbinol ou 13C en abrégé, qui ne contient plus de soufre), protègent l'organisme contre l'action cancérogène des dérivés du benzopyrène (voir p. 256) et participent à la prévention du cancer du sein en augmentant le taux des œstrogènes protecteurs, et en réduisant celui des œstrogènes « dangereux ». Ils aident aussi à lutter contre le cancer du côlon et celui de la prostate. Le chou-fleur et les choux de Bruxelles contiennent également ce précieux 13C.

Des flavonoïdes

Présents surtout dans le chou frisé et le brocoli, les flavonoïdes sont des antioxydants puissants.

Des caroténoïdes

Le brocoli offre du bêta-carotène (430 μg pour 100 g), le chou de Bruxelles de la lutéine (230 μg pour 100 g), le chou frisé et les choux à feuilles vertes, de la zéaxanthine. Les caroténoïdes, antioxydants, protègent contre certains cancers, contre les effets du vieillissement, et renforcent les défenses anti-infectieuses.

Attention. Le chou-fleur est riche en purines (déchets métaboliques) : il est donc préférable de limiter sa consommation si l'on souffre de crises de goutte. Par ailleurs, tous les choux sont riches en vitamine K : si on suit

---

1. Les pousses de brocoli de trois jours de vie contiennent 20 à 50 fois plus de sulforaphane que les plantes matures. Leurs extraits sont utilisés pour réaliser des gélules dosées à 2 mg de sulforaphane.

un traitement anti-vitamine K (traitement anticoagulant prescrit pour fluidifier le sang), il faut garder une quantité de consommation en choux qui ne varie pas ou surveiller de près les dosages sanguins.

Conseils pratiques

Saison

Les nombreuses variétés de choux à feuilles se succèdent toute l'année sur les étals : les choux cabus blancs sont vendus au printemps essentiellement ; le brocoli est disponible de mai à novembre ; les cabus pommés verts et les choux rouges en automne et en hiver ; les verts de Milan, toute l'année mais surtout l'hiver ; le chou-fleur, toute l'année.

Consommation

Pour manger plus souvent des choux, variez leur préparation :

– en salade : coupez en petits morceaux les inflorescences de chou-fleur et mélangez-les à n'importe quelle salade verte ou crudité, ainsi que les choux rouges, débités en très fines lanières, et accommodez avec des tranches de pommes ou de pommes de terre cuites ;

– de même pour la choucroute qui peut être dégustée crue, avec quelques cerneaux de noix, une salade de mâche, et des tranches fines de betterave cuite ;

– en purée, après une cuisson courte, ajoutée à une soupe, à des pâtes ou à du riz ;

– en tant que légumes, avec beaucoup d'oignons et de gingembre pour améliorer la tolérance digestive, et accompagnés de patates douces (pour remplacer parfois les pommes de terre), pour « adoucir » le goût acide de la choucroute par exemple ;

– en dessert : purée de chou-fleur cuit mixée avec une crème de marron pas trop sucrée, de la poudre de cannelle et servie avec du sorbet citron.

La cuisson à la vapeur douce préserve un maximum de saveur. Si l'on veut conserver, au cours de la cuisson, la blancheur du chou-fleur, il est utile d'ajouter au liquide de cuisson un peu de jus de citron. L'odeur particulière liée à la cuisson des choux-fleurs est réduite si la cuisson est de courte durée. En ce qui concerne les brocolis, il faut choisir leur inflorescence encore bien ferme, sans parties jaunissantes, et la cuire de manière courte, pour préserver le plus possible de vitamines.

✓ Astuces

Pour mieux digérer les choux à feuilles, il est préférable :

– de ne consommer ni les feuilles les plus externes, ni le trognon ;

– de les débiter le plus finement possible, et de les faire mariner plusieurs heures avant de les consommer crus, dans un récipient couvert, au frais, avec une marinade douce (par exemple avec un mélange d'oranges pressées, d'huile de colza, d'huile d'olive et de gingembre finement haché) ;

– de choisir, dans tous les cas, des choux jeunes.

Les purées de choux sont mieux tolérées, cela permet également de ne pas trop prolonger la cuisson et d'utiliser l'eau de cuisson (eau bien minéralisée de préférence).

→ **Voir aussi : Cancers, Cœur et Vaisseaux, Ménopause, Peau, Système digestif.**

Les légumineuses

Elles constituent une vaste famille comprenant plus de 600 genres et plus de 13 000 espèces d'arbres, d'arbustes, d'herbes et de diverses autres plantes. Elles produisent des fruits sous forme de gousses renfermant des graines comestibles qui, en perdant leur excès d'humidité par séchage naturel, deviennent « sèches ».Ces graines sont appelées légumes secs si elles sont destinées à l'alimentation humaine. Les légumineuses les plus connues sont les lentilles (*Lens culinaris*), les haricots communs (*Phaseolus vulgaris*), les fèves (*Vicia fuba*), les sojas, les arachides (*Arachis*) et les pois chiches (*Cicer arietinum*).

Histoire

Des découvertes archéologiques récentes ont permis de retrouver des graines de fèves et d'autres légumineuses datant de plus de 11 000 ans en Asie du Sud-Est, d'où seraient originaires aussi les pois chiches et les lentilles. C'est Christophe Colomb qui ramena l'ancêtre du haricot en Europe (son grain sec fut alors apprécié lors des voyages). C'est seulement à la fin du XVIIIe siècle, et en Italie du Sud, qu'il fut mangé en gousse fraîche. En Europe, la consommation des légumineuses est passée de 50 g par jour au siècle dernier à 5 g de nos jours.

Bénéfices santé

Il est urgent de réhabiliter ces graines bien vivantes qui sont d'excellentes sources de :

Les protéines

Elles manquent d'acides aminés soufrés mais sont riches en arginine, qui limite l'absorption des graisses et favorise une bonne dilatation des vaisseaux (donc avec un effet antihypertenseur) ainsi que la sexualité (le Viagra® est une forme médicamenteuse de l'arginine). L'association avec des céréales (pratiquée dans de nombreuses régions : couscous/pois chiches en Afrique du Nord, soja/riz en Asie, maïs/haricots rouges en Amérique latine) apporte un éventail d'acides aminés aussi complet que les protéines animales.

Les sucres lents

Utiles pour une énergie disponible au niveau des muscles et du cerveau, et qui calment bien l'appétit.

Les fibres solubles

Les légumineuses sont riches en fibres solubles (en pectine notamment) qui contribuent à lutter contre un excès de cholestérol et de triglycérides : en effet, ces fibres fixent le cholestérol alimentaire et l'évacuent par les selles ; elles empêchent également le cholestérol endogène (synthétisé par l'organisme) des sels biliaires, évacué dans le tube digestif, d'être réabsorbé. Des chercheurs ont constaté que l'absorption de 7 g de fibres solubles diminue le risque de décès par maladie cardio-vasculaire de 40 % par rapport à une consommation de 4 g. Un exemple : 100 g de haricots rouges apportent 9 g de fibres, tandis que les petits pois cuits n'en offrent que 6 g. De plus, la pectine est une sorte de coupe-faim naturel qui, en créant un sentiment de satiété, diminue le besoin de manger davantage. Les légumineuses sont riches également en fibres insolubles, qui protègent contre le cancer du côlon.

Les fibres contribuent aussi à réduire la vitesse d'élévation du taux de sucre dans le sang. Une légumineuse particulière du pourtour méditerranéen, le fenugrec, est proposée comme un complément utile dans le traitement du diabète non insulinodépendant, grâce à un acide aminé aux propriétés hypoglycémiantes contenu dans ses graines (le 4-hydroxyisoleucine).

Autres atouts

Les légumineuses apportent également :

– de nombreux minéraux et vitamines : magnésium, calcium, vitamines du groupe B (seule la fève contient de la vitamine C en quantité notable) ;

– des phytœstrogènes (isoflavones), en particulier dans le soja et les pois chiches, et des lignanes dans les lentilles. Ces principes actifs ne sont pas altérés par la cuisson ;

– des oligosaccharides, qui descendent dans le côlon où ils favorisent la prolifération des ferments de la flore intestinale ;

– de plus, elles ne contiennent quasiment pas de matières grasses.

Les légumineuses se prêtent bien à la germination, qui doit obéir à des règles spécifiques, concernant la température (entre 19 °C et 23 °C en général), le degré d'humidité et la qualité (pas de traitements chimiques). La germination permet de donner vie à de nouveaux acides aminés et de multiplier le taux de vitamines déjà présentes. L'exemple le plus courant : le haricot mungo germé, improprement nommé « pousse de soja » (et qui n'est pas du soja).

Composition de quelques légumineuses

Pour 100 g de légumineuses cuites (30 g sèches) : table de composition des aliments INRA

Apport/100 g de légumineuse	**Fève cuite**	**Haricot blanc cuit**	**Haricot rouge cuit**	**Lentille cuite**	**Pois chiche cuit**
Eau (g)	83,7	66	76	72	60
Fibres (g)	4,2	8	3,6	3,7	6
Magnésium (mg)	28	50	40	25	67
Calcium (mg)	21	60	112	13	64

Répertoire général des aliments, Éditions Tec & Doc Lavoisier et INRA Éditions.

Le soja, à cause de ses propriétés particulières, sera décrit à part, bien que faisant partie des légumineuses (voir p. 377).

Attention. Les légumineuses sont riches en purines, substances à éviter lorsqu'on souffre de crises de goutte. Les légumes secs, sauf les lentilles, sont riches en oligosaccharides, des sucres qui peuvent, en excès, provoquer des flatulences.

Conseils pratiques

Consommation

• Les lentilles, les pois cassés et ronds sont les légumineuses les mieux tolérées.

• Les légumineuses crues renferment des substances antinutritionnelles qui interfèrent avec la digestibilité, l'absorption et l'utilisation des nutriments, mais un trempage et une cuisson longue permettent de les éliminer.

• La cuisson traditionnelle en milieu alcalin, par ajout de bicarbonate de soude, détruit entièrement les facteurs antinutritionnels mais altère les vitamines B.

• Les légumineuses en conserve gardent la plupart de leurs vertus, mais il faut veiller à ce que leur teneur en sel ne soit pas trop élevée, et les rincer éventuellement avant de les déguster.

Pour enrichir votre menu de légumineuses

Au déjeuner ou au dîner : quelques cuillères à soupe de légumineuses déjà cuites, en graines, dans la soupe, ou en accompagnement de poissons ou de viandes, ou encore en salades agrémentées de fines herbes et d'épices à volonté (dans ce cas, il est préférable d'assaisonner les légumineuses encore tièdes). Si on les mixe jusqu'à obtention d'une sorte de crème, on peut les mélanger à du riz ou à des pâtes, comme une sauce.

À savoir

- Le broyage des légumineuses améliore la digestibilité.
- Pour supporter les fibres des légumineuses : augmentez progressivement la quantité mangée à chaque repas ; mangez-en régulièrement, afin que le corps s'habitue au bout de quelques semaines. L'ajout d'ail, de gingembre, de sauge ou de sarriette à la cuisson des légumineuses réduit les flatulences provoquées par celles-ci.

→ **Voir aussi : Fatigue, Ménopause, Oreilles, Sommeil, Stress et anxiété, Tabagisme.**

Les oignons

Ils sont à la fois légume, aromate et condiment.

Histoire

Les oignons et l'échalote font partie de la famille des liliacées (comme les merveilleuses fleurs que sont les lis). Ils seraient originaires d'Asie centrale et l'homme les cultive depuis longtemps. L'oignon sauvage était utilisé par les Indiens d'Amérique pour soigner les rhumes et pour apaiser les piqûres d'insectes.

Bénéfices santé

Pour conserver un maximum d'effets bénéfiques, il est préférable de les manger crus. Les bénéfices santé de l'oignon sont liés principalement à la présence :

– de dérivés soufrés (sulfures d'allyle) qui ne sont libérés qu'après hachage de l'oignon, responsables de son odeur et de sa saveur ;

– de pigments colorés : soit des flavonoïdes jaunes, en particulier de la quercétine, soit des anthocyanes rouges ou violettes, selon les variétés d'oignons (plus l'oignon est coloré, plus il contient de ces molécules bénéfiques).

Ces dérivés soufrés et ces flavonoïdes antioxydants confèrent à l'oignon des propriétés très intéressantes :

– une action protectrice cardio-vasculaire. Les oignons frais et crus améliorent le métabolisme des graisses grâce aux flavonoïdes (en particulier la quercétine). Ces substances antioxydantes préviennent l'oxydation du « mauvais » cholestérol, réduisant ainsi son dépôt dans les artères, et évitant que celles-ci ne se bouchent. Elles freinent aussi directement l'agrégation plaquettaire, ce qui évite la formation de caillots qui peuvent obstruer les vaisseaux ;

– une action antiallergique et anti-inflammatoire : les substances complexes sulfurées sont utiles pour réduire les crises d'asthme et favoriser le passage d'air dans les voies respiratoires ;

– un pouvoir bactéricide : ils freinent en particulier le développement de bactéries impliquées dans le cancer de l'estomac ;

– une action anti-cancer : les sulfures d'allyle contenus dans l'oignon agissent en stimulant les enzymes qui inhibent la croissance des tumeurs cancéreuses.

Par ailleurs, l'oignon contient beaucoup d'autres nutriments dont les plus notables sont :

– le sélénium (1 à 10 μg par 100 g), détoxifiant des métaux lourds et antioxydant ;

– la diphénylamine, une amine hypoglycémiante ;

– le potassium (170 mg pour 100 g), nécessaire pour équilibrer le sodium (souvent en excès et qui entraîne des rétentions d'eau).

La « ciboule », qui n'est qu'un oignon encore très jeune et immature, apporte en plus de la vitamine B9 et de la vitamine C en plus grande quantité.

Attention : la richesse en soufre de l'oignon peut entraîner des ballonnements. Il est donc préférable d'en manger de petites quantités à la fois, mais souvent.

Conseils pratiques

Saison

L'oignon blanc est commercialisé frais, à partir du mois d'avril jusqu'au début de l'été.

L'oignon de « garde » est vendu sec ou demi-sec toute l'année, avec une chair plus ou moins colorée : jaune, rouge, violette. Les nombreuses variétés ont des saveurs différentes, et il est judicieux de toutes les goûter, car elles ne contiennent pas toutes les mêmes les micronutriments.

Il existe des oignons crus surgelés, émincés, prêts à l'emploi, donc disponibles toute l'année.

Consommation

Pour pouvoir en manger davantage, on peut les émincer très finement et les ajouter à la fin de la cuisson des viandes, des poissons, des légumes et dans les salades, ou confectionner des salades d'oignons toujours hachés menu, avec des pommes fruits sucrées râpées, ou de la pulpe d'avocat en petits dés, ou de la mangue en julienne, ou des oranges pelées à vif, ou de la pulpe de tomate découpée en petits morceaux… ces associations « adoucissent » un peu le goût de l'oignon.

Comment le choisir ?

– quelle que soit sa couleur, un oignon doit être bien ferme, brillant, sans germe ni moisissure ;

– s'il s'agit d'un oignon de garde, ses pelures doivent être sèches et cassantes ;

– les fanes des petits oignons blancs doivent impérativement être bien vertes et bien drues.

✔ Astuce

Pour les éplucher sans trop pleurer, conservez les oignons au réfrigérateur : plus ils sont froids, moins leurs dérivés soufrés sont volatils.

→ Voir aussi : Cancers, Cheveux et ongles, Cœur et vaisseaux, Peau, Système immunitaire.

Les salades

Histoire et définitions

Le mot « salade » désigne « un plat de crudités ou d'aliments froids, assaisonné d'une sauce froide » et peut donc s'appliquer à tous les aliments. L'appellation « salade verte » est utilisée pour les légumes verts à feuilles dont il existe de très nombreuses variétés (laitues, chicorées, etc.). Le terme de « petites salades » s'emploie pour le mesclun, le pourpier, la roquette, la mâche… Seront décrites quelques salades vertes et quelques « petites salades ». Tous ces légumes feuilles sont consommés depuis longtemps pour leurs saveurs et leurs bénéfices santé.

Bénéfices santé

Les salades partagent des nutriments communs mais chacune possède des propriétés spécifiques :

– elles sont toutes très riches en eau (entre 90 % et 95 %), donc très peu caloriques ; l'eau est l'aliment essentiel à toutes nos cellules, qui ont besoin de fluides pour dissoudre et transporter les vitamines, les minéraux, les glucides, les lipides et autres composés chimiques. L'eau contribue aussi à éliminer les déchets de l'organisme et à lutter contre la fatigue musculaire ;

– elles sont riches en fibres solubles et insolubles, qui améliorent le transit intestinal, diminuent le mauvais cholestérol dans le sang et évitent le contact prolongé des toxiques avec la muqueuse intestinale, réduisant ainsi le risque de cancer du côlon ;

– elles sont assez bien pourvues en minéraux (magnésium, calcium et surtout potassium) même si les teneurs sont variables selon les variétés ;

– ce sont des sources importantes de caroténoïdes (lutéine, zéaxanthine, alpha- et bêta-carotène), dont la couleur est masquée par le vert de la chlorophylle ;

– elles renferment de nombreuses vitamines, en particulier de la vitamine C et de la vitamine B9. La teneur en vitamine C varie avec les saisons (pour l'épinard, elle passe de 40 mg au printemps à 120 mg en hiver), avec la durée de stockage (dès que l'aspect des feuilles paraît défraîchi, la teneur en vitamine C est très diminuée) et bien sûr avec le mode de cuisson (la vitamine C est très sensible à la chaleur).

La laitue est une bonne source de flavonoïdes, antioxydants qui contribuent à baisser le risque d'apparition des maladies cardio-vasculaires et des cancers. Elle contient du lactucarium (moins que la variété sauvage) qui est légèrement sédatif ; c'est de l'apparence laiteuse de sa sève qu'elle tire son nom.

L'épinard est le légume le plus riche en phylloquinone, la principale forme alimentaire de la vitamine K : 324 μg pour 100 g. La teneur en phylloquinone est fortement corrélée au contenu en chlorophylle : plus les salades ou les légumes sont verts, plus ils sont riches en vitamine K, une vitamine indispensable à la coagulation du sang et donc antihémorragique. Celle-ci n'est pas altérée par la cuisson ou les procédés de conservation ; en revanche, elle est très sensible à la lumière. L'épinard est riche en bêta-carotène et contient des saponines qui protègent contre certains cancers et les maladies cardio-vasculaires en réduisant l'absorption du cholestérol dans le tube digestif.

Le cresson, qui appartient à la famille des crucifères, contient des dérivés soufrés (130 mg pour 100 g, teneur supérieure à celle des choux) qui possèdent des propriétés anti-cancer (en particulier contre le cancer du poumon). C'est la salade la plus riche en calcium (160 mg pour 100 g).

L'endive (la chicorée la plus consommée) est riche en sélénium (13 μg pour 100 g), un oligoélément antioxydant protecteur contre certains cancers.

Le pissenlit doit son nom à ses propriétés diurétiques (« pisse-en-lit »). Il est particulièrement riche en bêta-carotène (8,4 mg pour 100 g).

Le pourpier contient des oméga 3 qui sont intéressants (en Crète, ils constituent une des principales sources d'oméga 3, avec les escargots).

Attention. La laitue s'enrichit facilement en nitrates, aussi est-il préférable de consommer des laitues bio. L'épinard et le pourpier sont riches en oxalates : chez certaines personnes prédisposées, ces sels peuvent former des calculs rénaux dans les voies urinaires.

Conseils pratiques

Saison

Toutes ces salades sont disponibles une grande partie de l'année mais c'est au printemps et en été qu'elles sont le plus tendres. Il est très facile de vérifier leur fraîcheur : quand on cueille une laitue, un liquide blanc apparaît en surface de la coupe qui se teint en gris si la laitue est exposée trop longtemps à l'étal ; pour les autres, il suffit qu'elles soient craquantes et fermes, d'un beau vert soutenu et sans taches.

Conservation

Il est préférable de les manger de suite après l'achat. Si vous souhaitez les conserver quelques jours, il faut détacher les feuilles, les laver (à l'eau courante, sans trempage pour éviter une fuite des minéraux dans l'eau de trempage), bien les essorer et les mettre dans un linge humide dans le bas du réfrigérateur.

Consommation

Tous ces légumes feuilles peuvent se cuire, mais l'idéal est de les manger crus et d'associer les variétés en salade composée avec des sauces astucieuses :

– une vinaigrette à l'huile de colza ou à l'huile d'olive, ou un mélange des deux ;

– une sauce à la tomate crue mixée comme un coulis ;

– une sauce au yaourt et aux fines herbes, etc.

On peut aussi en faire des soupes, sans cuisson, en les mixant longuement avec un peu d'eau minérale bien minéralisée, de l'huile, du sel et des condiments variés : sous cette forme, les salades sont mieux tolérées par les intestins fragiles.

✔ Astuces

Dans les sandwichs, on peut utiliser la classique laitue, mais aussi toutes les autres salades et en particulier le cresson, avec sa saveur relevée.

Dans le taboulé, on peut, en plus de la menthe, hacher très finement n'importe quelle salade verte, pour varier le goût.

→ Voir aussi : Allergies et inflammations, Appareil locomoteur, Cancers, Cœur et vaisseaux, Fatigue, Ménopause, Peau, Tabagisme, Système digestif, Veines, Yeux.

Les minéraux

Les sels minéraux sont des métaux ou métalloïdes nécessaires à l'élaboration de certains tissus, à la synthèse des protéines et d'hormones, et qui favorisent l'action des enzymes qui nous permettent de bien fonctionner. Comme l'organisme n'est pas capable de produire des sels minéraux, ceux-ci doivent donc être apportés par l'alimentation ou par des compléments alimentaires.

On distingue :

– les macroéléments, présents en quantités importantes dans l'organisme : le calcium, le phosphore, le soufre, le potassium, le sodium, le chlore, le magnésium ;

– les oligoéléments (moins de 1 g dans l'organisme entier) : le fer, le zinc, le silicium, le cuivre, le manganèse, le nickel, le cobalt, l'iode, le sélénium, le chrome et le molybdène.

Nous allons maintenant passer en revue les sels minéraux les plus importants pour notre organisme.

Le calcium

C'est le minéral le plus abondant du corps humain : de 1 000 à 1 500 g chez l'adulte, dont 98 % se trouvent dans le squelette et les dents. Il est utilisé surtout comme élément de construction des os et des dents. Par ailleurs, il déclenche des actions dans les cellules comme dans les muscles ou les nerfs par échange d'ions (la forme du minéral porteuse de charges électriques) à travers les membranes cellulaires, et il dynamise certains outils biochimiques (notamment dans la coagulation).

À quoi sert-il ?

– à la construction du squelette et des dents ;
– à la contraction des muscles et du cœur ;
– à la conduction électrique des nerfs ;
– au déclenchement de la coagulation du sang ;
– à la libération de médiateurs de l'inflammation et de l'allergie.

Où le trouver ?

Aliments en mg pour 100 g	
Basilic	2 100
Parmesan	1 200
Emmental	1 200
Sardine entière	330
Amande	234
Noix du Brésil	186
Cresson	180
Yaourt	130
Tofu	128
Figue sèche	126
« Lait » de soja ou de riz enrichi en calcium	120 à 150
Olives	106
Brocoli	105
Autres fromages à pâte cuite (beaufort, comté)	100
Noix	99
Chou, choucroute	48

Conseils alimentaires et pratiques

Petit déjeuner : bol de céréales « blanches » préparées avec du « lait » de soja ou de riz enrichi en calcium, accompagnées de purée d'amandes ou de noix avec une boisson chaude (idéalement du thé vert) préparée avec une eau minérale riche en calcium.

Déjeuner et dîner : soupe préparée avec une eau minérale riche en calcium ; un poisson (trois fois par semaine du poisson gras) accompagné de crucifères ; un yaourt.

Si on cuit féculents et légumes secs avec une eau minérale riche en calcium, ceux-ci s'en enrichissent. Avec une eau pauvre, c'est l'inverse.

Si des compléments de calcium doivent être pris, ce sera impérativement au dîner.

L'absorption du calcium est inhibée par les graisses saturées et le phosphore (pour cette raison, les produits laitiers, qui en contiennent beaucoup, ne sont pas toujours les meilleures sources de calcium), et dépend de la vitamine D.

Attention au manque de magnésium (très fréquent) : il amène le calcium à se déposer dans les reins, les articulations et les artères au lieu d'aller dans les os.

Le magnésium

C'est le minéral dont nous manquons le plus, alors qu'il intervient dans plus de 300 réactions de l'organisme ; cela explique pourquoi la carence en magnésium ou une simple déficience provoque de nombreux effets désagréables (fatigabilité, moindre résistance aux stress, crampes, douleurs musculaires, maux de tête, troubles digestifs, insomnie...), voire l'apparition de pathologies (dépression secondaire, hypertension artérielle, syndrome de Raynaud, tachycardie...).

À quoi sert-il ?

- à combattre le stress ;
- à produire de l'énergie physique et mentale ;
- à réduire les œdèmes ;
- à calmer les allergies et à optimiser les défenses anti-infectieuses ;
- à lutter contre le vieillissement physiologique.

Où le trouver ?

Aliments en mg pour 100 g	
Pilpil de blé	490
Soja	310

Bigorneau cuit	300
Noix de cajou	267
Amande	254
Sarrasin	229
Haricot blanc	132 à 170
Pistache	158
Noix, noisette	140
Flocons d'avoine	130 à 145
Maïs	120
Riz complet	120
Tofu	110
Pain complet	90
Lentille	90
Poisson, crevette	90
Épinard cru	88
Figue fraîche	72
Chocolat	70
Datte sèche	68
Pain blanc	50

Conseils alimentaires et pratiques

Petit déjeuner : un bol de flocons d'avoine ou de sarrasin, préparés avec du « lait » de soja enrichi en calcium, et agrémentés d'une cuillère à soupe de purée d'amandes.

Déjeuner et dîner : poisson ou crevettes ou bulots, avec des lentilles, des épinards ou du riz complet, préparés avec une eau minérale riche en magnésium. En dessert et en saison, des figues.

Collation : quelques noix de cajou ou amandes.

Si on prend des compléments, attention au choix du sel de magnésium : le glycérophosphate est bien absorbé et n'est pas laxatif.

Le magnésium du chocolat est mal absorbé à cause de la présence de graisses saturées.

Le phosphore

C'est le minéral le plus abondant dans le corps après le calcium.

À quoi sert-il ?

– à la constitution des os ;
– à la production d'énergie.

Où le trouver ?

Aliments en mg pour 100 g	
Gruyère	600
Soja	580
Jaune d'œuf	560
Amande	470
Noisette, noix	400
Chocolat	400
Haricot blanc, lentille	400
Roquefort	360
Riz	300
Poulet	220
Veau, mouton, cheval, bœuf	200
Poisson (sauf sardine et thon)	200
Porc	175
Pâtes	165
Camembert	139
Petit pois	122
Biscotte	110
Champignons	100

Conseils pratiques

Le phosphore est souvent en excès dans l'alimentation actuelle (il est ajouté à la charcuterie, aux fromages fondus, aux crèmes et aux desserts industriels, mais surtout dans les boissons au cola). Depuis vingt ans, les apports moyens sont passés de 1,5 g à près de 4 g par jour. Les carences sont donc exceptionnelles.

En excès, il intensifie l'ostéoporose chez la femme.

Le sodium et le potassium

Ce sont deux cations (ions chargés positivement) qui interviennent dans la répartition de l'eau dans l'organisme. Le potassium est principalement intracellulaire, le sodium, extracellulaire. Dans le corps, un équilibre permanent de leur concentration est à respecter pour éviter la rétention d'eau et parfois l'hypertension. La plupart des aliments riches en potassium sont pauvres en sodium. Recommandation principale : consommez davantage d'aliments riches en potassium et pauvres en sodium (sauf cas exceptionnels).

À quoi sert le potassium ?

– à maintenir l'équilibre acido-basique ;
– à réduire le risque d'hypertension artérielle ;
– à être le pendant équilibrateur du sodium.

Il est souhaitable que son taux dans le sang soit stable, car un excès ou une carence peuvent entraîner des troubles cardiaques ; un manque léger (déficit) causera des crampes et de la fatigue.

Où le trouver ?

Aliments en mg pour 100 g

Farine de soja	1 700 à 2 000
Fruits secs	700 à 1 900
Lentille	1 200
Haricot, pois	1 000
Oléagineux	400 à 1 000
Légumes frais	200 à 1 000
Sarrasin	450
Saumon, foie	400
Artichaut, crucifères	400
Banane	380
Autres fruits	100 à 300
Riz complet	300
Riz blanc	100

Conseils alimentaires et pratiques

Petit déjeuner : une crêpe froide faite avec de la farine de soja, garnie avec quelques fruits secs coupés en petits dés ou de la purée d'oléagineux, avec un fruit frais pressé.

Déjeuner et dîner : du saumon ou du foie, servis avec des légumes frais ou des lentilles ; en dessert, une banane.

En cas de suspicion de carence ou d'excès , demandez à votre médecin de doser le potassium à l'intérieur du globule rouge ; si nécessaire, il vous prescrira du potassium non agressif pour les intestins (exemple : Diffu –K®, sur prescription).

À quoi sert le sodium ?

– à retenir l'eau, en cas de déshydratation aiguë ;
– à stimuler l'appétit.

Il se trouve là où il y a le plus d'eau (sang, liquides entourant les cellules) et cherche toujours à aller là où il y en a le moins, par exemple à l'intérieur des cellules. C'est grâce à la « pompe à sodium » qu'il est maintenu hors de la cellule (ce système situé dans les membranes cellulaires se charge de refouler les ions sodium hors de la cellule et de faire entrer en échange des ions potassium).

Le sel que nous consommons est du chlorure de sodium. Le rapport sodium/potassium a tendance à s'élever dans notre alimentation, ce qui peut être la cause d'œdèmes, voire d'hypertension. Il est donc recommandé de consommer avec modération les aliments riches en sodium.

Où le trouver ?

Aliments **naturels** en mg pour 100 g

Abats, crustacés, coquillages	70 à 330
Mollusques	70 à 300
Œuf	120 à 130
Poisson	70 à 100
Viande	40 à 90
Lait	50
Fromage frais	40
Légumes frais	5 à 15

Aliments **industriels** en mg pour 100 g	
Jambon fumé	2 100
Lard	1 400 à 1 600
Camembert	1 000 à 1 200
Biscuits salés	1 000 à 1 200
Saucisse, saucisson, pâté, etc.	800 à 1 200
Brie, roquefort, gruyère	500 à 1 000
Beurre salé	870
Choucroute	650 à 800
Sardine à l'huile	760
Pain blanc	500
Conserve de légumes	250 à 400
Biscotte	250 à 400
Margarine	250 à 300
Pain d'épice	200
Beurre	200

Conseils pratiques

Les déficits sont rares, car notre alimentation contient beaucoup de sel. On observe plutôt des excès. Pour y remédier :

– évitez les eaux riches en sodium (voir p. 262-263) ;

– pensez au sel « invisible » dans les gâteaux secs, les pâtisseries, etc. ;

– rincez les légumes en conserve, riches en sel ;

– cuisez les aliments sans sel, ajoutez-le en fin de cuisson ;

– ne mettez pas la salière sur la table ;

– mangez des poissons et des crustacés accompagnés de légumes, et des fruits en dessert ;

– pour rehausser le goût des plats sans saler, ajoutez largement du gingembre, de l'ail, des oignons, et toutes les fines herbes, ainsi que des épices comme le cumin, le curcuma…

La cuisson des aliments à « l'étouffée » concentre les saveurs, il est donc moins nécessaire de saler.

Le zinc

C'est un oligoélément présent chez tous les êtres vivants ; il participe à la quasi-totalité des processus cellulaires, et pourtant le déficit en zinc est plus répandu dans la population que le déficit en fer.

À quoi sert-il ?

– à toutes les multiplications cellulaires relatives à la fertilité, à la croissance, à la cicatrisation, à l'immunité… ;

– à la synthèse et à la sécrétion de nombreuses hormones ;

– à la prévention des cancers via la protéine P53 ;

– à l'action antioxydante ;

– à la protection contre les toxiques (métaux lourds et autres polluants).

Où le trouver ?

Aliments en mg pour 100 g

Huître	70
Foie	7,8
Coquillages	5,3
Viande rouge	4,3
Œuf	1,5

Conseils alimentaires et pratiques

Dans la population bien portante, 80 % des enfants et des adultes ne reçoivent pas par l'alimentation quotidienne les apports conseillés. Il est nécessaire de recourir à une supplémentation, en prenant quelques précautions :

– choisissez les préparations qui contiennent du citrate de zinc, qui donne peu de nausées et est bien absorbé ;

– évitez l'association avec le fer, qui inhibe son absorption ;

– suspendez les prises des compléments de zinc en cas de fièvre ;

– ne prenez pas plus de 150 mg zinc-élément par jour.

Le maïs en grains, le soja germé, le son et l'aspirine réduisent l'absorption du zinc.

Le fer et le cuivre

Ce sont deux oligoéléments indispensables à la vie mais dont les excès sont nuisibles. Tout le fer absorbé est conservé par le corps grâce à un circuit fermé. Il est très peu éliminé sauf pendant les règles chez la femme, en cas d'hémorragies et grâce aux dons du sang. Ce stockage aboutit, avec le temps, à un excès en fer dommageable parce qu'il peut favoriser la production de radicaux libres.

Le cuivre libre est lui aussi dangereux, comme le fer. C'est pourquoi dans notre organisme, il est généralement lié à des acides aminés ou à des protéines. Sa carence est plus rare que celle du calcium, du magnésium, du zinc ou du fer. Fer et cuivre ne doivent être donnés en compléments qu'après des analyses de sang montrant leur déficit.

À quoi sert le fer ?

– à transporter l'oxygène des poumons vers tous les organes ;
– à former la myoglobine, forme de réserve de l'oxygène musculaire ;
– à produire de l'énergie.

On appelle fer « héminique » le fer présent dans l'hémoglobine, et fer « non héminique » celui qui est en réserve dans le foie (ferritine) ou transporté (transferrine). Son absorption est réglée par les besoins de l'organisme et dépend des réserves. Il est facilement oxydé et réduit, et c'est au cours de ces opérations moléculaires complexes que des radicaux libres sont produits, endommageant tout ce qui se trouve sur leur passage (les acides gras des membranes cellulaires, les gènes, les centrales énergétiques des cellules, etc.). Un manque de fer (ferritine < 30) pose problème mais trop de fer (ferritine > 100) est dangereux.

Où le trouver ?

Aliments en mg pour 100 g	
Pigeon	20
Foie	8 à 18
Pois chiche	11
Lentille	8
Boudin noir	7

Huître	6 à 7
Farine de soja	6
Viande de bœuf	3 à 6
Œuf	2 à 2,5
Poulet	1 à 2

Conseils alimentaires et pratiques

En cas de déficience constatée en fer

Petit déjeuner : une tranche de jambon maigre avec du pain au levain et un fruit. Le thé sera bu en milieu de matinée.

Déjeuner ou dîner : à un des repas, une viande rouge ou du foie de volaille sous toutes ses formes (pâté, mousses) ou du boudin, et à l'autre repas une viande blanche ou du poisson, avec n'importe quel légume ou féculent. En dessert toujours un fruit.

Si vous buvez du thé, prenez-le toujours loin du repas, car il gêne l'absorption du fer.

S'il est nécessaire de prendre des compléments en fer, prenez-les au milieu d'un vrai repas et évitez le « sulfate » de fer ; ne prenez jamais de la vitamine C en même temps ou d'autres complexes antioxydants car le fer les oxyderait ; surveillez la ferritine qui ne doit pas dépasser 100.

À savoir : le fer d'origine végétal est moins bien absorbé que celui des produits animaux.

Trop de fer

Petit déjeuner : pas d'aliments riches en fer.

Déjeuner et dîner : buvez du thé à la fin de ces repas. Réduisez la consommation d'aliments riches en fer.

Attention aux complexes vitaminiques qui contiennent du fer associé.

À quoi sert le cuivre ?

– à améliorer l'éveil et l'attention ;
– à fabriquer de la mélanine (pigment du bronzage) ;
– à fabriquer le tissu conjonctif.

De même que le fer, il peut engendrer, quand il est en excès, des radicaux libres agressifs ; sa carence est plus rare que sa surcharge, qui apparaît très dangereuse. Les causes les plus banales d'un excès de cuivre sont la consommation excessive de foies d'animaux (en particulier celui du porc), d'eau du robinet qui passe par les tuyaux de cuivre, le tabac, ainsi que les suppléments nutritionnels anciens encore sur le marché.

Où le trouver ?

Aliments	en mg pour 100 g
Foie de porc	15
Coquille Saint-Jacques	10
Huître, moule	4 à 9
Foie de bœuf ou cervelle	1
Crustacés ou œufs de poisson	1
Blé, avoine	1
Pain d'épice	1
Soja	1
Poivre	1
Escargot	1

Conseils alimentaires et pratiques

Consommez le moins possible de foie de porc et autres foies riches en cuivre. Faites **attention** au cuivre associé dans certains complexes minéro-vitaminiques.

→ Voir aussi : Appareil locomoteur, Bouche, Cancers, Cheveux et ongles, Cœur et vaisseaux, Fatigue, Système immunitaire, Mémoire, Ménopause, Oreilles, Peau, Sexualité et fertilité, Tabagisme, Système digestif.

L'œuf

Histoire

L'œuf, symbole universel de la vie, est constitué d'un corps organique protégé par une coquille contenant le germe d'un embryon et des réserves alimentaires. Le mot « œuf », sans autre mention, désigne exclusivement l'œuf de poule. Les autres œufs commercialisés sont obligatoirement vendus avec l'indication de l'animal : caille, oie, cane… Les poulets *Gallus bankiva*, qui vivent dans les steppes asiatiques, sont les ancêtres de nos poulets domestiques ; ils ont probablement d'abord été élevés en Chine, sur les îles malaises et en Inde ; de là, ils sont passés en Égypte et plus tard en Europe.

Bénéfices santé

L'œuf est composé de trois parties :

– la coquille : 96 % de carbonate de calcium avec un peu de phosphate et de magnésium inséré dans un réseau fibrillaire de type kératine. Sa dureté est liée à sa teneur en magnésium et à la nature du réseau. Poreuse, la coquille laisse passer des bactéries, mais protège quand même l'œuf d'une contamination massive par les microbes et par les saletés issus du sol ;

– le « jaune », composé pour moitié d'eau, d'un tiers de graisses, de 15 % de protéines (ovitelline), de 1 % de vitamines liposolubles (A, D, E, K) et hydrosolubles (B2, B8, B5, B9 et B12), de minéraux (fer et phosphore) et d'un peu de caroténoïdes (lutéine et zéaxanthine) ;

– le « blanc », qui contient 90 % d'eau et 10 % de protéines (ovalbumine).

En résumé, l'œuf apporte des protéines, des graisses (mono-insaturées et polyinsaturées), du cholestérol (un nutriment indispensable qui n'est nuisible qu'en excès et quand il est oxydé), des vitamines, des minéraux et des caroténoïdes.

Quelques remarques sur les protéines et les graisses de l'œuf :

– la composition protéique de l'œuf est constante et reste indépendante de la qualité de l'alimentation ou de la race de la poule ; les protéines de l'œuf ont été longtemps considérées comme une référence (la composition en acides aminés essentiels servait de base pour le calcul des indices chimiques d'autres protéines, du fait de la complémentarité entre les protéines du jaune et celles du blanc, ainsi que de l'équilibre entre les différents acides aminés). Les protéines de l'œuf cuit sont digérées à 91 % ;

– les graisses (surtout dans le jaune) sont composées de 50 % d'acides gras mono-insaturés, de 15 % d'acides gras polyinsaturés et de lécithines qui, comme celles du soja, ont une action protectrice vis-à-vis du système cardio-vasculaire et du système nerveux central. À l'inverse des protéines, la qualité des graisses de l'œuf reflète celle des graisses ingérées par la poule : si l'alimentation des poules est riche en graines de colza ou de lin (enfermant des graisses polyinsaturées de la série oméga 3), on retrouve plus de ces graisses dans le jaune. On trouve maintenant sur le marché des œufs aux teneurs garanties en acides gras oméga 3 insuffisants par ailleurs dans notre alimentation (par exemple les œufs « Colombus »). Ces graisses sont émulsionnées, ce qui les rend digestes à 94-96 % ;

– le jaune d'œuf est riche en cholestérol (de 0,25 à 0,28 g par œuf) mais cela ne pose problème qu'en cas de consommation importante et chez les personnes qui présentent un problème de régulation du métabolisme (physiologiquement, plus on consomme du cholestérol, plus le foie réduit sa synthèse) ;

– les œufs sont à consommer cuits (le jaune doit être ferme) à cause des risques de salmonellose. L'élevage en batterie favorise une dépression des défenses antibactériennes. Il est donc préférable de consommer des œufs de poules élevées en plein air et nourries au grain ou des œufs biologiques.

Attention

• Il est préférable de ne jamais acheter des œufs sales et/ou fêlés, qui sont probablement contaminés.

• À cause de l'action stimulante des graisses du jaune au niveau de la vésicule biliaire, les personnes ayant des problèmes vésiculaires doivent adapter les quantités consommées à leur tolérance (qui concerne en général la plupart des graisses).

• Ne lavez pas les œufs et ne grattez pas leur coquille, parce que vous enlèveriez ainsi la cuticule protectrice qui empêche partiellement les pénétrations microbiennes.

• La déshydratation par atomisation ou par lyophilisation du jaune d'œuf entraîne une dénaturation partielle de ses graisses et de ses protéines. Malheureusement, c'est sous cette forme, pour des raisons pratiques, qu'il est utilisé dans la fabrication des produits commercialisés par l'industrie agroalimentaire.

• Consommer un œuf cru est une erreur nutritionnelle parce que ses protéines ne sont digérées qu'à 45 % et parce qu'il contient un facteur antinutritionnel (l'avidine, une antivitamine B8). En revanche, le blanc battu en neige ne contient plus ce facteur antivitaminique.

Conseils pratiques

Comment reconnaître un œuf frais ?

– à l'achat : c'est la date de ponte qui doit être indiquée sur l'emballage (et non pas seulement la date d'emballage), ou le terme d'« extra » ou de « frais » ;

– ensuite, une fois cassé, l'œuf frais présente un jaune bombé et un blanc bien ramassé sur lui. Un œuf pas frais montre un jaune aplati (qui peut même être brisé) et un blanc complètement étalé, parfois même de couleur rosée (les taches de sang sur le jaune indiquent seulement l'éclatement d'un petit vaisseau sanguin à la formation de l'œuf).

Conservation

Les œufs se conservent à l'abri de la chaleur, de la lumière, de l'humidité, des changements fréquents de température, la pointe en bas pour éviter que la chambre à air ne soit comprimée et afin que le jaune demeure bien centré. Les œufs propres dont la coquille est intacte peuvent être conservés entre 8 et 12 °C pendant un mois (en tenant compte, bien sûr, de la date limite de consommation indiquée). La température de conservation ne doit pas dépasser 18 °C.

Consommation

La durée de cuisson de l'œuf dur ne doit pas excéder 10 minutes, à compter de la reprise de l'ébullition de l'eau une fois qu'on y a plongé l'œuf (la couleur jaune-vert du jaune cuit indique une cuisson trop longue). Plongez-le ensuite dans l'eau froide, afin de stopper la cuisson et de le rendre plus facile à écaler.

Pour ne pas altérer les protéines et les acides gras polyinsaturés de l'œuf par la chaleur de cuisson, il est préférable de manger l'œuf cuit dans sa coquille soit dur (cuit 10 minutes au maximum), soit mollet ou « à la coque » si on est sûr de la provenance de l'œuf (œufs bio), soit en omelette ou brouillé cuit en bain-marie, ou encore ajouté dans un bouillon de légumes brûlant.

✓ Astuces

- *Comment différencier un œuf cru d'un œuf dur cuit ? L'œuf cru, lorsqu'on le fait tourner sur lui-même, et une fois lâché, tourne lentement, à l'inverse de l'œuf cuit qui se comporte comme une vraie toupie.*
- *L'ajout de vinaigre et de sel dans l'eau de cuisson des œufs à la coque empêche l'eau de pénétrer dans l'œuf si la coquille se fissure ; de même que le percement d'un petit trou à l'aide d'une épingle dans les extrémités de l'œuf.*

→ **Voir aussi : Cheveux et ongles, Cœur et vaisseaux.**

Les oléagineux

Les plus communs sont les amandes (*Amygdalus communis L.*), les noix (*Juglans regia*), les noix de cajou, les noix de pécan et les noisettes (*Corylus avellana*).

Histoire

L'amande comme **la noisette** seraient originaires d'Asie Mineure. La culture de l'amandier semble avoir pris naissance en Grèce : l'amande douce était un des remèdes les plus employés par les médecins arabes : ils l'utilisaient « pour fortifier l'estomac, adoucir la gorge, augmenter le sperme… ». Dès le Moyen Âge, il existait dans toute l'Europe un important commerce de ce fruit, et c'est au XVIe siècle que les premières plantations se développèrent dans le sud de la France.

Le noisetier ou **coudrier** a hérité du surnom d'*avellana* en hommage à Avella, ville de Campanie (région de l'Italie) réputée pour l'excellence de ses noisettes. La noisette a été utilisée à des fins médicinales tout au long des siècles. Les différents traitements utilisés pour la culture de ce fruit lui donnent des formes plus généreuses et ont permis de mieux l'apprécier, car à l'état sauvage il se cache au fond de sa collerette de verdure.

La noix. On a retrouvé dans les roches quaternaires de la Provence des feuilles de noyer, mais c'est en Asie qu'on situe l'origine de cet arbre superbe. Le noyer fut introduit en Europe par les Romains, et y fut cultivé dès le IVe siècle. On a longtemps cru que la noix guérissait les maux de tête à cause de sa forme comparable à celle du cerveau humain. La noix française est surtout cultivée dans le Dauphiné et en Périgord.

Les autres noix : les noix de cajou (fruit de l'anacardier), de pécan (fruit du pacanier) et du Brésil sont les plus commercialisées en France.

Les noix de cajou, originaires de l'Amazonie, furent introduites en Asie et en Afrique par les Portugais. Les noix de pécan nourrissaient abondamment les Indiens de l'Indiana et de l'Illinois. Les noix du Brésil n'ont pas encore pu être cultivées hors des forêts tropicales d'Amazonie, de Guyane, du Venezuela, de Bolivie, du Pérou et de l'Équateur. L'arbre qui les porte croît à l'état sauvage dans ces pays.

Bénéfices santé

Tous ces fruits ont en commun leur richesse :

– en acides gras polyinsaturés et mono-insaturés, bénéfiques pour notre santé ;

– en protéines : les apports varient entre 8 et 18,6 % contre 0,5 à 1 % en moyenne pour les autres fruits ;

– en magnésium. Particulièrement bien absorbé, il présente une excellente biodisponibilité : pour 100 g de fruit, on en compte 254 mg dans l'amande, 252 mg dans la noix de cajou, 142 mg dans la noix de pécan et 140 mg dans la noix et la noisette ;

– en calcium : pour 100 g de fruit, 234 mg dans l'amande, ce qui permet d'utiliser tous les produits dérivés de l'amande, y compris l'hydrolysat ou « lait » d'amandes, comme sources alternatives de calcium, à la place des produits laitiers souvent consommés en trop grande quantité ; 186 mg dans la noix du Brésil, 73 mg dans la noix de pécan et 61 mg dans la noisette ;

– en fibres, dont la plupart sont solubles et appartiennent à la famille des pectines ;

– en vitamines du groupe B : elles sont 5 à 10 fois plus abondantes que dans les autres fruits ;

– en zinc : pour 100 g de fruit, de 2,1 à 3 mg ;

– en sélénium, notamment la noix du Brésil : 120 μg pour 100 g de fruit.

Accusés de favoriser la prise de poids, ils contribuent au contraire à l'amaigrissement : à régime égal, les personnes qui mangent dix oléagineux (en excluant l'arachide) par jour perdent du poids par rapport à celles qui n'en consomment pas ; chez des volontaires sains, la consommation quotidienne de plus de 10 g d'oléagineux par jour fait baisser notablement le mauvais cholestérol et améliore tout le profil lipidique. Il est confirmé par des études à long terme que leur consommation réduit les risques de maladies cardio-vasculaires. Ces effets sur le poids et sur la santé du cœur et des vaisseaux s'expliquent par une action synergique de la qualité des graisses, des fibres, des minéraux, et la richesse en arginine des protéines.

Tableau comparatif de quelques oléagineux (pour 100 g)

Graines	Fibre en g	AGS en g	AGMI en g	AGPI en g	Calcium en mg	Magnésium en mg
Amande	15	4,2	36,6	10	234	254
Noisette	6,1	2,6	28	4	61	56
Noix	5,2	5,6	8,1	35,5	61	140

AGS acides gras saturés
AGMI acides gras mono-insaturés
AGPI acides gras polyinsaturés

Attention

• Les amandes amères sont toxiques si elles sont mangées crues, car elles contiennent de l'acide prussique.

• Les oléagineux grillés et salés perdent la plupart de leurs bénéfices santé ; ils doivent être mangés « nature » (c'est-à-dire juste écalés) et non grillés pour garder intacts leurs acides gras polyinsaturés.

Conseils pratiques

Conservation

Les oléagineux en écales (dans leurs coquilles) se conservent plus facilement que les fruits écalés, hachés ou mondés, qui doivent être conservés dans un récipient hermétique, à l'abri de la lumière et de la chaleur. Les oléagineux supportent très bien la congélation.

Consommation

Les oléagineux sont commercialisés écalés ou non, entiers, en moitiés, effilés, hachés ou moulus, mondés ou non, natures, salés, grillés, en pâtes à tartiner nature ou sucrées, en « lait », en essence, en beurre, en huile ou incorporés dans différentes friandises et pâtisseries.

Au petit déjeuner : sur du pain au levain, de la pâte à tartiner (purée d'oléagineux sans sucre ajouté aux noisettes, noix, amandes) ou du « lait » d'amandes pour préparer les flocons de céréales avec un fruit frais et une boisson chaude.

Au déjeuner ou au dîner : une crudité avec des cerneaux de noix ou des amandes mondées, un légume farci avec une farce aux amandes ou aux noisettes (aubergine, tomate, pomme de terre), de la viande ou du poisson saupoudrés de poudre d'amande en fin de cuisson. La purée d'amandes, de noisettes ou de noix permet l'élaboration de sauces froides ou chaudes.

En dessert : gâteau aux amandes fait maison pour alléger la teneur en sucre.

En collation : mélange de six oléagineux, non grillés.

✔ Astuce

Les amandes et les noisettes peuvent être trempées quelques heures dans une eau minérale bien minéralisée. Vous obtiendrez ainsi des fruits croquants qui ont la saveur de fruits frais. Ainsi réhydratées, les amandes et les noisettes ne se conservent que quelques jours au réfrigérateur mais elles se sont encore enrichies en minéraux.

→ **Voir aussi : Allergies et inflammations, Appareil locomoteur, Bouche, Cancers, Cœur et vaisseaux, Fatigue, Système immunitaire, Ménopause, Oreilles, Sexualité et fertilité, Stress et anxiété, Tabagisme.**

L'oxygène

Historique

C'est à 3,8 milliards d'années environ que remontent les plus anciens indices de photosynthèse avec production d'oxygène, qui rendit les conditions terrestres de plus en plus favorables à l'expansion de la vie. L'oxygène a été découvert en 1772 par le chimiste et philosophe Joseph Priestley. C'est l'élément le plus abondant de la croûte terrestre ; dans l'air, on le trouve essentiellement sous forme de molécules de dioxygène (O_2) qui, combinées à de l'hydrogène, donnent de l'eau (H_2O). Ce dioxygène, dans les conditions usuelles de température et de pression, se présente comme un gaz incolore, sans odeur, ni saveur.

Bénéfices santé

L'être humain peut survivre plusieurs jours sans manger, quelques jours sans boire, mais meurt s'il est privé d'oxygène pendant quelques minutes. L'oxygène est transporté par les globules rouges jusque dans les plus petits vaisseaux, les capillaires, où il diffuse en échange de gaz carbonique vers les cellules. On peut fabriquer un peu d'énergie sans oxygène dans des conditions d'urgence (anaérobie), mais cette opération est très peu rentable. La quasi-totalité de notre production d'énergie requiert de l'oxygène qui permet de brûler les sucres et les graisses. L'énergie étant « le nerf de la guerre » pour toute fonction : déplacements, pensée, fertilité, croissance, défenses anti-infectieuses, réparation des tissus, etc., tout ce qui favorise sa production est essentiel à l'optimisation de la forme, des performances, de la santé et de la guérison. La première préoccupation d'un médecin devrait donc être de vérifier que tout patient ait les moyens de produire le plus d'énergie possible au bénéfice de son organisme.

Il est fondamental de bien respirer, même en dehors des pathologies qui perturbent la respiration : hyperventilation du stress, dyspnées, apnées du sommeil (souvent chez les ronfleurs), asthme, emphysème (la plupart du temps dû au tabac), etc. Par ailleurs, une respiration profonde et complète contribue à favoriser les progrès sportifs (et représente une base incontournable dans tout entraînement), à stimuler les fonctions intellectuelles et l'humeur (le cerveau est l'organe le plus avide d'oxygène), à contrôler le stress, l'anxiété et la douleur (elle est utilisée dans ces buts par la sophrologie, les techniques d'accouchement sans douleur, le yoga, le chi kung…).

Conseils pratiques

• Évitez les atmosphères polluées ou confinées que ce soit chez vous, dans les transports ou au travail. Par exemple, mettez la voiture en circuit fermé dans les tunnels, aérez les chambres en particulier la nuit car la teneur en oxygène se réduit, etc.

• Pour respirer à fond, apprenez à gonfler le ventre au maximum (sauf bien sûr en cas de cicatrices récentes, de hernie, etc.), puis la poitrine : en vous tenant droit, retenez l'air de 10 à 30 secondes (pour que les échanges oxyde de carbone du sang veineux et oxygène soient le plus complets possible), et soufflez jusqu'à rétrécir la taille à son minimum, recommencez sans rétention, avec rétention, ainsi de suite une vingtaine de fois au total. Ces séries sont recommandées le matin avant de se lever (une fois l'air de la chambre renouvelé), pendant les pauses (idéalement tous les 45 minutes), dès que l'on ressent des tensions, de l'anxiété ou des émotions fortes. Le soir, réduisez les durées de rétention car elles sont dynamisantes.

• Consommez suffisamment d'acides gras oméga 3, d'antioxydants et de magnésium. Les activités physiques favorisent la dilatation des vaisseaux ainsi que la souplesse des globules rouges : ceux-ci doivent se faufiler dans des vaisseaux fins comme des cheveux, les capillaires, où sont délivrés aux muscles et aux organes nutriments et oxygène.

Un appareil respiratoire en bon état

Il est important d'avoir un appareil respiratoire en bon état : non seulement le nez et les poumons, mais également tous les muscles qui sont impliqués dans la respiration, en particulier les muscles intercostaux, le diaphragme et les muscles abdominaux. Le stress ainsi que la colère ou l'anxiété modifient la respiration : elle devient rapide, peu profonde, moins efficace, et cela entraîne une diminution de la concentration d'oxygène dans le corps. Une respiration lente et profonde (qui s'apprend) aide à être plus attentif et diminue le niveau d'anxiété.

• Tout rétrécissement des vaisseaux, des artères et des artérioles freine la circulation sanguine, empêchant ainsi une bonne distribution de l'oxygène : cette diminution de calibre est due soit à des dépôts d'athérome sur les parois, soit à des spasmes dont le stress est le principal responsable. Pour lutter contre ces causes, rien de tel qu'une alimentation en poissons gras pas trop cuits, en fruits et légumes variés, en huile d'olive et de colza, en oléagineux, en eaux riches en magnésium plus une supplémentation en minéraux et en vitamines (magnésium, antioxydants, vitamines B), ainsi que des exercices physiques adaptés et une hygiène de vie réduisant le stress.

• Toute activité physique (marche, sports, jardinage, danse, yoga, etc.) accélère l'oxygénation à tous les niveaux du corps, en particulier au niveau du cerveau (qui est un gros consommateur d'oxygène).

→ Voir aussi : Fatigue, Mémoire, Sommeil, Stress et anxiété, Tabagisme, Antioxydants, Huiles, Minéraux.

Le pain

Histoire

Pilier des civilisations, le pain conserve une valeur symbolique largement supérieure à celle d'un simple aliment. La panification est évoquée par écrit sur des tablettes babyloniennes, trente siècles avant Jésus-Christ. Originaire d'Orient, le blé fut d'abord simple objet de cueillette avant d'être cultivé et de contribuer à la sédentarisation des hommes. Le pain fut fabriqué ensuite avec toutes sortes d'autres céréales. De nos jours, la variété des pains est grande, même si on note une baisse de consommation par rapport au siècle dernier : en France, par jour et par habitant, 1 kg en 1840 contre 172 g en 1979 (d'après H. Dupin, *Apports nutritionnels conseillés pour la population française*, Tec & Doc Lavoisier).

Bénéfices santé

Les farines

Les bénéfices santé du pain dépendent de sa qualité qui est très variable. Le pain est fait avec 100 parts de farine pour 60 d'eau, 2 de levain ou de levure, et 2 de sel, en moyenne. Toutes les farines ne sont pas équivalentes : la farine utilisée est classée selon son « type », défini en fonction du pourcentage de matières résiduelles ou minéraux après combustion, pour 100 g de matière sèche. Ce pourcentage dépend essentiellement du taux d'extraction mais aussi du procédé de mouture (meule ou cylindres).

Relation entre « type » farine et taux d'extraction

Type	45	55	65	80	110	150
Taux d'extraction	67	75	78	80-85	85-95	90-98
Teneur en minéraux en %	< 0,5	0,5 à 0,6	0,62 à 0,75	0,75 à 0,90	1 à 1,2	> 1,4
Appellations courantes	Farine de gruau	Farine blanche (70 % d'amidon 0,6 g de fibres)	Farine bise	Farine demi-complète	Farine complète	Farine intégrale (59 % d'amidon 10,3 g de fibres)
Utilisations	Pâtisserie	Pain blanc (index glycémique : 70) Pâtisseries Biscuiteries Biscottes	Pain de campagne Biscuiterie	Pain demi-complet	Pain complet	Pain complet Pain intégral (index glycémique : 55)

Grâce à la farine, le pain est riche en glucides (52 % à 54 %) sous forme d'amidon. Il fournit donc de l'énergie.

Le pain peut se comporter comme un sucre rapide (même si l'amidon est un sucre complexe) s'il est « blanc » et mangé uniquement avec du beurre ou une autre matière grasse (et/ou de la confiture, du miel, comme dans beaucoup de petits déjeuners français) : son index glycémique est alors très élevé. Le pain complet ou semi-complet, ou accompagné au cours du même repas de fibres et de protéines, voit son index glycémique diminuer fortement.

La teneur en minéraux et en vitamines dépend aussi de la qualité de la farine : le pain complet ou semi-complet contient davantage de minéraux et de vitamines que le pain blanc.

Comparaison de la composition d'une farine de type 150 et d'une farine de type 55

Teneurs pour100 g	Farine type 150	Farine type 55
Amidon	59 g	70 g
Fibres	10,3 g	0,6
Minéraux	1,5 g	0,55 g
Sodium	12 mg	3
Potassium	300 mg	150
Magnésium	130 mg	20
Vitamine B1	0,48 mg	0,15
Vitamine B2	0,20 mg	< 0,1
Vitamine PP	5 mg	1
Vitamine B6	0,5 mg	0,2

Le fait d'utiliser du levain ou de la levure a des conséquences différentes sur la qualité nutritionnelle du pain.

Le levain et la levure

Le levain est une pâte provenant d'un mélange de farine et d'eau, sans apport extérieur de levure, qui subit une fermentation spontanée sous l'action de levures et des bactéries présentes dans l'atmosphère. Par des ajouts successifs d'eau et de farine, on obtient une sélection de la flore du levain, laquelle est constituée d'un mélange de bactéries acidifiantes (lactiques et acétiques) et de levures. L'appellation « pain au levain » signifie qu'il n'y a aucun ajout de levure industrielle. Le levain provoque une fermentation lente (6 à 12 heures) de deux types : alcoolique et lactique, avec production de gaz carbonique et d'acide lactique. On observe une prédigestion de l'amidon et des protéines de la farine. Par ailleurs, le levain fait disparaître l'acide phytique, nuisible à l'absorption des minéraux du grain de blé. Les premières représentations du pain levé ornent des tombeaux de l'Ancien Empire égyptien ; les Égyptiens pétrissaient leur pâte avec l'eau du Nil, riche en ferments saccharomyces, les mêmes que les composants de la levure.

La levure de boulangerie appartient à l'espèce *Saccharomyces cerevisiae*, champignon microscopique élevé industriellement sur des mélasses ou des moûts de céréales. Incorporée à la farine et à l'eau, cette levure redevient active et se reproduit rapidement. Elle provoque une fermentation alcoolique des sucres de la farine et produit de l'alcool et du gaz carbonique. Les durées de levée sont de 3 à 4 heures. Le pain ainsi levé contient davantage d'acide phytique, ce qui le rend plus difficile à digérer et s'oppose à une bonne assimilation des minéraux. Le pain au levain est donc recommandé.

Par ailleurs, la qualité du pain dépend aussi du savoir-faire du boulanger, du mode et de la température de cuisson et **des ajouts** : lait, sucre, matières grasses, son, noix, olives, lardons, oignons, sésame, œufs... Signalons deux types de pains particuliers :

– le pain essénien, constitué de céréales germées. Il n'est pas cuit : les grains sont grossièrement broyés, puis le pain est ensuite naturellement séché au soleil pendant une journée ou quelques heures à four très doux (15-20 °C), cela donne une nouvelle saveur. On le trouve dans les magasins de diététique ;

– le pain biologique. Quand le pain est complet ou demi-complet, il ne contient aucun résidu de produits phytosanitaires toxiques. Les méthodes de fabrication garantissent l'utilisation d'eau de source ou d'eau filtrée (sans chlore, ni nitrates). La plupart des pains bio commercialisés sont au levain pur.

Attention

• Comme les enveloppes de la graine concentrent les traitements phytosanitaires, il est impératif de manger du pain biologique si on choisit du pain complet ou demi-complet.

• En cas d'intolérance ou d'allergie au gluten, les seules farines autorisées sont celles du millet, du maïs, du soja, du sarrasin, du riz, des fèves et des châtaignes mais leur utilisation dans la fabrication du pain demande bien sûr un savoir-faire particulier.

• Attention aux excès de fibres qui accélèrent le transit, en cas de colopathies (les symptômes douloureux sont réduits par la prise de magnésium) ou quand on fait du sport de manière intensive.

• On peut trouver du pain enrichi en son. Mais il faut savoir que le son est très irritant pour les intestins et qu'il est riche en phytates (substances nuisibles à l'absorption des minéraux).

Conseils pratiques

Conservation

Pour déguster son pain frais tous les jours, et éviter la contrainte d'un achat quotidien, on peut le débiter en parts et le congeler de suite : un pain vraiment frais restera frais si on ne le congèle qu'une seule fois (ce qui est d'ailleurs recommandé pour tous les aliments). On peut le décongeler à l'air libre ou au micro-ondes.

Consommation

Au petit déjeuner : une ou deux tranches de pain au levain demi-complet biologique tartinées avec une purée d'amandes, de noisettes ou de noix, un yaourt, un fruit, avec un thé vert ou un mélange de thé noir et de thé vert.

Au déjeuner et au dîner : le pain au levain peut accompagner le repas si celui-ci contient de la viande ou du poisson et des légumes, qui feront baisser son index glycémique.

Lord Sandwich, au XVIIIe siècle, inventa une forme de consommation rapide et pratique du pain qui porte son nom maintenant. Le sandwich peut être une excellente alternative à un repas si la qualité du pain choisi et les ingrédients qui le composent sont bien sélectionnés. L'idéal est de le faire soi-même avec du poisson gras mariné dans de l'huile de colza ou de l'huile d'olive, quelques tranches d'oignons très finement émincés, des rondelles ou des juliennes fines de crudités (tous ces ingrédients peuvent être préparés la veille et conservés dans un récipient fermé au frais) ou des restes de volaille ou de viande avec une purée d'olives, toujours avec quelques crudités finement débitées et du pain demi-complet biologique au levain.

→ Voir aussi : Fatigue, Sommeil, Stress et anxiété, Tabagisme.

Les poissons

Histoire

Les poissons constituent le groupe le plus nombreux de l'embranchement des vertébrés dont ils représentent à peu près la moitié des espèces. Il existe environ 20 000 espèces de poissons dont 40 % vivent en eau douce et 60 % dans les mers ; quelques rares espèces sont capables de passer de l'un de ces milieux à l'autre (salmonidés, anguilles…).

Les poissons représentent depuis toujours une importante source alimentaire. Les observations faites chez les Inuits du Groenland et chez tous les peuples gros consommateurs de poissons montrent leur faible taux de maladies cardio-vasculaires. Certains poissons très demandés (bar, dorade, turbot, saumon) font l'objet d'un véritable élevage, ce qui pose le problème de leur alimentation et de la modification de leur qualité gustative et nutritionnelle.

La pêche maritime s'intéresse à 200 espèces de poissons. Parmi ceux-là, les poissons dits « gras » de consommation courante offrent des avantages « santé » de plus en plus étudiés et mis à profit : hareng, maquereau, sardine, saumon, anguille, mulet, turbot…

Bénéfices santé

Les acides gras

Les bénéfices santé notables et spécifiques des poissons gras sont liés à leur richesse en acides gras de la série oméga 3 (EPA et DHA). Les poissons gras stockent leurs réserves de graisse sous la peau et dans leurs muscles (les poissons maigres dans leur foie).

Les oméga 3 :

– favorisent l'énergie physique ;

– augmentent le tonus psychique avec un effet antidépresseur ;

– aident à lutter contre le surpoids, améliorent le diabète ;

– protègent le système cardio-vasculaire ;

– exercent une action anti-inflammatoire et antiallergique ;

– luttent contre les cancers ;

– empêchent les virus et les cellules cancéreuses, qui utilisent les acides gras fournis par l'alimentation, de se multiplier. Si ce sont des graisses saturées (rillettes, fromages, etc.) qui forment leurs membranes, elles sont très difficiles à attaquer ; si ce sont des acides gras oméga 3 très accessibles à l'oxydation, elles sont beaucoup plus vulnérables aux attaques des globules blancs et des traitements chimio- et radiothérapiques.

Par ailleurs, le DHA est indispensable à un développement normal du système nerveux des fœtus et des jeunes enfants, surtout en ce qui concerne les capacités visuelles et les fonctions cognitives.

Ces acides gras peuvent être synthétisés par le corps à partir d'un autre acide gras dit essentiel (c'est-à-dire qui ne peut être apporté que par l'alimentation), l'acide alpha-linolénique (ALA), présent surtout dans certaines huiles (comme l'huile de colza) ou dans les noix ; mais de multiples facteurs interfèrent pour gêner la transformation de l'ALA en DHA et EPA, ce qui entraîne chez de nombreuses personnes des déficiences en EPA et en DHA.

Les poissons contiennent aussi une autre sorte d'acide gras polyinsaturé : l'acide linoléique (ou LA, oméga 6), un acide gras essentiel dont on ne manque pas à l'heure actuelle. Le rapport oméga 3/oméga 6 (ou rapport EPA + DHA/LA) permet de différencier les espèces d'élevage et les poissons sauvages : plus le rapport est élevé, plus le poisson est riche en oméga 3, et plus il est intéressant sur le plan nutritionnel.

Tableau comparatif des rapports oméga 3/oméga 6

Catégories	**Oméga 3/oméga 6 Espèces sauvages**	**Oméga 3/oméga 6 Espèces d'élevage**	**Oméga 3/oméga 6 Aliments donnés aux poissons d'élevage**
Bar/loup	9,8 à 82	1,2 à 3,7	1,6 à 4,6
Daurade royale	8,0 à 50	1,1 à 4,8	–
Turbot	8,0 à 65	2,8 à 7,8	3,1 à 7
Saumon atlantique	10 à 28	0,7 à 8,4	8,6

Remarque : la teneur en matières grasses des poissons d'élevage est largement influencée par celle des aliments qu'on leur donne. Ces matières grasses ne sont pas aussi variées que celles des poissons sauvages, qui ont une alimentation diversifiée.

Les poissons gras possèdent également une teneur importante d'autres acides gras intéressants, les acides gras mono-insaturés. Ils représentent un pourcentage variable des graisses totales : 58,3 % pour le hareng, 48,9 % pour le maquereau et de 30 à 46,6 % pour le saumon.

Les protéines

Les poissons sont de bonnes sources de **protéines** de haute valeur biologique, à l'égal des viandes ; un indice, le CUD (coefficient d'utilisation digestive), permet d'apprécier l'utilisation protéique nette par l'organisme d'une protéine alimentaire. Plus le CUD est élevé, plus l'aliment a des protéines bien assimilées par le corps humain : le CUD des poissons est en moyenne de 85 %, celui de la sardine 95,4 %, et celui de l'églefin 100 %.

Les minéraux et les vitamines

Ils apportent de l'iode (les poissons d'eau douce en contiennent moins), du sélénium, du zinc bien assimilé (par rapport au zinc végétal), du magnésium, du calcium (surtout dans les arêtes qui sont mangeables dans les sardines et sprats en boîte par exemple) et de la vitamine D. Ils apportent également :

– de la vitamine A, stockée essentiellement dans leur foie (exception faite des anguilles et des congres, qui la stockent dans leur chair) : pour 100 g de chair, 1 000 à 12 800 UI ;

– de la vitamine E : pour 100 g de chair, 0,2 à 7 mg ;

– des vitamines B1 et B3 (présentes surtout dans la chair du maquereau) : pour 100 g de chair, de 0,3 à 0,9 mg de vitamine B1 et de 10 à 20 mg de vitamine B3.

Autre composant bénéfique : la sardine est un des aliments les plus riches en coenzyme Q10, une molécule nécessaire à la production cellulaire d'énergie, utilisée contre l'insuffisance cardiaque et contre l'hypertension artérielle.

Attention

• Les acides gras oméga 3 sont fragiles, facilement altérables et peuvent perdre leurs propriétés bénéfiques ; les phénomènes de dégradation se produisent sous l'effet de l'oxydation chimique ou en présence de l'oxygène de l'air, et sous l'effet d'une température élevée de cuisson (c'est pourquoi il est recommandé de manger les poissons cuits *a minima*, ou marinés, ou crus).

Les modes de préparation

Ils sont extrêmement importants :

– crus ;

– marinés ou cuits à la vapeur douce ;

– pochés ;

– tous les autres modes de cuisson sont à utiliser avec précaution : par exemple, pour la cuisson dans la poêle, uniquement « à l'unilatéral » (pour le saumon et autres poissons). Pas de cuisson au four (voir Modes de cuisson p. 253).

• La consommation de poissons expose à une maladie parasitaire, l'anisakiase, qui peut être facilement évitée en congelant de manière préventive les poissons à – 20 °C pendant 24 heures.

• Les procédés de conservation par fumage ne sont pas recommandés parce qu'ils enrichissent les poissons en dérivés toxiques et parce qu'ils entraînent une perte de 70 % des acides gras.

• Les poissons absorbent, en même temps que le plancton et les algues dont ils se nourrissent, des polluants divers dus aux déchets industriels (mercure, dioxine, hydrocarbures chlorés…) ; cela touche particulièrement les poissons carnassiers en haut de la chaîne alimentaire comme le thon, le flétan, le requin, l'espadon, la dorade (dans une moindre mesure), le brochet et les poissons pêchés près des embouchures des fleuves pollués. Certaines agences de santé recommandent aux femmes enceintes de consommer une quantité de poissons gras limitée (deux fois par semaine), car le mercure qui peut être contenu dans ces poissons est toxique pour le cerveau du bébé. Mais son développement requérant beaucoup d'acides gras oméga 3, il est important de consommer des huiles d'assaisonnement (colza ou mélange olive-caméline) et des petits poissons gras, moins pollués (hareng, maquereau, sardine). Attention, les apports en oméga 3 au troisième trimestre de la grossesse doivent être réduits car, en excès, ils peuvent provoquer des saignements.

Conseils pratiques

Choix des poissons

Privilégiez les maquereaux, les harengs et les sardines :

– dont les populations sont nombreuses et qui sont donc facilement disponibles sur les étals ;

– qui ne sont jamais d'élevage ;

– qui sont les plus riches en oméga 3.

Ce sont les poissons les moins chers, et on peut les consommer en boîtes (conservés de préférence dans de l'huile d'olive de première pression à froid).

Saison

Il est intéressant d'acheter une espèce en pleine saison, afin d'obtenir le meilleur de sa fraîcheur et de ses qualités nutritionnelles : été pour la sardine et le maquereau, automne pour l'anguille, hiver pour le hareng, de juin à septembre pour le saumon sauvage, et en toutes saisons pour la dorade et le bar.

Conservation

Surgelés. La surgélation (passage rapide à – 40 °C qui n'altère pas la structure des tissus animaux) et la congélation (à – 18 °C, l'eau des aliments se transforme en glace, arrêt de toute multiplication bactérienne) n'entraînent pas de pertes nutritionnelles, à condition de cuire les poissons sans décongélation préalable ; si les poissons sont mangés crus, il faut conserver dans la préparation du plat l'éventuel exsudat issu de la décongélation riche en protéines solubles.

En conserves. La mise en conserve des sardines et des maquereaux préserve leurs acides gras oméga 3 sur une durée de deux ans (vérifier, outre la date de péremption, la qualité des ingrédients ajoutés, en particulier la qualité d'huile utilisée, de préférence de l'huile d'olive de première pression à froid).

Consommation

Pourquoi pas au petit déjeuner ? Du saumon ou de la dorade marinés la veille dans une marinade à base de citron et d'huile de colza, dans un récipient couvert au réfrigérateur, entre deux tranches de pain demi-complet au levain, avec des tranches de pomme très finement émincée.

Au déjeuner ou dîner. Des maquereaux ou des sardines en boîte avec une salade composée de légumes de saison, ou avec des pâtes ou du riz, toujours en salade ; ce plat est simple car il peut être rapidement préparé au dernier moment ou à l'avance (conservez-le toujours dans des plats couverts, au réfrigérateur). Si on préfère un repas chaud, on peut :

– poêler les filets de poisson ayant déjà marinés dans un peu d'huile d'olive et de sel : 2 minutes sur chaque face, à feu moyen, suffisent ;

– pocher 5 minutes dans un bouillon bouillant épicé et parfumé, feu éteint ; la cuisson est très rapide parce que la chair des poissons est pauvre en tissu conjonctif, à l'inverse des viandes ;

– ajouter des dés de filets de poisson dans une soupe de légumes chaude, avec des fines herbes finement hachées…

Une recette pour les enfants

Après avoir soigneusement retiré toutes les arêtes, débitez un pavé de saumon cru en dés bien réguliers ; enfilez ces morceaux sur une petite brochette en alternant des tomates cerises, des petits cubes de pommes de terre cuites, et servez avec une mayonnaise à l'huile d'olive allongée avec du ketchup de bonne qualité.

Quelques poissons méritent un commentaire supplémentaire : le hareng, la daurade royale, l'anguille.

Le hareng

Histoire

« Le hareng est une des productions naturelles dont l'emploi décide de la destinée des empires » (Lacépède, 1756-1825). Le hareng est un poisson pélagique, c'est-à-dire vivant en pleine mer, loin des fonds et loin des rivages. Après une pêche intensive au cours des siècles, il a disparu progressivement des zones de pêche, d'où une interdiction de pêche pour sauvegarder l'espèce (de 1977 à 1980). De nouveau, il est présent sur les étals avec des règles de pêche qui limitent les abus et épargnent les jeunes spécimens.

Conseils pratiques

Les critères de choix du hareng frais sont les mêmes que ceux de tout autre poisson frais : odeur, œil, souplesse de la chair sous la pression du doigt.

Formes de consommation

Salés, frais ou congelés. Les harengs sont vendus « salés » après avoir été conservés vivants dans de l'eau de mer quelques jours pour que leurs entrailles se vident. Ils sont vendus « frais » : c'est la meilleure forme de consommation.

Fumés. Ne les consommez qu'occasionnellement parce qu'ils sont enrichis en dérivés toxiques liés à la fumée. Fumé à froid : le poisson est soumis à une fumée ne dépassant pas 20 à 30 °C, obtenue par la combustion étouffée et lente d'un mélange de sciures de bois (en France, au Royaume-Uni, aux Pays-Bas, Scandinavie). Fumé à chaud : le poisson est exposé à un courant d'air chaud, de 60 à 80 °C (surtout en Allemagne, mais aussi aux Pays-Bas et en Scandinavie).

En conserve ou semi-conserve (rollmops, harengs marinés, pilchard...).

Frais, non salés.

L'anguille

L'anguille (du mot latin *anguis*, « serpent ») européenne fraie dans la mer des Sargasses au large de la Floride ; pendant trois ans, les larves d'anguilles traversent l'océan Atlantique en dérivant vers l'Europe et se transforment en civelles transparentes d'environ 7 cm de long ; elles se dirigent vers les eaux douces et deviennent jaunes ; après dix ans, elles deviennent matures, changent encore de couleur (argentée avec un dos noir luisant et un ventre clair) et repartent en eau salée. En France, le début de l'élevage de l'anguille remonte à 1968.

C'est un poisson à privilégier car il est particulièrement riche en acides gras oméga 3. Les civelles (ou « pibales » ou « bouirons ») se mangent fraîches. Les anguilles sont vendues fumées ou fraîches ; il est préférable de les manger fraîches, préparées comme n'importe quel poisson, en respectant une température de cuisson douce. Elles supportent un assaisonnement relevé, et les restes peuvent se consommer en préparations froides, émiettés et mélangés avec une purée d'ail et d'olive pour être tartinés sur du pain légèrement toasté, en entrée ou pour accompagner l'apéritif.

La daurade royale

La daurade royale se reconnaît à sa couleur argentée rehaussée d'un bandeau frontal doré ; elle présente une tache noire très particulière au-dessus des ouïes. C'est la seule dorade élevée en ferme aquacole. Les plus grosses daurades royales sont presque toujours des femelles. C'est le poisson idéal à déguster cru, en sushi, ce qui préserve au maximum ses précieux acides gras.

→ **Voir aussi : Allergies et inflammations, Appareil locomoteur, Cancers, Cheveux et ongles, Cœur et vaisseaux, Fatigue, Système immunitaire, Mémoire, Ménopause, Peau, Sexualité et fertilité, Sommeil, Stress et anxiété, Tabagisme, Yeux.**

Les probiotiques et les prébiotiques

Histoire et définition

La flore intestinale joue un rôle important pour la santé en complétant la digestion par le processus de fermentation. Cette fermentation est obtenue, en partie, grâce des bactéries naturellement présentes dans le gros intestin (bifidobactéries et lactobacilles) qui sont des bactéries bénéfiques pour la santé, mais aussi grâce à d'autres espèces potentiellement pathogènes.

La notion de « probiotique » est apparue dans les années 1970, à la suite de l'observation de modifications de la flore colique après la prise d'antibiotiques chez des animaux domestiques. Les probiotiques sont des micro-organismes ingérés vivants, capables d'exercer des effets bénéfiques sur la santé. Pour mériter le nom de « probiotiques », ces micro-organismes, d'origine humaine ou non, doivent être administrés vivants, rester stables et viables pendant l'utilisation et le stockage et ne pas être détruits par l'acide de l'estomac et les acides biliaires de l'intestin grêle.

La notion de « prébiotique » est née plus tard. Les prébiotiques sont des ingrédients alimentaires résistants aux étapes de la digestion et de l'absorption intestinale. Ils servent de substrats sélectifs à une ou plusieurs bactéries bénéfiques (lactobacilles, bifidobactéries), favorisant leur développement et induisant ainsi des effets positifs sur tout l'organisme.

Bénéfices santé des probiotiques

Ce sont des micro-organismes vivants. Les plus fréquents sont :

– soit des bactéries : *Bifidobacterium, Lactobacillus acidophilus, Lactobacillus casei, Lactobacillus rhamnosus, Lactobacillus plantarum, Enterococcus faecium* ;

– soit des levures : comme les saccharomyces.

Les probiotiques sont bénéfiques à plusieurs niveaux :

– en entrant en compétition avec les microbes pathogènes (ces bactéries bénéfiques s'opposent aux excès de colibacilles qui peuvent contribuer à l'apparition de cystites, à la prolifération de *Candida* et d'autres agents de gastro-entérites et de dysbiose) ;

– en contribuant à un apport énergétique non négligeable (digestion des fibres, cellulose en particulier) ;

– en digérant des tanins, ce qui permet l'absorption de certains flavonoïdes ;

– en activant des phytœstrogènes et d'autres biofacteurs ;

– en favorisant la synthèse de plusieurs vitamines (en particulier la vitamine K) ;

– en produisant des acides organiques dont l'acide butyrique, protecteur contre le cancer du côlon, et des agents détoxifiants et immunostimulants (à fortes doses, ils augmentent le nombre de cellules capables de sécréter des immunoglobulines, molécules qui jouent un rôle essentiel dans la défense immunitaire de l'organisme) ;

– en permettant une meilleure tolérance du lactose (sucre du lait) : les produits laitiers fermentés sont ainsi mieux digérés que les produits laitiers non fermentés, en particulier chez les personnes déficientes en lactase (enzyme spécifique qui permet d'assimiler le lactose).

Les probiotiques représentent un complément de traitement efficace dans les maladies inflammatoires chroniques intestinales (MICI) comme par exemple la maladie de Crohn ; ils peuvent réduire l'hyperperméabilité intestinale, qui peut avoir plusieurs causes : maladies inflammatoires intestinales, prise prolongée de médicaments antibiotiques et anti-inflammatoires, intolérances ou allergies alimentaires, dénutrition, vieillissement. Cette hyperperméabilité n'est jamais souhaitable car elle permet la diffusion dans tout l'organisme de molécules qui ne devraient pas être absorbées et qui deviennent toxiques :

– des protéines (pour être absorbées et utilisées par l'organisme, les protéines doivent être scindées en plus petites molécules, les acides aminés ; si les protéines, à cause d'une hyperperméabilité des intestins, passent telles quelles, cela peut être préjudiciable à la santé) ;

– des macromolécules, des antigènes, des bactéries…

Bénéfices santé des prébiotiques

Peut agir comme prébiotique chaque constituant d'un aliment non digestible et fermentescible qui arrive dans le côlon intact. Les plus étudiés sont l'inuline et certains fructo-oligosaccharides ou FOS. Les galacto-oligosaccharides, le lactulose, les oligosaccharides de soja sont aussi des prébiotiques. Il y en a partout (betterave, artichaut, légumes secs, etc.) et leur utilisation est plus « marketing » que nécessaire, à l'inverse de celle des probiotiques.

Les prébiotiques servent de substrat aux bactéries bénéfiques qui peuvent se développer dans la flore intestinale et l'aider à maintenir son équilibre. Les prébiotiques se transforment donc en masse bactérienne protectrice, mais ils produisent aussi des acides gras à courte chaîne (AGCC) qui sont protecteurs contre certains cancers (acide butyrique contre le cancer du côlon). Par ailleurs, des études ont montré que les prébiotiques peuvent accroître l'absorption du calcium, du magnésium et améliorer la densité osseuse. Pour finir, ils ont les mêmes effets favorables que les fibres solubles (voir *Les fibres*, p. 275) : lutte contre la constipation, amélioration du métabolisme lipidique, diminution des lésions précancéreuses et des tumeurs coliques…

Attention. Les prébiotiques peuvent être responsables de gaz, surtout quand la flore intestinale est déséquilibrée.

En pratique

Où les trouver ?

Les probiotiques, naturellement présents dans la flore intestinale, se trouvent principalement dans des produits laitiers frais fermentés (yaourts au *Lactobacillus* ou au *Bifidobacterium*) et dans des compléments alimentaires.

Les prébiotiques sont présents naturellement dans les légumes et les fruits : 2 % environ de leurs poids (asperge, oignon, ail, poireau, banane, patate douce, topinambour, et surtout l'artichaut de Jérusalem et la chicorée qui peuvent en contenir jusqu'à 70 %) et dans les céréales en moindre quantité. Ils sont aussi disponibles sous forme pure (extraits des racines de chicorée principalement), en poudre blanche inodore au goût presque neutre (inuline), ou en sirop incolore (FOS) à la saveur sucrée ; ces formes purifiées sont incorporées dans des préparations alimentaires industrielles (boissons, pâtes à tartiner, biscuits, produits laitiers…) ou des compléments nutritionnels.

→ Voir aussi : Allergies et inflammations, Bouche, Cancers, Système immunitaire, Système digestif.

Le soja

Histoire

Le soja a pu être cultivé dès la période allant de 6000 à 2500 av. J.-C. Le botaniste allemand Engelvert Kempferl introduisit le soja en Europe au XVIIe siècle en le nommant *daizu mame*. Dans le soja, c'est le haricot frais que l'on consomme, comme pour toutes les autres légumineuses. Le soja jaune se trouve être pratiquement l'unique variété cultivée dans le monde occidental. Le soja est une graine protéagineuse, c'est-à-dire riche en protéines et en amidon ; elle pousse sous terre comme l'arachide.

Bénéfices santé

Ce qui différencie le soja des autres légumineuses est sa teneur plus élevée en protéines, en lécithine, en minéraux et en isoflavones (phytœstrogènes ou « œstrogènes alimentaires »).

Les aliments à base de soja sont particulièrement riches en protéines (37 %). Les protéines ne peuvent provenir que de l'alimentation car il n'existe pas de véritable forme de réserve des protéines dans l'organisme. Elles assurent la croissance et le renouvellement cellulaire, et sont donc indispensables à la vie. Elles sont constituées par l'assemblage d'acides aminés « essentiels » (non synthétisables pas le corps) et d'acides aminés qui peuvent être fabriqués par l'organisme. Les aliments à base de soja contiennent des protéines riches en arginine (un acide aminé essentiel) et pauvre en lysine (contrairement aux produits laitiers). Elles présentent des propriétés protectrices, en particulier contre les maladies cardio-vasculaires et certains cancers.

Ces aliments montrent une faible activité œstrogénique, associée à une réduction des bouffées de chaleur, à une amélioration de la flore vaginale et à un effet positif sur le métabolisme osseux après la ménopause.

À l'inverse, ils présentent également une petite activité anti-œstrogénique. C'est la raison pour laquelle ils sont conseillés en préménopause : ils allongent la durée du cycle menstruel, ce qui est directement associé à une réduction du risque de cancer du sein.

D'autres propriétés de ces hormones alimentaires ont été mises en évidence : propriétés antioxydantes, propriétés protectrices de l'ADN, propriétés antiprolifératives et anti-angiogéniques, ce qui pourrait expliquer leurs effets protecteurs contre d'autres cancers (en particulier de la prostate et du côlon) et contre les maladies cardio-vasculaires.

À l'heure actuelle, compte tenu des problèmes soulevés par la prescription des THS, les traitements hormonaux de substitution (risques thrombo-emboliques, phlébites, de cancers du sein, de démence), les isoflavones ont un rôle à jouer dans la ménopause et représentent une alternative.

Soja et ménopause

Les phytœstrogènes peuvent contribuer à contrôler les bouffées de chaleur. Les isoflavones améliorent la cytologie et la sécheresse vaginales. Même si ces troubles paraissent parfois insuffisamment réduits, grâce à un rapport bénéfices/risques élevé, les phytœstrogènes sont vraiment à privilégier à cette période de la vie de la femme. La consommation de produits dérivés du soja est intéressante parce qu'ils apportent aussi des protéines de bonne qualité, du magnésium, des lipides, comme les lécithines aux effets cardio-vasculaires et cérébraux positifs, etc.

Soja et ostéoporose

De récentes études épidémiologiques suggèrent que la fréquence de l'ostéoporose est plus faible en Asie que dans le monde occidental, alors que les apports en calcium sont beaucoup plus faibles. Une des explications possibles de cette différence réside dans la grande consommation de soja riche en phytœstrogènes par les femmes asiatiques. Les études réalisées chez l'humain confirment l'intérêt de l'utilisation du soja dans la prévention de l'ostéoporose. Les isoflavones de soja diminuent la résorption osseuse chez des femmes en périménopause. Plus la concentration en isoflavones est élevée, plus cette action est importante, mais elle se limite aux vertèbres lombaires.

À côté de ces études réalisées avec les isoflavones montrant leur intérêt dans la réduction de la résorption osseuse induite par un déficit en œstrogènes, de nombreuses autres études ont été réalisées avec un dérivé de synthèse, l'ipriflavone.

On peut aussi comparer l'effet des œstrogènes alimentaires aux « modulateurs spécifiques des œstrogènes » ou SERM, nouvelle génération de médicaments contre l'ostéoporose, comme le raloxifène, qui ont des effets *oestrogen-like* sur l'os et des effets antagonistes sur le sein, dont ils diminuent les cancers. Néanmoins, le raloxifène ravive les bouffées de chaleur, alors que les isoflavones de soja les combattent.

Soja et action antioxydante

Parmi les isoflavones, c'est la génistéine qui aurait la plus puissante action antioxydante. Les isoflavones de soja diminuent la lipoperoxydation et augmentent la résistance des LDL (mauvais cholestérol) à l'oxydation, ce qui leur confère une forte action protectrice de l'appareil cardio-vasculaire.

Par ailleurs, les aliments à base de soja offrent des graisses bénéfiques, en particulier de la lécithine, qui joue un important rôle bénéfique au niveau du cerveau, car précurseur d'un neurotransmetteur impliqué dans la mémoire. Elle a également une action protectrice du système cardio-vasculaire.

Les aliments à base de soja apportent des minéraux (magnésium) et des acides gras essentiels.

Comparaison de la composition moyenne de trois aliments à base de soja, pour 100 g :

Soja et dérivés	**Filtrat de soja ou « lait » de soja**	**Tofu**	**« Yaourt » de soja nature**
Eau en g	93	77	89,7
Protéines en g	3,6	11,5	3
Glucides en g	1,8	3,5	4,1
AGS/AGMI/AGPI en g	0,2/0,4/1,2	0,8/1,3/3,2	0,3/0,4/1,1
Magnésium en mg	18	70	63
Calcium en mg	15	200	68

AGS acides gras saturés
AGMI acides gras mono-insaturés
AGPI acides gras polyinsaturés

Comme les autres légumineuses, le soja a un index glycémique faible.

Attention. La teneur en phytœstrogènes du « lait » de soja entier est de 50 % supérieure à celle du même produit allégé. En conséquence, et compte tenu de la qualité des graisses du soja, il est préférable de choisir uniquement des « laits » entiers.

Lait de soja et nourrissons

Il existe actuellement des recommandations de prudence concernant l'administration du « lait » de soja aux bébés de sexe masculin, en particulier entre 0 et 6 mois. Certains chercheurs pensent que les phytœstrogènes qu'il contient en grande quantité pourraient perturber la masculinisation de ces nourrissons. On observe dans certains pays (Belgique, États-Unis) une consommation large de cet aliment à cet âge. Il faudrait un peu plus de recul pour se prononcer définitivement sur cette controverse. Toutefois, il est important de rappeler que l'allaitement maternel reste le régime idéal du tout jeune nourrisson de cet âge.

Conseils pratiques

Conservation

Le « lait » de soja liquide, le tofu frais, le tempeh se conservent plusieurs jours au réfrigérateur. Tous ces produits peuvent également être congelés mais leurs textures se modifient à la décongélation.

Consommation

Le soja se présente sous plusieurs formes. Toxique lorsqu'il est cru, il ne peut être consommé qu'après de multiples transformations :

– le filtrat de soja, appelé improprement « **lait** » de soja, est fabriqué à partir des haricots de soja. Son goût prononcé est influencé par la méthode de fabrication. Privilégiez celui enrichi en calcium. Des **yaourts** et des **crèmes** sont fabriqués à partir de ce « lait » de soja ;

Tableau comparatif : le « lait » de soja enrichi en calcium et le lait.

Principaux nutriments	**« Lait » de soja enrichi en calcium**	**Lait entier**
Protéines (g/100g)	3,8 pauvre en lysine riche en arginine	3,1 riche en lysine, qui favorise le surpoids pauvre en arginine
Glucides (g/100g)	3,3 sans lactose	4,8 contient du lactose, sucre responsable d'effets négatifs sur la santé
Lipides (g/100g)	2 avec apport de lécithine	3,6 sans apport de lécithine
Minéraux	plus riche en magnésium bon rapport calcium/phosphore qui favorise l'absorption du calcium	pauvre en magnésium, rapport calcium/phosphore qui ne favorise pas l'absorption du calcium
Nutriments protecteurs	phytœstrogènes	

– le **tofu** biologique est obtenu traditionnellement en versant sur du filtrat de soja un sel coagulant, le nigari[1], qui sépare le filtrat de soja en « petit lait » liquide translucide et en tofu solide blanc très ferme. Le tofu non biologique est moins ferme et la coagulation est obtenue avec des sels de synthèse ou du glucono-delta-lactone (ou E575), un additif régulateur d'acidité, non toxique, mais qui offre une saveur moins goûteuse ;

– le **tempeh** est un produit fermenté, originaire d'Indonésie ;

– des **sauces** à base de soja ;

– la **farine** de soja, dépourvue de gluten, ne lève pas.

Les présentations du soja et du tempeh peuvent paraître assez rébarbatives pour les personnes qui n'ont pas l'habitude d'en manger, aussi est-il important de soigner la manière de servir ces produits. Le plus simple est de les débiter en petits dés, en très fines lanières ou en rondelles minces, et de les mélanger éventuellement avec des légumes divers pour farcir des courgettes, des aubergines, des tomates… ou de les ajouter dans les soupes. Il ne faut jamais les cuire à haute température, et on doit les ajouter en fin de cuisson quand on les cuisine avec d'autres aliments.

1. Obtenu à partir de l'égouttage de sel marin naturel, donc particulièrement riche en chlorure de magnésium et de calcium.

La farine de soja peut être utilisée mélangée à une autre farine pour confectionner des crêpes, des galettes, des tartes, etc.

Choisissez du « lait » de soja enrichi en calcium, qui peut remplacer le lait dans toutes les préparations culinaires, du petit déjeuner (cuisson des céréales) aux principaux repas : sauce blanche, purée, sauce anglaise… Le « lait » de soja peut être bu tel quel, nature ou aromatisé.

Pour saler les plats, utilisez des sauces de soja (tamari et shoyu).

Au petit déjeuner: préparez les céréales avec du « lait » de soja enrichi en calcium ou mangez des yaourts au soja.

Au déjeuner et dîner: du tempeh ou du tofu cuisinés avec des champignons, des poivrons ou des tomates, et, en dessert, une crème préparée avec du « lait » de soja enrichi en calcium, ou des crêpes confectionnées avec de la farine de soja mélangée avec une autre farine de céréales, ou des crèmes dessert au soja. Toujours au déjeuner ou au dîner, une purée de pommes de terre ou de légumes, élaborée avec du « lait » de soja enrichi en calcium. La « crème » de soja peut remplacer la crème fraîche ou le beurre.

Supplémentation

Si l'on peut donc recommander à tout âge et pour hommes et femmes une consommation fréquente d'aliments et boissons dérivés du soja, lorsqu'il est important d'assurer un minimum d'apport, il apparaît judicieux d'utiliser un extrait dosé en génistéine et en daïdzéine. Le dosage des extraits conseillé est de 50 mg/jour. La réduction des bouffées de chaleur et de la sécheresse vaginale au moment de la ménopause est potentialisée par l'ajout de DHEA, après avoir effectué les dosages nécessaires et éliminé les contre-indications éventuelles. Ces compléments constituent une véritable alternative au traitement hormonal substitutif (THS).

Voir aussi : Cancers, Cheveux et ongles, Cœur et vaisseaux, Fatigue, Ménopause.

Le thé

Histoire

Le thé noir et le thé vert proviennent de la même plante : le *Camellia sinensis*, nom donné par le botaniste suédois Linné en 1753. Le thé noir est fermenté, à l'inverse du thé vert (prédominant au Japon et dans quelques régions de Chine). Le thé oolong, une spécialité de Taiwan, se situe à mi-chemin des deux. Ce sont les Hollandais qui ont commercialisé le thé en Europe, au XVIIe siècle, par l'intermédiaire de leur Compagnie des Indes occidentales. Depuis sa découverte, le thé est réputé pour ses nombreuses vertus médicinales, et les recherches actuelles confirment nombre des atouts santé qui lui ont été attribués depuis l'Antiquité. Il existe environ 3 000 sortes de thé. Le thé blanc et le thé rouge ne sont pas de vrais thés (ils sont fabriqués à partir d'écorce de roibos, un arbre d'Afrique du Sud, mais ils possèdent aussi des antioxydants).

Bénéfices santé

Le thé (vert, blanc, oolong ou noir) possède des intérêts thérapeutiques dans plusieurs domaines :

– il aide à lutter contre les radicaux libres, responsables du vieillissement et de la quasi-totalité des pathologies dites dégénératives dont la fréquence augmente avec l'âge (maladies cardio-vasculaires, cancers, cataracte, arthrose, maladies d'Alzheimer et de Parkinson) ;

– il protège des surcharges en fer et de leurs effets pro-oxydants : les flavonoïdes qu'il contient sont attirés par les tissus conjonctifs (enveloppes, tendons, cartilages, etc.) et les protègent des corrosions du fer, des oxydants et de l'inflammation ;

– il possède une action anti-inflammatoire ;

– il exerce une action dynamisante sur l'éveil, l'attention et la concentration ; il agit favorablement sur le système nerveux ;

– il stimule la sortie des graisses du tissu adipeux et leur combustion et peut donc aider à réduire un surpoids.

Action antioxydante

L'importante activité antioxydante du thé est liée à sa richesse en flavonoïdes (qui appartiennent à la grande famille des polyphénols) qui représentent 30 % du poids des feuilles sèches : il s'agit de catéchines pour le thé vert, de théaflavines et de théarubigènes pour le thé noir (les théaflavines sont issues de la fermentation et de la transformation des catéchines). Jusqu'à 85 % des antioxydants d'un sachet de thé sont libérés dans les 3 à 5 minutes d'infusion.

Pourcentage du poids sec :

Composants	**Thé vert**	**Thé noir**
Flavanols (ou catéchines) dont :	**30-40**	9-14
– gallate d'épigallocatéchine (EGCG)	10-15	4-5
– gallate d'épicatéchine ;	3-10	3-4
– épigallocatéchine ;	3-10	1-2
– épicatéchine.	1-5	1-2
Théaflavine		**2-6**
Théarubigènes		**10-12**

Le thé a des actions antioxydantes multiples. Ses tanins (flavonoïdes en longues chaînes absorbables) accrochent les atomes de fer et réduisent leur absorption. Le thé est donc conseillé chez les personnes qui présentent des surcharges en fer : à l'extrême, l'hémochromatose (une maladie génétique), mais aussi l'accumulation progressive du fer avec l'âge, qui touche les hommes plus vite que les femmes (en effet, les femmes perdent du fer de la puberté à la ménopause et c'est l'une des raisons de leur plus grande longévité, dans toutes les populations). Le fer est un puissant pro-oxydant dont l'excès accélère le vieillissement de tous les tissus. À l'inverse, chez une personne qui manquerait de fer, le thé doit être pris à distance des repas riches en fer pour ne pas en freiner l'absorption.

Contrairement à la vitamine C et à la plupart des antioxydants classiques qui, en présence de fer, sont endommagés et deviennent générateurs de radicaux libres, les flavonoïdes restent stables et sont capables de continuer à jouer leur rôle de catalyseur des dégâts tissulaires : par exemple en cas d'arthrose, d'athérosclérose, de cirrhose ou de maladie de Parkinson.

Par ailleurs, les catéchines sont, en dehors de la présence de fer, de puissants antioxydants, par exemple protecteurs de l'intégrité des graisses circulantes (cholestétol LDL ou « mauvais » cholestérol), ce qui permet leur épuration via la vésicule biliaire sous forme de « bon cholestérol » (HDL). On comprend pourquoi les buveurs de thé réguliers jouissent d'une bonne protection contre les risques cardio-vasculaires, comme le montrent nombre de pathologies dans lesquelles le stress oxydatif intervient.

Les thés verts présentent des capacités antioxydantes environ dix fois supérieures aux thés noirs, les thés blancs et oolongs ayant des capacités intermédiaires. La teneur en flavonoïdes est plus importante dans les jeunes pousses, ce qui justifie les règles de la cueillette traditionnelle qui ne récolte que les bourgeons (*pekoe ou flowery pekoe*, terme dérivé du chinois *pak ho*, qui désigne le léger duvet blanc recouvrant les feuilles à ce premier stade de leur développement) et les trois premières feuilles.

Action sur le système cardio-vasculaire

La théaflavine et la théarubigine peuvent être détectées dans le sang après la consommation de thé noir ; ces flavonoïdes ont le pouvoir de faire baisser l'absorption du cholestérol apporté par les aliments au niveau du tube digestif, ainsi que le taux de triglycérides et de cholestérol total.

Les catéchines (principalement dans le thé vert) s'opposent à l'activité d'une enzyme qui provoque une vasoconstriction des vaisseaux. Le thé participe ainsi à l'assouplissement des parois des vaisseaux sanguins, ce qui aide à faire baisser la tension artérielle. Rappelons qu'une tension artérielle trop élevée associée à des plaques d'athérome trop importantes aggrave le risque d'accidents cardio-vasculaires graves.

Par ailleurs, le thé est capable de limiter directement la formation de caillots qui peuvent boucher les artères, en agissant sur l'agrégation des plaquettes. Tous ces effets positifs sont liés aux propriétés antioxydantes des catéchines, trois à quatre fois supérieures, dans certains systèmes, à celle de la vitamine E ou de la vitamine C. Le thé vert est la boisson qui contient la fraction d'antioxydants la plus soluble dans l'eau.

Action anti-cancer

Les polyphénols du thé vert sont actifs à tous les stades du cancer (initiation, promotion, progression ; voir p. 59-66).

Outre l'action oxydante qui protège les gènes de modifications initiatrices (altération des interrupteurs responsables de la modification des cellules), les polyphénols inhibent les actions carcinogènes de toxiques comme les nitrosamines, les hydrocarbures aromatiques polycycliques et les amines hétérocycliques issus de la cuisson agressive des aliments. Plus l'infusion de thé est forte et le nombre de tasses élevé, meilleurs sont les effets préventifs vis-à-vis du cancer. Les cancers concernés sont principalement ceux du tube digestif (bouche, côlon, foie, intestin grêle, œsophage, pancréas) mais aussi ceux du poumon, de la prostate, du sein et de la peau.

Action stimulante

La théine et la caféine du thé, ainsi que la caféine du café, sont semblables : ces deux termes désignent une même substance, la triméthylxanthine. L'action stimulante du thé sur le système nerveux, due à la théine, est modifiée par la présence de polyphénols qui entraînent un effet retard et prolongé, ce qui conforte la tradition populaire qui affirme que le café est plus excitant que le thé. La théine augmente la capacité de concentration, et permet une perception plus fine du goût et de l'odorat en particulier. À l'inverse, un acide aminé particulier du thé, la théanine, peut favoriser la relaxation sans entraîner de somnolence ; il améliore l'humeur et réduit l'anxiété.

Action anti-surpoids

Le thé favorise la perte de poids grâce à une petite action diurétique, et parce qu'il augmente un peu la thermogenèse (dépense énergétique) par l'action synergique de la caféine et d'un de ses polyphénols (l'EGCG). C'est le thé noir qui contient le plus de caféine.

Action anti-inflammatoire et anti-allergique

La production des prostaglandines pro-inflammatoires et pro-allergisantes commençant par une oxydation d'un acide gras (l'acide arachidonique), les cathéchines du thé sont aussi actives dans les pathologies concernées, qu'elles soient aiguës ou chroniques. C'est le cas donc dans des situations aussi variées qu'un traumatisme, de l'eczéma ou de la polyarthrite rhumatoïde. Les flavonoïdes interviennent aussi dans l'inhibition d'autres facteurs encore plus agressifs appelés leucotriènes, importants dans l'asthme, le psoriasis et des réactions allergiques violentes (choc anaphylactique).

Action protectrice des tissus conjonctifs

Les flavonoïdes sont naturellement attirés par les tissus conjonctifs, sur lesquels ils se collent (tropisme). Cela leur donne une relation privilégiée de protection, puisqu'ils peuvent alors s'interposer avec de nombreux agresseurs, en particulier le fer et les oxydants, dont ceux qui sont émis lors de l'inflammation par les globules blancs. Le thé, comme d'autres sources de flavonoïdes (fruits, légumes et complexes plus dosés), est donc à conseiller dans nombre de pathologies du tissu conjonctif : vergetures, « cellulite », tendinites, arthrose et la plupart des maladies rhumastismales.

Précautions d'emploi

• Le thé gêne l'absorption du fer à cause des tanins qu'il contient (appellation courante des flavanols). Il est donc préférable d'en tenir compte :

– si on manque de fer. Il faut alors éviter de boire du thé après un repas riche en fer, pour le réserver au petit déjeuner, ou mieux, le prendre entre les repas ;

– si on a trop de fer (ce qui n'est pas souhaitable). Il est alors recommandé de boire le thé après les repas riches en fer (viandes rouges, abats, foies).

Le thé n'a pas d'influence si le taux sanguin de fer est normal, et l'apport en fer alimentaire suffisant.

• Il est conseillé de ne pas boire le thé trop chaud, car la chaleur, en brûlant les muqueuses, favorise l'apparition de cancers de l'œsophage. Cette recommandation est valable pour tout type de boisson ou d'aliments. D'autant que plus on boit chaud, plus on réduit notre sensibilité à la chaleur.

• Le fait d'ajouter du lait inhibe le pouvoir antioxydant du thé : les protéines du lait se lient à une partie des substances complexes protectrices du thé et empêchent l'absorption de ces dernières.

• En cas de calculs rénaux d'oxalate, il est préférable de limiter la consommation de thé noir et de ne pas cumuler au cours du même repas thé, rhubarbe, épinards, oseille, cacao, bière, poivre et asperges car ces aliments sont riches en oxalates.

Conseils pratiques

Conservation

Le thé doit être stocké dans des boîtes hermétiques, dans un endroit frais et sec.

Consommation

Il est préférable de boire le thé tiède (les polyphénols du thé résistent bien à la chaleur), au petit déjeuner, pendant ou entre les repas, ou froid, ou même glacé. Le thé peut être incorporé dans des préparations culinaires : soupes, sorbets, eau de cuisson du riz, légumineuses, pâtes.

Lorsque le thé est en sachets, les composés solubles sont transportés plus lentement dans la masse de liquide : c'est pourquoi il est recommandé d'agiter le sachet. Quand le thé est en vrac, plus les feuilles de thé sont petites, plus la diffusion des composés solubles vers la solution est grande. Il est souhaitable que le thé infuse au moins 5 minutes : 50 % de la théine est extraite au bout de 3 minutes, 80 % après 5 minutes (la couleur plus ou moins foncée n'est pas nécessairement liée à sa teneur en théine).

Il est possible de manger les feuilles de thé vert ou d'incorporer de la poudre de thé vert, le *matcha*, dans des plats cuisinés (sauces, salades…). On trouve le matcha chez les marchands de thé et dans certaines boutiques bio.

✔ *Astuce*

Pour réduire le taux de théine, il suffit de procéder en deux temps : laisser infuser les feuilles de thé une minute (la théine est très soluble dans l'eau) puis jeter l'eau, et réutiliser les feuilles pour la deuxième infusion qui sera bue.

→ Voir aussi : Allergies et inflammations, Bouche, Cancers, Cœur et vaisseaux, Fatigue, Ménopause, Stress et anxiété, Tabagisme, Système digestif.

Les viandes

Quelques définitions

Elles sont classées selon leur « couleur » :

– les viandes « blanches » : le porc, les volailles par exemple, en incluant la viande d'autruche ;

– les viandes « rouges » : le bœuf, le mouton, l'agneau.

Bénéfices santé

La viande est source de **protéines** de bonne qualité, et équilibrée en acides aminés indispensables. Elle contient du **zinc** et du **fer** bien assimilés.

Il existe un cycle interne du fer : les seules pertes de fer sont les saignements physiologiques (règles chez la femme), provoqués (saignées thérapeutiques ou dons du sang) ou accidentels (hémorragies liées à un traumatisme). Le fer est stocké dans le foie, la rate et la moelle osseuse, et lorsque les réserves baissent, le taux d'absorption intestinale augmente, ce qui permet une bonne régulation automatique du taux de fer dans le sang. Les sources les plus riches en fer sont le pigeon, puis le boudin noir, le foie et les viandes rouges.

La viande apporte des **vitamines du groupe B**, en particulier de la vitamine B12. Sa richesse en **graisses** est très variable, suivant les viandes et surtout les « coupes ». Les viandes sont de bonnes sources de **coenzyme Q10**, une molécule lipidique de structure proche de la vitamine E et de la vitamine K, nécessaire à la production cellulaire d'énergie.

Attention. La viande peut contenir une partie importante de graisses cachées qui sont le plus souvent des graisses saturées. C'est dans les repas légers que le fer est le mieux absorbé.

Conseils pratiques

Conservation

La viande crue se conserve deux à trois jours au réfrigérateur, la viande cuite trois à quatre jours. La congélation conserve la viande en ralentissant l'activité des enzymes et en stoppant la croissance des bactéries responsables de sa détérioration. Idéalement, la cuisson sans décongélation préalable est préférable, toujours pour des raisons de prolifération bactérienne et de conservation du goût, sinon, la viande sera décongelée lentement, au réfrigérateur, pour éviter la perte de jus entraînant un amoindrissement des qualités gustatives et nutritives.

Consommation

Choisissez les morceaux les moins gras :

Le bœuf. Les morceaux qui contiennent moins de 5 % de graisses sont le rumsteck, la tende-de-tranche, le filet.

Le porc. Les épaules cuites dégraissées ou le rôti de porc dans le filet ne contiennent que 5 % de graisses (contre 15 % pour les côtelettes ou l'échine et 25 % pour le travers de porc). Les acides gras de la viande de porc sont décomposés en 39 % d'acides gras saturés, 46 % d'acides gras mono-insaturés et 12 % d'acides gras polyinsaturés.

Les volailles. À privilégier car, quelles que soient les coupes, elles sont le plus souvent moins grasses que les viandes de porc, de mouton ou de bœuf (à condition de ne pas manger la peau qui concentre les matières grasses de la volaille).

L'agneau et le mouton. Ce sont les viandes les plus riches en acides gras saturés (en particulier l'épaule), mieux vaut donc en consommer moins souvent.

Il est impératif de ne pas manger les viandes trop grillées, ou cuites au barbecue horizontal, qui contiennent des produits très toxiques, pour nos gènes en particulier (voir p. 256-257), parfois plus agressifs que ceux du tabac.

✓ Astuces

Pour réduire les temps de cuisson et attendrir la viande, on peut la mariner au préalable, comme on le fait pour le gibier.

→ Voir aussi : Antioxydants, Allergies et inflammations, Appareil locomoteur, Cheveux et ongles, Cuisson, Fatigue, Ménopause, Minéraux, Peau, Vitamines.

Le vin

Histoire

Le vin est une boisson née d'une fermentation complète ou partielle du raisin (fruit de la vigne : *Vitis vinifera* L., nom donné par les Romains et que les botanistes ont gardé) ou du jus de raisin frais. L'idée de fabriquer une boisson à partir des baies de la vigne remonte à des temps très reculés. Mais aujourd'hui, les vertus du vin reposent sur les résultats d'études précises, qui ont démarré dans les années 1970.

Bénéfices santé

Le vin rouge contient des polyphénols qui sont les supports de son arôme et de sa couleur et qui le protègent des agressions extérieures de tout genre (pourriture grise, certaines techniques d'effeuillage). Au cours de la vinification, ces polyphénols sont peu dégradés. Les vins les plus riches en polyphénols sont le pinot noir, le cabernet sauvignon, le merlot, le malbec, l'alicante-bouschet, le syrah, mais même les raisins les moins pourvus en ont de bonnes quantités. Dans les polyphénols, on distingue les flavonoïdes (catéchines et anthocyanes, dans les pépins, la baie et les pellicules du fruit) des non-flavonoïdes (dérivés du stilbène, comme le resvératrol dans la pulpe du raisin). Ces polyphénols, solubles dans le vin, sont dotés d'une importante activité antioxydante. Cela confère au vin une action protectrice contre les pathologies cardio-vasculaires et contre certains cancers. Tout cela, bien sûr, avec une consommation modérée.

Protection cardio-vasculaire

Le vin rouge protège contre l'infarctus du myocarde, grâce à ses propriétés vasodilatatrices sur les artères coronaires (le vin rouge vieilli en fûts de chêne aurait un sérieux avantage sur les autres). La présence des rafles (tiges des grappes) et de la peau des raisins, dans la fabrication des vins rouges, enrichit ceux-ci en flavonoïdes (tanins et quercétine) responsables de cette vasodilatation bénéfique.

De plus, le vin est capable de diminuer l'activité des plaquettes sanguines (grâce à l'action du resvératrol, polyphénol en plus grande quantité dans le vin biologique que dans le vin de l'agriculture conventionnelle), ce qui réduit les risques d'obstruction des artères ; cette diminution reste significative une quinzaine de jours après l'arrêt de la consommation de vin.

Le vin est aussi capable d'éviter l'hypercoagulabilité qui survient après la consommation d'autres boissons alcooliques.

Enfin, le resvératrol bloque l'oxydation du cholestérol, luttant ainsi contre son dépôt dans la paroi des artères ; ce polyphénol est aidé par les saponines, nombreuses surtout dans la peau du raisin rouge (dix fois plus que dans le raisin blanc), capables de se lier au cholestérol pour empêcher son absorption et permettre son élimination par les urines. De plus, il existe une synergie entre les différents polyphénols du vin, qui se protègent les uns les autres.

La consommation de vin doit rester modérée mais régulière (de un à trois verres par jour, c'est-à-dire 150 à 300 ml par jour, sauf pour les femmes enceintes), elle entraîne une réduction de la mortalité cardiovasculaire d'environ 44 % par rapport aux non-consommateurs.

Action anticancéreuse

Plus le vin est âgé, plus les effets antioxydants des polyphénols diminuent. Les polyphénols du vin rouge sont capables d'épargner la vitamine E et la vitamine C endogènes, qui sont d'autres antioxydants précieux pour notre corps, ainsi que l'albumine.

Une étude menée par le professeur Serge Renaud a permis de mettre en évidence que les buveurs modérés et réguliers de vin sont moins touchés par la survenue de tumeurs (30 % de fréquence en moins) que les non buveurs ou les buveurs d'autres alcools. Des études plus récentes ont montré que certains vins contiennent un autre principe actif, le resvératrol, sécrété contre des parasites. Le resvératrol protège contre l'initiation et la progression tumorale.

Des études *in vitro* sur la souris et sur des cellules humaines ont mis en évidence une action antitumorale du resvératrol tant au niveau de l'initiation, que du développement et de la progression des tumeurs (voir p. 59). *In vivo*, il ralentit la croissance des tumeurs de la peau et du côlon.

Action contre les démences

L'étude PAQUID a montré qu'une consommation régulière de vin réduit aussi les risques de démence et en particulier de la maladie d'Alzheimer. Une consommation, toujours modérée, de vin, est associée chez les sujets âgés à une réduction du risque de démence sénile et de la maladie d'Alzeimer d'environ 75 %.

Autres atouts

– des études, toujours *in vitro*, montrent un effet bactéricide de tous les vins (par rapport aux autres alcools) ;

– le rhamnogalacturonane II (RG II) présent dans le vin réduit la concentration tissulaire en plomb dans l'organisme. C'est une substance chélatrice du plomb (la chélation consiste à former avec le métal toxique un complexe non toxique, soluble et rapidement éliminé par le rein) ;

– une consommation, toujours modérée, de vin, est associée chez les personnes âgées à une réduction du risque de démence sénile et de la maladie d'Alzheimer d'environ 75 %.

Attention. Dans tous les cas, l'abus d'alcool est dangereux pour la santé. Il est toujours nécessaire de consommer le vin rouge avec modération. Certaines personnes peuvent présenter une sensibilité particulière à l'absorption de vin (femmes, personnes sujettes aux migraines, sujets atteints d'hépatite, virale ou non...). Une consommation irrégulière d'alcool, concentrée sur tout un week-end par exemple, peut entraîner des accidents cardiaques. **La femme enceinte doit totalement s'abstenir de boire du vin ou toute autre boisson alcoolisée.**

Conseils pratiques

Conservation

Seuls certains vins peuvent se conserver longtemps (vins de garde). Ils doivent alors l'être dans une cave assurant une relative stabilité de température et d'humidité. Plus un vin vieillit, plus les flavonoïdes qui le protègent de l'oxydation précipitent, formant un dépôt au fond de la bouteille. Une vieille bouteille doit être manipulée avec délicatesse pour éviter que le dépôt ne remonte. On peut décanter le vin dans une carafe.

Service et dégustation

Les vins rouges légers se boivent entre 10 et 12 °C ; les rouges corsés se servent « chambrés », c'est-à-dire entre 15 et 18 °C. Un grand bourgogne se sert entre 15 et 17 °C, un grand bordeaux aux alentours de 18 °C.

Le vin doit être versé le plus doucement possible, dans un verre incolore, fin, possédant un pied suffisamment long pour que l'on puisse le tenir sans échauffer son contenu avec la paume de la main. Le verre tulipe, suffisamment vaste pour que le bouquet s'exhale, mais avec une ouverture resserrée pour qu'il ne s'évapore pas trop vite, peut convenir à tous les vins, même si de nombreux verres ont été créés spécifiquement pour chaque vin différent.

Quelques termes courants autour de l'œnologie

L'arôme : odeur propre à chaque cépage.

Bouchonné : se dit du vin qui a le goût du bouchon détérioré par une maladie du liège, malheureusement impossible à déceler au moment de la mise en bouteille.

Le bouquet : représente l'ensemble des qualités olfactives gagnées au cours de la fermentation et du vieillissement du vin.

Le caractère : un vin qui a du caractère est un vin dont les qualités sont bien marquées et qui est facilement reconnaissable.

Charnu : qui a du corps, c'est-à-dire qui donne l'impression de remplir la bouche.

Enveloppé : moelleux et velouté parce qu'il contient de la glycérine (sous-produit de la fermentation alcoolique).

Fruité : dont le goût rappelle celui du raisin ; c'est la qualité d'un bon vin jeune.

Jeune : qui n'a pas atteint sa plénitude (pour un vin qui doit vieillir) ou au mieux de sa forme (pour un vin qui se boit dans les trois ans).

Nerveux : qui possède une certaine acidité agréable.

Rond : bien équilibré, franc et loyal, etc.

→ **Voir aussi : Antioxydants, Cancers, Cœur et vaisseaux, Mémoire, Vitamines.**

Les vitamines

Ces amines nécessaires à la vie ne peuvent pas être produites par notre organisme. Elles sont présentes dans le règne animal et végétal, agissent en petite quantité mais sont très puissantes, et elles ne peuvent pas se remplacer mutuellement. Leur carence importante peut entraîner des maladies graves ou même la mort. Les déficiences légères, très répandues, peuvent perturber toutes les fonctions de l'organisme. Les vitamines peuvent agir seules, mais le plus souvent, elles interviennent comme constituant d'une enzyme : on les nomme alors « coenzymes ».

Les vitamines du groupe B

Ce sont des vitamines hydrosolubles (solubles dans l'eau), éliminées avec les urines et qui ne sont pas stockées dans l'organisme. Actuellement, on ne distingue plus que les vitamines B1, B2, B3, B5, B6, B8, B9 et B12. La plupart sont présentes dans les mêmes aliments ; elles ont des fragilités variables à la chaleur, à l'oxydation, au pH du milieu, aux UV, à l'ionisation, au raffinage, à la pasteurisation, à la stérilisation, à la congélation, à la dessiccation et au salage.

La vitamine B1 ou thiamine (ou aneurine)

À quoi sert-elle ?

– à la transmission de l'influx nerveux du système nerveux central et périphérique ;

– à produire de l'énergie.

Où la trouver ?

Aliments en mg pour 100 g

Germe de blé	2
Porc cuit	1,15
Farine de soja	1
Poulet	0,6
Foie	0,18 à 0,5
Pain complet ou demi-complet	0,3
Lentilles	0,1 à 0,34
Céréales complètes ou demi-complètes	0,02 à 0,7
Pomme de terre	0,1

Conseils alimentaires et pratiques

Petit déjeuner : un bol de céréales semi-complètes cuites à feu doux ou du pain semi-complet, avec une purée de noisette.

Déjeuner ou dîner : du foie de volaille, escalopé, cuit *a minima* et mijoté à feu doux (précuit dans une marinade d'huile d'olive qu'on garde pour la cuisson), servi avec des lentilles cuites dans un minimum d'eau minérale et mangées sans égouttage (sans adjonction de bicarbonate de soude à la cuisson et lavées très rapidement sans trempage préalable).

Ne pas boire trop de café.

Quand une **supplémentation** est nécessaire, associer avec du magnésium et les autres vitamines du groupe B.

La vitamine B2 ou riboflavine

À quoi sert-elle ?

– à produire de l'énergie ;

– à activer d'autres vitamines B ;

– au catabolisme des acides gras et de certains acides aminés ;

– à détoxifier l'organisme.

Où la trouver

Aliments en mg pour 100 g	
Foie	1,5 à 13
Œuf	0,34 à 0,60
Champignons	0,26 à 0,44
Yaourt	0,13 à 0,27
Viande	0,05 à 0,47
Pain complet ou semi-complet	0,06 à 0,16
Légumes verts cuits	0,01 à 0,14

Conseils alimentaires et pratiques

Petit déjeuner : un œuf mollet ou à la coque, avec du pain semi-complet.

Déjeuner ou dîner : du foie de volaille avec des champignons et des légumes verts ; en dessert un yaourt.

Si une supplémentation est nécessaire, l'associer au magnésium et aux autres vitamines B.

La vitamine B3 ou PP ou niacine

À quoi sert-elle ?

– à réparer les gènes ;
– à produire de l'énergie ;
– à faire baisser le cholestérol et les triglycérides ;
– à favoriser la synthèse de la sérotonine.

Où la trouver ?

Aliments en mg pour 100 g	
Foie	5 à 25
Poivron	15
Poulet	14
Thon	13
Dinde	11
Saumon	10
Autres viandes et poissons	2 à 15

Champignons	3,1 à 5,2
Pain complet ou semi-complet	2,9 à 3,9
Céréales complètes ou semi-complètes	0,9 à 1,7
Légumineuses	0,6 à 1,7
Pomme de terre	0,5 à 1,5

Conseils alimentaires et pratiques

Petit déjeuner : un bol de céréales semi-complètes ou une tranche de pain semi-complet, avec du saumon mariné ou du blanc de poulet froid.

Déjeuner ou dîner : foie de volaille avec de la ratatouille à un repas, et à l'autre un poisson gras avec des champignons cuisinés ou des légumineuses.

Les compléments sont soit le nicotinamide (la forme la plus prescrite), soit l'acide nicotinique, de maniement plus délicat et qui peut être toxique (fait baisser le cholestérol et les triglycérides). Sur prescription médicale.

La vitamine B5 ou acide pantothénique

À quoi sert-elle ?

– à produire de l'énergie ;
– à la synthèse de certaines hormones ;
– à favoriser la croissance et la résistance de la peau et des muqueuses ;
– au développement et au fonctionnement du système nerveux central.

Où la trouver ?

Aliments en mg pour 100 g

Œufs	6 à 7
Viande	0,5 à 1,5
Lait maternel	0,6
Poisson	0,2 à 1
Légumes	0,2 à 0,6
Fruits	0,05 à 0,3

Conseils alimentaires et pratiques

Petit déjeuner : un œuf à la coque ou mollet, avec un fruit.

Déjeuner ou dîner : un poisson ou une viande servis avec des légumes, un fruit en dessert.

La vitamine B6 ou pyridoxine

À quoi sert-elle ?

– à la synthèse de la taurine ;
– à la synthèse de neurotransmetteurs de l'anxiété ;
– à l'immunité ;
– à la synthèse de l'hémoglobine ;
– à la solidité de l'os.

Où la trouver ?

Aliments en mg pour 100 g

Foie de veau, mouton, jambon, poulet	1 à 2,1
Farine de blé entière, maïs	0,4 à 0,7
Viandes, poissons	0,3 à 0,7
Œufs	0,1
Lait de vache	0,05 à 0,3
Lait maternel	0,01

Conseils alimentaires et pratiques

Petit déjeuner : œuf à la coque ou mollet, avec une banane.

Déjeuner ou dîner : jambon ; poulet ou foie, avec des choux-fleurs ou des haricots verts ou des légumineuses.

Si on prend une supplémentation au long cours, toujours associée au magnésium et aux autres vitamines B, ne pas dépasser 100 mg par jour (effet neurotoxique à fortes doses).

La vitamine B8 ou vitamine H ou biotine

À quoi sert-elle ?

– c'est une coenzyme des carboxylases[1] (qui incorporent le gaz carbonique dans d'autres molécules) ;

– à la production d'énergie.

Où la trouver ?

Aliments en mg pour 100 g

Levure de bière	90
Chou-fleur, champignons	20
Poulet	10
Haricots, pois secs	10 à 18
Œuf entier	12 à 15
Carotte, tomate, épinard	3 à 7
Riz blanc	4 à 6
Agneau	6
Porc	5
Lait de vache	2 à 5
Chocolat	2 à 3
Fromages	1,8
Jus d'orange	0,5 à 1,5
Pomme	1
Lait maternel	0,8
Poisson de mer	0,1 à 0,3

Conseils alimentaires et pratiques

Petit déjeuner : un œuf coque ou mollet, avec une pomme ou un jus d'orange.

Déjeuner ou dîner : poulet cuisiné avec des champignons, servi avec du riz et des crudités diverses (tomate, carottes râpées, chou-fleur) ; en dessert, une pomme.

---

1. Intérêts des carboxylations : ce sont des opérations biochimiques qui, en incorporant un groupe COOH à une molécule, permettent à des enzymes d'être fonctionnelles. Si ces actions se produisent partiellement ou insuffisamment (par exemple par déficit de B8), on aboutit à des dysfonctionnements plus ou moins graves dans de nombreux domaines.

La vitamine B9 ou folates

À quoi sert-elle ?

– à élaborer des cellules sanguines ;
– à la synthèse de la dopamine, de l'adrénaline et de la noradrénaline ;
– à la synthèse de l'ADN et de l'ARN (gènes) ;
– à la prévention des cancers ;
– à la synthèse des protéines ;
– à la prévention de maladies cardio-vasculaires.

Où la trouver ?

Aliments en µg pour 100 g

Asperge, épinard	100 à 250
Carotte, chou	10 à 40
Germe de blé	50 à 100
Haricot vert	10 à 40
Pomme de terre	5 à 10
Lait maternel	52
Lait de vache frais, en moyenne	55
Lait de chèvre frais	6
Levures (extraits concentrés)	2 000 à 5000
Viande (bœuf, veau, porc)	10 à 50
Poulet, œuf	10 à 90
Foie (bœuf, veau, porc)	30 à 35

Conseils alimentaires et pratiques

Petit déjeuner : morceau de poulet froid avec du pain semi-complet, banane.

Déjeuner ou dîner : foie ou pièce maigre de bœuf ou de porc, avec des haricots verts.

Si une supplémentation est nécessaire, vérifiez que vous ne manquez pas d'autres vitamines B, en particulier B12.

La vitamine B12 ou cobalamine

À quoi sert-elle ?

– à toutes les multiplications cellulaires ;

– à la formation des globules sanguins ;
– au maintien de l'intégrité du système nerveux ;
– à la sécrétion d'anticorps ;
– à la réplication (doublement) de l'ADN ;
– à la synthèse de la méthionine ;
– à lutter contre la fatigue.

Où la trouver ?

Aliments en µg pour 100 g	
Foie de bœuf	1 000
Foie de poulet	200
Veau	16
Poisson	10 à 40
Œuf	7 à 30
Mouton	13 à 25
Fromage	5 à 10
Porc	5
Poulet	4
Lait maternel	1 à 1,5
Lait de vache	3

Conseils alimentaires et pratiques

Petit déjeuner : incluant un œuf mollet ou coque.

Déjeuner ou dîner : comprenant du foie de poulet ou un poisson gras.

Si une supplémentation est nécessaire, choisir la voie perlinguale (mettre sous la langue une ampoule injectable).

La vitamine C ou acide ascorbique

C'est une vitamine hydrosoluble présente surtout dans les globules blancs (leucocytes), le foie, la rate, les glandes endocrines (surrénales, ovaires, hypophyse), les gencives et le cristallin de l'œil. C'est la plus fragile des vitamines (avec la B1), et on l'utilise comme indicateur du maintien de la qualité vitaminique des aliments. Elle n'aime que le pH acide.

À quoi sert-elle ?

– à la prévention antioxydante ;
– à la stimulation et à l'entretien du collagène ;
– à la synthèse de certains neuromédiateurs ;
– à l'absorption du fer ;
– à l'élimination de métaux toxiques et d'autres polluants ;
– à maintenir le glutathion actif, et à recycler la vitamine E ;
– à l'énergie musculaire et à l'effort ;
– à la défense immunitaire (anti-rhume en particulier) ;
– comme antihistaminique ;
– à protéger contre l'apparition précoce de la cataracte ;
– à la prévention de certains cancers.

Où la trouver ?

Aliments en mg pour 100 g

Fruits	
Acérola	1 300
Cynorhodon[1]	1 000
Baie d'aubépine	160 à 800
Goyave	250 à 300
Kiwi	80 à 200
Cassis	180
Fraise	40 à 90
Cerise	56 à 77
Papaye	64
Mangue	62
Citron, orange	50
Pamplemousse	40
Légumes	
Chou vert	120 à 180
Persil	170

1. Formes de consommation du cynorhodon (fruit de l'églantier) : confiture, soupe, boisson ou liqueur.

Chou de Bruxelles, brocoli	80 à 150
Épinard	50 à 90
Chou-fleur	60 à 80
Cresson	75 à 79
Poivron	20 à 33
Oignon	10 à 30
Radis	25
Viandes	
Abats	10 à 40
Bœuf, porc	0 à 2
Lait	
Lait de vache	1 à 2
Lait maternel	3 à 6

Conseils alimentaires et pratiques

Petit déjeuner : selon la saison, soit une orange pressée et bue de suite, soit une demi-mangue, soit une coupelle de fruits rouges. Toute l'année : kiwis, fruits surgelés.

Déjeuner et dîner : des oignons crus et du persil ciselé dans les crudités, les salades et les légumes, à incorporer juste avant de servir ; deux légumes par jour (3 fois par semaine des choux) cuits *al dente*, en salades ou en crudités ; un fruit en dessert.

En cas de supplémentation, ne choisissez jamais de la vitamine C tamponnée ou associée dans le même complexe à du fer ou à du cuivre, prenez-la par petites quantités à la fois, de préférence après les repas.

Attention, ne prenez pas de supplémentation en vitamine C en cas d'hémochromatose (anomalie du métabolisme du fer).

La vitamine A (rétinol) et les caroténoïdes

La vitamine A est liposoluble (soluble dans les graisses), présente dans les aliments d'origine animale. La « provitamine A » désigne certains caroténoïdes, dont le bêta-carotène, un précurseur de la vitamine A présent dans les végétaux.

Les caroténoïdes ont des propriétés antioxydantes indépendantes des propriétés de la vitamine A, et une résistance différente vis-à-vis de la chaleur, de l'oxydation, de la lumière, du pH ; par ailleurs, la vitamine A est stockée dans le foie tandis que les caroténoïdes diffusent dans l'ensemble des tissus.

La vitamine A

À quoi sert-elle ?

– à la vision (adaptation à l'obscurité, synthèse du pourpre rétinien[1]) ;
– à la cicatrisation, en particulier dans les troubles graves des couches superficielles de la peau ;
– à la régulation des glandes sébacées et sudoripares ;
– à l'immunité (production d'anticorps) ;
– à la croissance de l'embryon, de l'enfant et de l'adolescent ;
– à la lutte contre le cancer ;
– au traitement de la rougeole.

Où la trouver ?

Aliments en µg pour 100 g

Foies d'animaux	5 000 à 120 000
Huile de foie de morue	85 000
Beurre	3 300
Anguille fraîche	2 000
Sardine	710
Camembert	1 020
Lait de vache	710

Conseils alimentaires et pratiques

Petit déjeuner : une noisette de beurre biologique à tartiner (enlever la couche superficielle de la motte de beurre qui est plus foncée).

Déjeuner ou dîner : foie de volaille ou sardine marinée, ou anguille quand c'est la saison.

1. Le pourpre rétinien (ou érythropsine) est un pigment rouge des cellules à bâtonnets de la rétine permettant la vision crépusculaire.

En cas de supplémentation : sous surveillance médicale. **Attention** aux surdosages aigus ou chroniques, ne pas en prendre en cas de grossesse ou d'allaitement.

Les caroténoïdes

À quoi servent-ils ?

– à la protection antioxydante ;
– à la production de vitamine A ;
– à la prévention de la cataracte et de la dégénérescence maculaire ;
– à la prévention de cancers ;
– au bon fonctionnement du système immunitaire (production de lymphocytes T4).

Ils jouent un rôle majeur dans la prévention de toutes les maladies liées au vieillissement.

Où les trouver ?

Aliments en µg pour 100 g

(6 µg de bêta-carotène = 1 ER, équivalent rétinol)

Carotte	12 000 (2 000 ER)
Épinard	9 420 (1 570 ER)
Persil	8 320 (1 386 ER)
Patate douce	7 700 (1 283 ER)
Melon	3 420 (570 ER)
Abricot	2 790 (465 ER)
Pêche jaune	880 (146 ER)
Maïs	400 (66 ER)
Orange	60 (10 ER)

Conseils alimentaires et pratiques

Petit déjeuner : compote d'abricots ou de pêches jaunes cuite à feu doux, avec une purée d'oléagineux.

Déjeuner ou dîner : du saumon ou des crevettes (cuisson douce) préparés avec une sauce tomate à l'huile d'olive, et servis avec des choux, des épinards, du potimarron ou des patates douces, cuisinés avec de l'huile d'olive ; en dessert, tarte au melon ou gâteau aux carottes ou crêpes farcies de petits dés de mangue.

En cas de supplémentation, choisir uniquement les complexes naturels de caroténoïdes (extraits végétaux), associés à d'autres micronutriments, sans fer ni cuivre ajoutés.

La vitamine D ou calciférol

C'est une vitamine liposoluble, d'origine végétale (D2) ou animale (D3). Le corps est capable de synthétiser de la vitamine D3 sous l'influence des rayons UV du soleil.

À quoi sert-elle ?

– à l'ossification ;
– à l'expression de certains gènes ;
– à la concentration du calcium dans le lait au niveau de la glande mammaire ;
– au transport du calcium vers le fœtus au niveau du placenta ;
– à l'immunité ;
– à la synthèse de l'interféron ;
– à la croissance des cellules de la peau ;
– au fonctionnement musculaire ;
– au contrôle de la synthèse d'insuline dans le pancréas (prévention du diabète chez l'enfant) ;
– à la lutte contre certains cancers.

Où la trouver ?

Il y a très peu de vitamine D dans les aliments naturels, en dehors de quelques poissons gras et surtout de leur foie (morue, thon, maquereau, sardine, saumon, hareng, anguille...).

Conseils alimentaires et pratiques

Déjeuner ou dîner : poissons gras (ou leur foie) cuisinés à feu doux, à couvert.

Sauf contre-indication, une exposition du visage et des mains au soleil quinze minutes par jour assure la synthèse interne.

La supplémentation est nécessaire chez le nourrisson, l'enfant et l'adolescent jusqu'à la fin de la croissance, chez les personnes âgées. Elle est conseillée à la ménopause et l'andropause. Les suppléments sont à prendre au dîner.

Attention :

– la vitamine D se prend toujours sous surveillance médicale ;

– il existe des risques de surdosage ;

– on doit l'éviter en cas d'hypercalcémie, d'hypercalciurie ou de calculs rénaux.

La vitamine E ou tocophérol

Le terme « tocophérol » recouvre l'alpha-, le bêta-, le gamma- et le delta-tocophérol. À température ambiante, ce sont des liquides huileux, visqueux, jaune pâle, très sensibles à la lumière. La vitamine E participe, avec les autres antioxydants, à la prévention du vieillissement global. Pour des raisons techniques, il est difficile d'avoir les apports quotidiens recommandés par l'alimentation seule (les aliments les plus riches de vitamine E ont besoin d'elle pour protéger leurs propres graisses) : la supplémentation est souvent nécessaire, et doit être prise au milieu de repas contenant des graisses.

À quoi sert-elle ?

– à la protection antioxydante ;

– au contrôle de l'hyperactivité des plaquettes sanguines ;

– à réduire l'athérosclérose ;

– à l'immunité ;

– à la lutte anti-cancer ;

– à protéger les compléments d'acides gras polyinsaturés (huiles de caméline, de lin ou d'onagre, huiles de poisson) ;

– à la prévention et au traitement des anémies hémolytiques et des hémorragies cérébrales des prématurés de petit poids de naissance.

Où la trouver ?

Aliments en mg pour 100 g	
Huile de germe de blé	1 330
Margarine	280
Huile de palme	256
Huile de maïs	112
Huile de soja	101
Beurre	15 à 20
Céréales, pain	10 à 50
Viande rouge	5 à 16
Poisson	6 à 10

Conseils alimentaires et pratiques

Petit déjeuner : une noisette de beurre biologique sur du pain semi-complet (beurre à toujours conserver dans un récipient couvert), ou un bol de céréales semi-complètes dans lequel on ajoute, en fin de cuisson, une cuillère à café d'huile de germe de blé (conservée dans un flacon fermé et opaque).

Déjeuner ou dîner : poisson gras ou viande rouge cuisinés avec de l'huile d'olive, à feu doux ou crus ou marinés.

Attention : arrêter la supplémentation quelques semaines avant une intervention chirurgicale, car elle fluidifie le sang.

La vitamine K

Il s'agit de substances liposolubles qui, à l'état naturel, sont la vitamine K1 d'origine végétale et la vitamine K2 d'origine animale ou bactérienne (sa synthèse par les bactéries de l'intestin grêle et du côlon satisfait de 50 à 70 % des besoins). La vitamine K3 est une forme synthétique dont certains sels sont hydrosolubles. Les vitamines K activent certains facteurs de la coagulation sanguine.

À quoi sert-elle ?

– à la coagulation sanguine ;
– à la minéralisation osseuse.

Où la trouver ?

Aliments en µg pour 100 g	
Choucroute	2 000 à 3 000
Persil	600 à 900
Chou	200 à 600
Épinard	100 à 600
Chou-fleur, brocoli	60 à 300
Salade	80 à 200
Viande, foie	20 à 150
Pomme de terre	20 à 80
Œuf	20 à 50
Haricots verts	10 à 50
Fruits	5 à 20

Conseils alimentaires et pratiques

Petit déjeuner : un œuf coque ou mollet, un fruit.

Déjeuner ou dîner : viande ou foie, avec de la choucroute ou du chou cuit ou en salade, parsemés de persil finement ciselé (servir les plats rapidement après leur préparation, car les vitamines K se dégradent très vite) ; un fruit en dessert.

La supplémentation se prend uniquement sous forme orale, le soir, au milieu du repas.

Attention :

– aux doses données au nouveau-né, et aux surdoses en général ;

– ne prenez pas de supplémentation en cas de traitement fluidifiant du sang (AVK).

→ **Voir aussi : Allergies et inflammations, Appareil locomoteur, Bouche, Cancers, Cœur et vaisseaux, Système immunitaire, Mémoire, Ménopause, Peau, Tabagisme, Yeux.**

Le yaourt

Le yaourt est un aliment fabriqué à partir de lait fermenté avec des ferments spécifiques (*Streptococcus thermophilus, Lactobacillus bulgaricus*) qui sont des organismes vivants appelés « probiotiques » du grec *pro*, « pour » et *bios*, « vie » (voir p. 373).

Histoire

Les ferments lactiques étaient utilisées en Asie Mineure (Perse ou Turquie) dès le IIIe siècle av. J.-C. Au début du XIXe siècle, le yaourt était vendu en pharmacie comme remède de la longévité. C'est le savant russe Elie Metchnikoff (1845-1916), Prix Nobel de médecine, qui isola, en 1904, les deux ferments constitutifs du yaourt, *Lactobacillus bulgaricus* et *Streptococcus thermophilus*. Ses recherches partaient de l'observation que les montagnards du Caucase, grands consommateurs de lait caillé, avaient une longévité supérieure à celle des autres peuples. D'autres ferments seront mis en évidence : *Lactobacillus casei* (en 1919 au Danemark), lactobacille acidophile 1 ou La1 à Lausanne, et *Bifidobactérium bifidum*. Ce sont principalement ces derniers probiotiques qui sont actifs en thérapeutique humaine.

Bénéfices santé

Grâce à leur richesse en bactéries vivantes et actives (1 g de yaourt frais contient environ 100 millions de bactéries pour le yaourt fabriqué selon les normes françaises, quatre jours après sa fabrication), les produits fermentés aux *Lactobacillus acidophilus* et bifidus exercent de nombreuses actions bénéfiques.

Immunité

Les ferments du yaourt (en particulier les lactobacillus et bifidus qui résistent à l'acide chlorhydrique de l'estomac), en se multipliant dans le côlon, empêchent par compétition les proliférations excessives d'hôtes normaux du côlon, mais qui en surnombre deviennent pathogènes.

C'est le cas d'*Escherichia coli*, qui peut aller migrer dans la vessie et donner des cystites, ou du *candida*. Les probiotiques du yaourt empêchent aussi la prolifération des pathogènes. Ils aident efficacement à lutter contre la « turista » et de nombreuses diarrhées infectieuses. Au décours d'une antibiothérapie, ils aident à restaurer la flore digestive endommagée et à prévenir des dysbioses (proliférations déséquilibrées).

Lutte contre les intolérances alimentaires

L'intolérance alimentaire est due à une inflammation du tube digestif qui laisse passer dans le sang des morceaux de protéines insuffisamment digérés, identifiés par le système immunitaire comme du « non soi » et attaqués par des anticorps. Les probiotiques, à la fois par la prévention des inflammations et des dysbioses, et par la production d'éléments protecteurs des muqueuses, sont donc un élément important (avec les acides gras oméga 3, le magnésium et les antioxydants) du traitement de l'intolérance alimentaire.

Système digestif

Les bactéries bénéfiques du yaourt entrent en compétition avec les bactéries nocives responsables d'ulcères digestifs, empêchant ainsi l'apparition de ces ulcères. Par ailleurs, le yaourt prévient ou réduit les diarrhées liées à la prise d'antibiotiques. De plus, il exerce une action préventive sur les rechutes de certaines maladies inflammatoires de l'intestin (comme la maladie de Crohn ou la recto-colite hémorragique).

Action anti-cancer

Les yaourts au *Lactobacillus acidophilus* sont capables de supprimer des substances cancérogènes, et de diminuer la teneur dans l'intestin d'enzymes bactériennes impliquées dans la genèse de substances mutagènes ou cancérogènes (bêta-glucoronidase, azoréductase...). Les yaourts au *Bifidobacterium* entraînent la production de butyrate, substance protectrice contre le cancer du côlon ; ils peuvent inactiver des composés toxiques (phénol, indole, ammoniaque) et à l'inverse améliorer la biodisponibilité des macroéléments et des microéléments protecteurs des aliments.

Apport important en calcium

Un yaourt fournit 170 mg de calcium pour 100 g sans les inconvénients du lait, dont le sucre (le lactose) est un des facteurs de risque de l'apparition de la cataracte (voir p. 204). La fermentation le transforme en acide lactique, bénéfique pour l'organisme. De plus, cette transformation rend plus digeste le lait, car bon nombre de personnes sont déficientes en lactase, enzyme nécessaire à la digestion du lactose.

Autres atouts

– amélioration de la digestibilité des protéines de lait ;
– meilleure assimilation du calcium solubilisé par l'acide lactique ;
– augmentation des teneurs en vitamines du groupe B de 15 à 20 % ;
– le yaourt est peu calorique. Nature au lait entier, il contient 3,5 g de graisses, et 4,7 g de sucres. Le yaourt « maigre » nature contient 0,3 g de graisses et 6 g de sucres (le yaourt aux fruits : 2,7 g de graisses et 19 g de sucres).

Attention. Après quelques semaines de conservation, la teneur en bactéries s'abaisse beaucoup : il est donc préférable d'acheter des yaourts dont la date de péremption est la plus tardive possible. Pour rendre la texture du yaourt plus consistante, certains industriels ajoutent du lait écrémé en poudre (en général 30 g par litre, ce qui est toujours mentionné sur l'emballage) : il est préférable de ne pas choisir cette forme, parce que la poudre de lait contient des composés dénaturés par la technique de fabrication de ces produits.

Conseils pratiques

Conservation

Pour que les yaourts gardent leurs caractéristiques essentielles, la durée de leur conservation doit rester la plus courte possible (28 jours au maximum) et leur température de stockage, à domicile, doit être comprise entre 0 et 6 °C.

Consommation

• Il est conseillé de choisir des yaourts au *Lactobacillus acidophilus* ou au bifidus.

• Les bactéries du yaourt ne supportent pas une chaleur élevée : il est donc préférable de le manger froid ; quand il est utilisé dans des préparations culinaires chaudes, il faut l'incorporer au dernier moment, avec la casserole hors du feu.

• Si on a du mal à trouver des yaourts au *Lactobacillus acidophilus* et au bifidus, on peut très facilement les faire soi-même.

Petit déjeuner : nature, le yaourt peut être mélangé à un fruit écrasé ou mixé.

Déjeuner : à la place du fromage, un yaourt toujours nature, avec une salade de fruits ou une compote de fruits.

Dîner : en assaisonnement avec un peu d'huile de colza, du vinaigre et des épices pour les crudités ou les salades, ou pour allonger la sauce du poisson ou de la viande, à incorporer une fois le plat cuit. Il peut même agrémenter une crème de légumes épaisse (à ajouter toujours hors du feu au moment de manger).

✓ Astuce

Le yaourt provoque une légère précuisson des aliments avec lesquels il est mis en contact. Cela permet de réduire le temps de cuisson et de préserver, par exemple, les oméga 3 des poissons gras quand ceux-ci ont mariné quelques heures dans du yaourt, dans un récipient couvert et au frais, ou de rendre plus moelleuses les viandes blanches.

→ Voir aussi : Allergies et inflammations, Bouche, Cancers, Système immunitaire, Système digestif.

Où trouver les nutriments ?

La nutrithérapie se construit par couches.

Dans un premier temps, on se préoccupe des apports de l'alimentation. Si on prend l'exemple du magnésium, on choisira de boire des eaux minéralisées (au moins 100 mg de magnésium par litre), de consommer plus de légumes verts et secs, de soja, de céréales complètes et d'oléagineux.

Ensuite, il s'agit de réduire les pertes. Toujours pour le magnésium, on sait que mieux on gère son stress, moins ce minéral part dans les urines.

Enfin, on fait appel aux compléments alimentaires, uniquement pour compléter ce que l'alimentation ne peut apporter : 1 000 calories fournissent environ 120 mg de magnésium. Les hommes en consommant en moyenne 2 200 et les femmes 1 700, ils reçoivent donc respectivement environ 260 mg et 200 mg de magnésium, la moitié des apports quotidiens recommandés. Or, le stress peut nous faire dépenser entre la moitié et le double des AJR. Il s'avère donc que 400 à 600 mg de magnésium devraient être apportés chaque jour par des compléments !

Pas étonnant que nous connaissions des baisses d'énergie et de tension qui peuvent toucher muscles, tube digestif, vaisseaux...

Par ailleurs, la dose nécessaire pour corriger un déficit, compenser le passif accumulé et restaurer correctement notre organisme est supérieure à celle que l'on prend pour couvrir les besoins journaliers et nécessite une cure.

Le même schéma s'applique à tous les autres nutriments : optimisation des apports, réduction des pertes, compléments si nécessaire (en cure pour la correction d'un déficit, en continu pour arriver aux apports journaliers recommandés, si l'alimentation n'y parvient pas).

Bien entendu, il est souhaitable que chacun bénéficie d'un ajustement en fonction de ses paramètres personnels.

Il faut aussi prendre en compte que certains aliments sont enrichis en nutriments : par exemple les œufs « Colombus » le sont en acides oméga 3.

Les compléments sous forme de comprimés, gélules, capsules, sachets, ampoules, etc. peuvent être achetés en pharmacie, en boutique de diététique, en grande surface, par correspondance ou sur Internet.

La pharmacie présente l'avantage d'une plus grande fiabilité quant au contenu. Malheureusement, de nombreux compléments mal formulés y sont aussi distribués.

Bien choisir ses compléments

Les critères pour bien choisir sont les suivants :

– absence de cuivre et de fer ;

– minéraux biodisponibles (citrate ou picolinate de zinc, glycérophosphate de magnésium, etc.) ;

– bêta-carotène plutôt que vitamine A ;

– vitamine E naturelle ;

– des doses adaptées en fonction des buts : apports journaliers recommandés pour les compléments à prendre en continu ; doses correctrices pour des déficits plus importants nécessitant de restaurer l'organisme ; doses supérieures pour les usages pharmacologiques (sur prescription : le nutriment devient médicament).

Nutrition et santé

Progamme National Nutrition Santé
Tél. : 01 40 56 41 24
www.sante.gouv.fr/

Institut national de Prévention et d'éducation pour la Santé (INPES)
Tél. : 01 49 33 22 22
www.inpes.sante.fr/

Autres
www.pasteur-lille.fr/fr/sante/education_nut.htm
www.suvimax.org/ (étude SUVIMAX)
bienetre.nouvelobs.com/ (Journal de la santé)
www.aprifel.com
www.10parjour.net
www.villesante.com

En Belgique :
APAQ-W
Rue Burniaux 2, 5100 Jambes, Belgique
Tél. : 081 331 700
Observatoire de la Santé du Hainaut
www.hainaut.be/sante/observatoiresante/

En Guadeloupe :
Comité guadeloupéen d'Éducation pour la Santé
(COGES) 6, Résidence Casse, Ste Hyacinthe, 97100 Basse-Terre

Au Canada :
www.santepub-mtl.qc.ca/Nutrition/fruitlegume/pourquoi.html

En Suisse :
www.swisscancer.ch/fr/content/violett/nationprog

Distribution générale

Biocoop : Philippe Jouin, Hugues Toussaint, 05 62 34 10 37
Naturalia : www.naturalia.fr/index.asp
10-12, rue Franquet, 75015 Paris, 01 56 56 79 00
Bonneterre : Service Consommateurs, 1, place des Planteurs, 94538 Rungis cedex.
Contact : Anna Gilabert, anna.gilabert@bonneterre.fr
Tél. : 01 49 78 25 11
Andines : 6, rue Arnold Géraux, 93450 L'Île Saint Denis
Tél. : 01 48 20 48 60
Auchan, rayons biologiques : www.auchan.fr/
Carrefour, rayons biologiques : www.carrefour.fr/
Monoprix, rayons biologiques : www.monoprix.fr/
Delhaize (Belgique), rayons biologiques : www.planeteachat.com/
Natoora, vente en direct : www.natoora.fr/

Producteurs respectant la charte du commerce équitable

Solidar'Monde
86, boulevard Berthie Albrecht, 94400 Vitry-sur-Seine
Tél. : 01 45 73 65 43

Max Havelaar
41, rue Émile Zola, 93107 Montreuil
Tél. : 01 42 87 70 21
Fax : 01 48 70 07 68

Pour les médecins

- Enseignement de nutrithérapie, par le Dr Jean-Paul Curtay, en Belgique :
CERDEN www.cerden.be
Tél : 00 32 26 60 01 41
Mail : cerden@skynet.be

- Congrès : Société de médecine nutritionnelle,
BP 60151, 14804 Deauville
www.medecine-nutritionnelle.info
Tél. : 02 31 14 49 31
societe@medecine-nutritionnelle.info

- Le laboratoire CERBA offre la possibilité à tous les laboratoires d'analyses médicales de doser le « MDA », marqueur de l'oxydation des lipides et du risque moléculaire de l'athérome.
www.cerba-lab.com
- Laboratoire Philippe Auguste, 119 avenue Philippe-Auguste, 75011 Paris.
Tél. : 01 43 67 57 00
www.labbio.net/
synapse@nerim.net
- Laboratoire Zamaria, 49 avenue de Versailles, 75016 Paris
Tél. : 01 46 47 71 33
Fax : 01 42 30 75 25

Algues

« Bord à Bord »

Algues fraîches et tartare d'algues

Tél. : 02 98 19 33 41

Algues@club-internet.fr

« Aqua B-Marinoe »

Tél. : 02 98 82 26 56

« Aquacole d'Ouessant »

Tél. : 02 98 21 57 50

Caroline Dougoud Chavannes

La Plage, rue du Parc, 34200 Sète

Tél. : 04 67 53 42 25

www.laplage.fr/Algues.html

Bière aux fruits

• Bierebel (Timmermans – Foudroyante – Mort Subite), Europole, Drève Gustave Fache 1, 7700 Mouscron, Belgique.

Tél. : 32 (0) 56/85 25 24 ou 44

Fax : 32 (0) 65/85 25 64

info@bierebel.com

• Lindemans, Lenniksebaan, 1479 1602 Vlezenbeek (Kriek, Faro, Pêcheresse, Framboise, Cassis).

Tél. : +32 (0)2/569 03 90, Fax. : +32 (0)2/569 05 10

www.lindemans.be

Céréales biologiques en boutiques diététiques

Céréales sans gluten

Label Vie, 81450 Le Garric

Tél. : 05 63 36 36 36

www.labelviesansgluten.com/

Cuisson non agressive

Baumstal, Euro-Baumstal, 10 rue de l'usine, 67820 Wittisheim

Tél. : 03 88 85 82 64

www.baumstal.com

Mondial David Vitalité, 1 bis rue du Bénélux, 44333 Nantes CEDEX 03
Tél. : 02 51 89 18 40
Fax : 02 51 89 16 89
www.omnicuiseur.com

Épices

Arcadie (marques Cook® et Herbier de France®)
www.arcadie-sa.fr

Fruits et légumes

FNAB (Fédération nationale d'Agriculture biologique)
Fruits et légumes
www.fnab.org
Orkos
9, rue du Château, 77650 Soisy-Bouy
Tél. : 01 64 60 21 11
Fax : 01 64 60 21 01
www.orkos.com/

Huiles

Huile de colza biologique, huile de caméline
Vigean, Les Varennes, 36700 Clion sur Indre
Tél. : 02 54 38 64 49
Fax : 02 54 38 65 95
Émile Noël, Chemin des Oliviers, 30134 Pont Saint Esprit CEDEX
Tél. : 04 66 90 54 54
Fax : 04 66 39 42 31
www.emile-noel.com

L'huile de lin est disponible dans des pays limitrophes de la France en boutiques diététiques.

Sels minéraux et vitamines – Antioxydants

- Bioptimum® Junior – Homme – Femme – Senior – Mémoire – Stress – Osseux : en pharmacie.
- Anti Ox 200®, Anti Ox F4®, D Stress®, GLA®, Mix Alpha 3®: Synergia, en pharmacie (www.synergiashop.com/catalog/).

• CoenzymeQ 10, Acide alphalipoïque, Sulforaphane :
Intensive Nutrition, www.intensivenutrition.com,
1972 Republic Avenue San Leandro, CA 94577 (USA)
Fax : 001-510-632-8561

• Resvératrol : Vitamin research products, www.vrp.com

• Gamme Nutridyn® (complexe d'antioxydants et de magnésium en poudres combinables pour boissons), Q-max (coenzyme Q10), Acide alphalipoïque, Probiotiques Plus, Eskimo 3, Huile de lin : Bionutrics, www.bionutrics-france.com
Quai de Rome n° 33/34 4000 Liège (Belgique).
Tél. : 0032 42 47 61 61

Œufs riches en oméga 3

Œuf Colombus
Belovo, Z.I. 1 - route d'Assenois, 31 6600 – Bastogne (Belgique)
Tél. : 0032 061 24 05 40
Fax : 0032 061 24 05 41
www.belovo.com

Oléagineux

Jean Hervé, Rue de la République, 36700 Clion
Tél. : 02 54 38 66 03
Fax : 02 54 38 66 04
jean@herve-sarl.fr

Pré- et probiotiques

En pharmacie : Lyobifidus®, Bacilor®.

Soja

Soy, nutrition et soja
BP 33, ZI de la Pomme, 31250 Revel
Tél. : 05 62 18 72 50
Fax : 05 62 18 72 51

Thé

Les Jardins de Gaïa, www.jardindegaia.com

Les 2 marmottes (tisanes), les2marmottes@wanadoo.fr

Viandes

- **Traçabilité de la viande**

www.finances.gouv.fr/DGCCRF/04_dossiers/consommation/alimentaire/tracabiliteviande.htm

- **Filière Bleu Blanc Cœur**

(animaux recevant plus d'oméga 3 dans leur alimentation)
www.bleu-blanc-coeur.com/
contact@nutrition-animale.com

Vin

Institut Vin et santé, www.institut-vin-sante.com/

Oxygène

Ioniseur d'air Or'ions®
Tél. : 01 44 93 00 49
www.info-systel.com

Lexique

Acides aminés : éléments constituants des protéines.

Acides aminés essentiels : acides aminés qui ne peuvent pas être synthétisés par l'organisme.

Acides aminés soufrés : ce sont la méthionine et la cystéine, qui contiennent chacune une molécule de soufre.

Acide gras : élément principal des lipides (matières grasses) qui se présente sous forme d'une chaîne d'atomes de carbones qui sont eux-mêmes liés à des atomes d'hydrogène. Lorsqu'on parle de « double liaison », il s'agit de la liaison entre deux carbones. Une double liaison est flexible et susceptible d'oxydation.

Acide gras essentiel : acides gras ne pouvant pas être synthétisés par l'organisme.

Acide gras mono-insaturé (AGMI) : acide gras qui comporte une double liaison dans sa formule chimique.

Acide gras polyinsaturé (AGPI) : acide gras qui comporte plusieurs doubles liaisons dans sa formule chimique.

Acide gras à longue chaîne : la « longueur » de la chaîne est fonction du nombre d'atomes de carbones ; à partir de 14 atomes, on parle de « longue » chaîne, par exemple l'acide linoléique.

Acide gras saturé : acide gras dont la formule chimique ne contient aucune double liaison.

Adduit : addition d'un produit à la molécule d'ADN.

AJR : Apport journalier recommandé.

ANC : Apport nutritionnel conseillé.

Anticorps : protéines synthétisées par l'organisme en réponse à la présence d'une molécule étrangère.

Antigène : substance qui provoque la synthèse d'anticorps, donc l'activation de la réponse immunitaire.

Antioxydant : substance qui préserve les tissus des dégâts occasionnés par des formes réactives de l'oxygène, dont les radicaux libres.

AQR (DJR) : apport quotidien recommandé (dose journalière recommandée).

ATP : adénosine triphosphate.

Bêta-carotène : caroténoïde précurseur de la vitamine A, ayant des propriétés anti-oxydantes.

Bioflavonoïdes : ensemble de substances de la pulpe et de l'écorce des végétaux, antioxydants et protecteurs contre le fer. Ils s'associent préférentiellement aux tissus conjonctifs.

Carcinogène : substance susceptible de causer un cancer.

Carence : une « carence » est un « déficit » marqué. La carence entraîne, par exemple dans le cas des vitamines, des maladies beaucoup plus graves que le simple déficit de ces vitamines.

Caroténoïdes : pigments végétaux parmi lesquels le bêta-carotène, le lycopène, la lutéine et la zéaxanthine.

Catécholamines : ensemble des neurotransmetteurs synthétisés à partir des acides aminés phénylalanine et tyrosine.

Chélateur : substance capable de former avec des minéraux (calcium, cuivre, plomb, mercure, fer…) un complexe (le chélate) qui peut réduire leur toxicité et accélérer leur élimination.

Cis (acide gras) : forme spatiale des acides gras polyinsaturés à l'état naturel, en opposition à la forme trans.

Coenzyme Q10 (ubiquinone) : molécule liposoluble, transporteur d'électrons, fondamentale dans la production d'énergie.

Complément nutritionnel : syn. « supplément nutritionnel ».

Complexe : association de plusieurs éléments.

Cuprémie : taux de cuivre dans le sang.

Déficience : insuffisance, faiblesse, organique ou mentale.

DJR (voir AQR) : doses journalières recommandées.

Essentiel : qualifie un élément que l'organisme ne peut pas synthétiser et qui lui est indispensable. Cet élément doit être apporté par l'alimentation.

Flavonoïdes : classe de composés synthétisés par les plantes, les fruits, les végétaux en général ; le thé et le vin en contiennent.

GLA : acide gamma-linolénique.

Glutathion : tripeptide composé de 3 acides aminés, la glutamine, la cystéine et la glycine.

Glycation : phénomène aussi important pour comprendre le vieillissement que celui provoqué par l'oxygène et les radicaux libres. Le glucose se colle à toute protéine, altère son fonctionnement et accélère sa destruction.

Index glycémique : valeur qui décrit la vitesse de montée du sucre dans le sang, suite à l'ingestion d'un aliment.

Lycopène : caroténoïde capable de neutraliser l'oxygène singulet ainsi que les radicaux libres.

Minéraux : éléments métalliques présents dans le sol que nous consommons en petites quantités par suite de leur présence dans les végétaux, les produits animaux, les eaux de boisson.

Mitochondrie : organelle de la cellule qui est le siège de réactions chimiques capables de libérer de l'énergie et d'effectuer la synthèse de certaines protéines.

Nutriment : substance élémentaire pouvant être directement et totalement assimilée par l'organisme, produit final de la digestion des aliments, comme les acides aminés, les acides gras, les oses, les vitamines, minéraux…

Oligoélément : nutriment dont l'organisme n'a besoin qu'à faibles doses. Il s'agit d'éléments minéraux.

Oméga 3 (acides gras) : acides gras dont la première double liaison est située sur le 3e atome carbone. Présents dans les huiles de colza, de cameline, de lin, et dans les poissons gras.

Oméga 6 (acides gras) : acides gras dont la première double liaison est situé sur le 6e atome de carbone. Présents dans l'huile de tournesol, de maïs, de pépin de raisin, d'onagre, de bourrache…

Oxygène singulet : médiateur principal du vieillissement cutané, cousin des radicaux libres qui provient de l'exposition excessive au soleil.

Phytœstrogènes : substance synthétisée par les plantes dont la structure est proche des hormones féminines. Les phytœstrogènes peuvent être absorbés inchangés par l'organisme, ou donner naissance, sous l'action des bactéries intestinales, à de nouveaux phytœstrogènes. Ils se comportent dans l'organisme comme des hormones faibles ou comme des modulateurs des hormones déjà présentes.

Polyphénols : composés d'origine végétale, les flavonoïdes font partie de ces 6 000 composés, dont certains sont de puissants protecteurs contre les radicaux libres ; ils sont présents dans le thé, le chocolat, le vin, les myrtilles, entre autres.

Prébiotiques : ingrédients alimentaires résistants aux étapes de la digestion et de l'absorption intestinale, pour servir de substrats sélectifs pour une ou plusieurs bactéries bénéfiques (lactobacilles, bifidobactéries), favorisant ainsi leur développement (en faveur d'une flore potentiellement plus saine).

Probiotiques : micro-organismes ingérés vivants capables de découper dans le côlon des molécules non digérées, de fabriquer certaines vitamines et certains facteurs protecteurs.

Prostaglandines : molécules fabriquées par l'organisme à partir d'acides gras polyinsaturés, proches des hormones, qui possèdent des effets physiologiques puissants.

Radicaux libres : déchets de la combustion par l'oxygène des glucides et des lipides, et de l'activité des globules blancs, entre autres ; molécules hautement réactives du fait qu'elles ont un électron célibataire. Il existe une accumulation de lésions provoquées par les radicaux libres avec l'âge.

Resvératrol : polyphénol, présent surtout dans le vin et la pulpe du raisin ; puissant antioxydant, protecteur cardio-vasculaire et contre la plupart des mécanismes du cancer.

Sulforaphane : puissant inducteur de la détoxification dans le foie de la plupart des polluants. Présent dans les crucifères.

Stress oxydatif : responsable du vieillissement de l'ensemble des tissus de l'organisme et mécanisme central des pathologies dites dégénératrices dont la fréquence augmente avec l'âge.

Supplément nutritionnel : vitamines et minéraux (ou autres nutriments) consommés en sus de ce qu'apporte l'alimentation, présentés sous forme de comprimé, de gélule, de poudre ou de boisson.

Trans (acide gras) : acides gras résultant de la transformation des huiles végétales liquides en margarine solide, ayant des effets encore plus néfastes que ceux des graisses saturées.

UI : unité internationale.

Vitamine : micro-élément organique indispensable à la vie.

Quelques nourritures affectives

David Baird, *Mille chemins vers le bonheur*, Paris, Albin Michel, 2001.

David Baird, *Mille chemins vers l'optimisme*, Paris, Albin Michel, 2003.

Mihaly Czikszentmihalyi, *Vivre : la psychologie du bonheur*, Paris, Robert Laffont, 2004.

Mihaly Czikszentmihalyi, *Mieux Vivre*, Paris, Robert Laffont, 2005.

Frédéric Fanget, *Oser – Thérapie de la confiance en soi*, Paris, Odile Jacob, 2003.

Isabelle Filliozat, *L'Année du bonheur*, Paris, Jean-Claude Lattès, 2001.

Jean Gastaldi, *Le Petit Livre du bonheur*, Monaco, Paris, Le Rocher, 2003.

Dominique Glocheux, *La Vie en rose*, Paris, Albin Michel, 1997.

Deb Koffman, *Be happy*, Paris, Marabout, 2004.

Françoise Kourilsky, *Du désir au plaisir de changer*, Paris, Dunod, 2004.

Paul H. Ray et Sherry Ruth Anderson, *L'Émergence des créatifs culturels*, Yves Michel, 2001.

Index des aliments

Index des demandes

Table des matières

Le Dr Jean-Paul Curtay a passé vingt-cinq ans à réaliser la synthèse des informations dans les domaines de la nutrition et de la santé. Il a introduit la nutrithérapie en France (première consultation, première formation pour les médecins, information du grand public, promotion de l'éducation nutritionnelle pour les enfants) et a enseigné aux médecins ses techniques dans la plupart des pays d'Europe, au Moyen-Orient, aux États-Unis, au Guatemala, aux Caraïbes, en Guyane, en Nouvelle Calédonie et au Vietnam. Il est président de la Société de Médecine Nutritionnelle et membre de l'Académie des Sciences de New York.

Le Dr Rose Razafimbelo est médecin nutrithérapeute. Elle a repris à Paris la première consultation de nutrithérapie créée par le Dr Curtay. Elle donne des conférences à des professionnels de la santé (Faculté de pharmacie de Montpellier, Centre dermatologique de la Roche-Posay, Collège de gynécologie de Normandie). Membre du bureau de la Société de Médecine Nutritionnelle, elle publie régulièrement à l'intention des professionnels et du grand public.

Achevé d'imprimer par N.I.I.A.G.
en octobre 2005
pour le compte de France Loisirs, Paris

N° d'éditeur : 43828
Dépôt légal : Novembre 2005
Imprimé en Italie